DER CHIRURG
WOLFGANG TEICHMANN

Mein geteiltes Leben in Ost und West

Aufgeschrieben von Matthias Gretzschel

Koehler

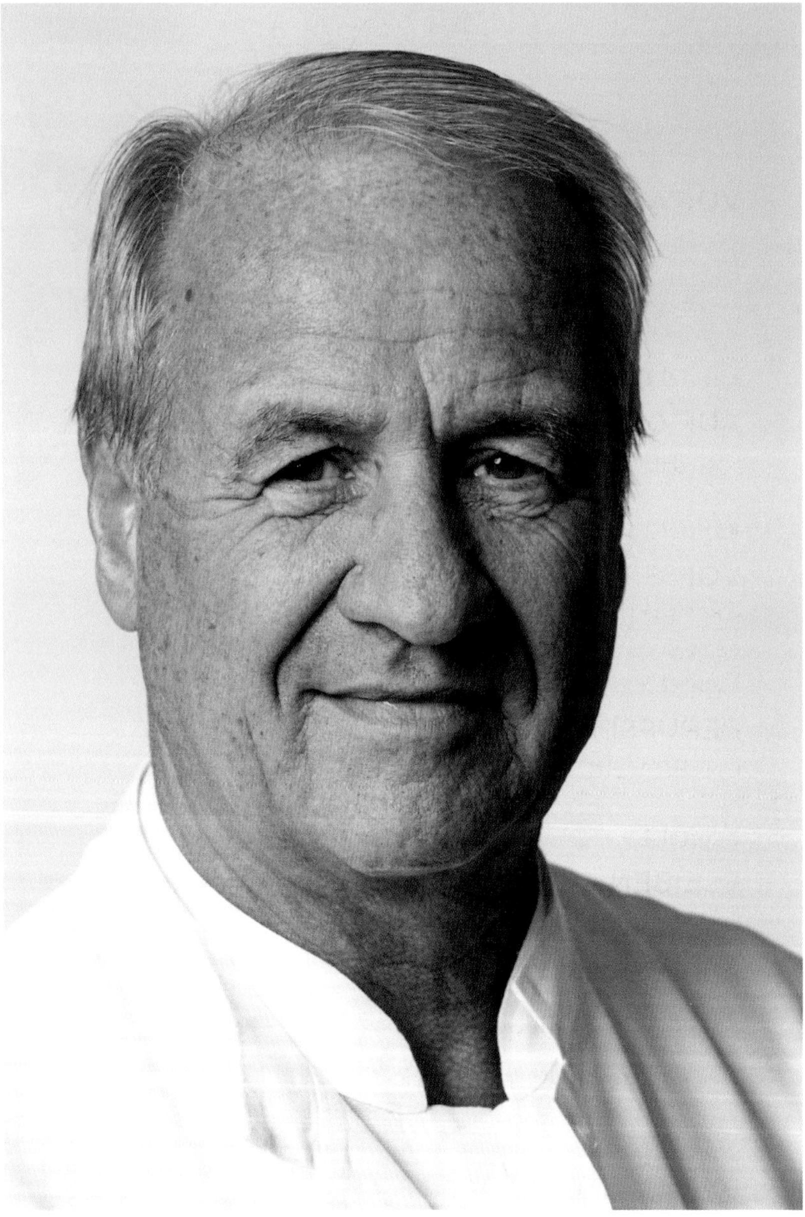

Wolfgang Teichmann bei seinem Abschied aus dem Berufsleben 2009

INHALT

VORWORT

Lange habe ich überlegt, ob es sinnvoll wäre, mein Leben in Buchform zusammenzufassen. Den Anstoß dazu gab der Schriftsteller Siegfried Lenz, mit dem ich viele Gespräche führen konnte. Durch meinen Beruf als Chirurg hatte ich das Glück, ihn anlässlich zweier lebensrettender Operationen sehr eng und freundschaftlich kennenzulernen. Es waren mehrere Jahre, in denen ich die Freundschaft mit ihm und seiner lieben Frau Ulla genießen durfte. Der Autor von so großartigen Romanen wie „Deutschstunde" oder „Heimatmuseum" war nicht nur ein exzellenter Erzähler, sondern ein ebenso guter Zuhörer, der Interesse an seinen Mitmenschen hatte. Schon zu Beginn unserer Begegnung schrieb er mir in einem Brief: „In Dankbarkeit denke ich an die große ärztliche Hilfeleistung, die ich durch Sie erfahren habe, denke an Begegnungen und gute Gespräche und hoffe, dass Sie eines Tages an den Schreibtisch finden, um an Ihrer Bilanz zu arbeiten." (Faksimile Briefauszug)

Fünf Jahre nach dem Tod meines Freundes Siegfried Lenz liegt diese Bilanz nun vor. Es ist der Rückblick auf ein zweigeteiltes Leben. Das eine verbrachte ich bis 1977 im Nordosten der DDR, das andere anschließend im Westen, in der Bundesrepublik. Es ist mir wichtig, mein Leben in der DDR zu beschreiben, um heutigen Lesern zu vermitteln, wie man sich an eine Diktatur gewöhnen kann, obwohl man um die Ungerechtigkeiten in diesem Staat weiß. Ein Hauptanliegen ist es, den Überwachungsstaat DDR anhand meiner persönlichen Erlebnisse mit der Stasi zu beschreiben. Was heute unfassbar erscheint, war damals alltäglich: So wurde ich als junger

Arzt von 1971 bis 1975 vom Ministerium für Staatssicherheit (MfS) in die höchste Überwachungsstufe eingeordnet. Zeitweise setzte der DDR-Geheimdienst mehr als 50 Inoffizielle Mitarbeiter (IMs) auf mich an, um mich im beruflichen wie im persönlichen Umfeld möglichst lückenlos zu überwachen. Das klingt absurd, und es war absurd, denn ich fühlte mich ganz und gar nicht als Staatsfeind, sondern war eigentlich ein gut angepasster DDR-Bürger. Doch als Folge der Überwachung stand meine berufliche Entwicklung auf dem Spiel, nur deshalb kam ich überhaupt auf die Idee, die DDR zu verlassen.

Obwohl ich als junger Arzt fleißig und sehr erfolgreich gearbeitet und geforscht hatte, wollte die SED meine wissenschaftliche Laufbahn an der Greifswalder Universitätsklinik plötzlich und ohne ersichtlichen Grund beenden und mich an ein Landambulatorium in der Provinz versetzen. Als mir das mitgeteilt wurde, schien mir der Boden unter den Füßen wegzubrechen. Wie Paranoia, Missgunst und Intrigen mein Leben zu zerstören drohten, konnte ich später in den Unterlagen der Stasi nachlesen. Meine Akte umfasst mehr als 1500 Seiten.

Nur vor diesem Hintergrund ist zu verstehen, dass ich mich schließlich im Herbst 1977 zum Verlassen der DDR entschloss. Wer damals sein Menschenrecht auf Freizügigkeit in Anspruch nahm, beging eine Straftat. Eine „Republikflucht" konnte lebensgefährlich sein, und wer dabei gefasst wurde, dem drohten bis zu sechs Jahre Haft. Hatte man aber Erfolg und gelangte in den Westen, musste man damit rechnen, seine Heimat, die Familie, die Eltern und Geschwister eventuell nie oder sehr lange Zeit nicht wiederzusehen. Oft hatten die zurückgelassenen Angehörigen sogar unter Repressalien der Stasi zu leiden. Mit anderen Worten, niemand entschied sich leichtfertig. Es musste sich viel angesammelt haben, um eine solche

Flucht zu wagen. Alles war total überwacht, und die wenigen, die es damals versucht haben, landeten meistens im „Stasi-Knast“. Ausnahmen waren Fluchtversuche mit Hilfe ausländischer Diplomaten, aber auch sie blieben nicht ohne Risiko. Meine Fluchtgeschichte hat sich tief in mein Gedächtnis eingegraben, und ich kann sie deshalb auch exakt wiedergeben.

Meine Aufnahme im „Westen“ war für mich eine Erfolgsgeschichte – und der Beginn eines zweiten Lebens. Das lag vorwiegend an den vielen Personen, die mir die persönliche und berufliche Integration leichtgemacht haben. Auch wenn es mir nicht immer schnell genug voranging, so war ich dennoch fröhlich und gut gelaunt bei der Arbeit und zu Hause. Mir ist klar geworden, dass man im Leben auf seine Chance warten muss – dann aber auch zupacken sollte. Auf alle Fälle hat sich für mich Fleiß immer ausgezahlt. Die berufliche Entwicklung hätte für mich nicht besser sein können. Ich versuche aber auch zu beschreiben, wie die Gefühlswelt eines Chirurgen ist, wenn der Erfolg einmal ausbleibt und Komplikationen auftreten.

Neben der reinen chirurgischen Tätigkeit hat mir der Kontakt zu den Patienten, die ich später bisweilen auch privat kennenlernen durfte, am meisten Freude bereitet. Ob der bekannte Architekt Cäsar Pinnau mit seiner Frau Ruth, der Industriemanager Berthold Beitz, Altkanzler Helmut Schmidt, Prinz Claus der Niederlande, viele Senatoren der Freien und Hansestadt Hamburg, Scheichs aus Saudi-Arabien oder Dubai und viele andere liebenswerte Patienten wie auch Siegfried Lenz – sie alle haben mein Leben sehr bereichert.

Mir ist es auch wichtig, meine Gedanken über das Gesundheitssystem der Bundesrepublik zu äußern. Sorgen bereitet mir die zunehmende Ökonomisierung der Medizin. Wenn ich einen Vergleich zum DDR-Gesundheitssystem herstelle, gelange ich teilweise zu überraschenden Resultaten.

Entstanden ist dieses Buch auf der Grundlage zahlloser Gespräche, die ich in den Jahren 2018/2019 mit dem Autor und Journalisten Matthias Gretzschel geführt habe. Da Gretzschel wie ich aus der DDR stammt und als Sohn eines Pastors, als Bausoldat und Theologiestudent zeitweise auch von der Stasi überwacht wurde, war es ihm möglich, meine Erfahrungen, Beweggründe und Entscheidungen nachzuvollziehen und meine Geschichte ebenso authentisch wie spannend aufzuschreiben.

Jetzt, wo sich mein zweigeteiltes Leben zwischen Buchdeckeln nachlesen lässt, bedaure ich, dass mein Patient und Freund Siegfried Lenz nicht mehr daran teilhaben kann. Gern hätte ich sein Urteil dazu gehört.

Wolfgang Teichmann
Hamburg, im Frühjahr 2019

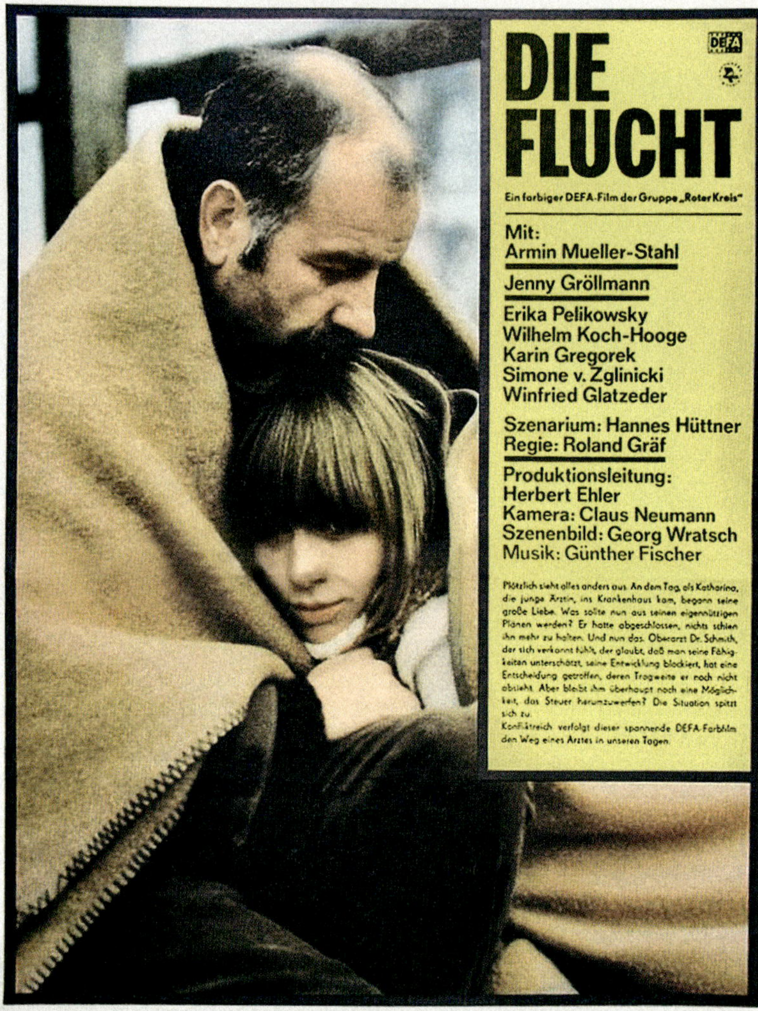
DIE
FLUCHT
DEFA
Ein farbiger DEFA-Film der Gruppe „Roter Kreis“
Mit:
Armin Mueller-Stahl
Jenny Gröllmann
Erika Pelikowsky
Wilhelm Koch-Hooge
Karin Gregorek
Simone v. Zglinicki
Winfried Glatzeder
Szenarium: Hannes Hüttner
Regie: Roland Gräf
Produktionsleitung:
Herbert Ehler
Kamera: Claus Neumann
Szenenbild: Georg Wratsch
Musik: Günther Fischer
Plötzlich sieht alles anders aus. An dem Tag, als Katharina, die junge Ärztin, ins Krankenhaus kam, begann seine große Liebe. Was sollte nun aus seinen eigennützigen Plänen werden? Er hatte abgeschlossen, nichts schien ihn mehr zu halten. Und nun das. Oberarzt Dr. Schmith, der sich verkannt fühlt, der glaubt, daß man seine Fähigkeiten unterschätzt, seine Entwicklung blockiert, hat eine Entscheidung getroffen, deren Tragweite er noch nicht absieht. Aber bleibt ihm überhaupt noch eine Möglichkeit, das Steuer herumzuwerfen? Die Situation spitzt sich zu.
Konfliktreich verfolgt dieser spannende DEFA-Farbfilm den Weg eines Arztes in unseren Tagen.

Ein merkwürdiger Zufall: Weniger Tage vor Wolfgang Teichmanns „Republikflucht“ kam der DEFA-Film „Die Flucht“ in die DDR-Kinos. Darin spielt Armin Mueller-Stahl einen ostdeutschen Arzt, der in die Bundesrepublik fliehen will – eigentlich ein Tabu-Thema.

PROLOG

DIE ENTSCHEIDENDEN STUNDEN

Der 24. Oktober 1977, ein Montag, ist ein trüber und recht windiger Herbsttag. Auf der Karl-Marx-Allee und der Frankfurter Allee, Ost-Berlins großer West-Ost-Magistrale, die bis 1957 den Namen „Stalinallee" getragen hat, ist am Abend wenig Verkehr. Im Kino International geht gerade eine Vorstellung mit dem DEFA-Film Die Flucht zu Ende. Darin spielt Armin Mueller-Stahl einen frustrierten ostdeutschen Oberarzt, der seine Flucht in den Westen plant, die aber ein böses Ende nimmt. Die Zuschauer laufen zu ihren Trabis, Wartburgs und Ladas oder zur nahe gelegenen U-Bahn-Station Schillingstraße. Direkt gegenüber, im Café Moskau, kommt gerade eine Hochzeitsgesellschaft an. Die etwa 30 Gäste entsteigen mehreren Wolga- und Tatra-Limousinen, in denen sich normalerweise Politfunktionäre chauffieren lassen. Der große Brunnen, der das Rondell in der Mitte des Strausberger Platzes beherrscht, erstrahlt schon in abendlicher Beleuchtung. In den oberen Etagen jener Häuser, die hier in den frühen DDR-Jahren als sozialistische Repräsentationsbauten errichtet wurden, brennt in den Wohnungen Licht. Nur die Schaufenster in der Erdgeschosszone sind meist dunkel, denn die Läden der staatlichen Handelsorganisation HO müssen sparsam mit dem Strom umgehen.

Gegen 19.45 Uhr passiert ein weißer Lada den Strausberger Platz, fährt weiter in die Frankfurter Allee und verlangsamt dann sein Tempo. Der Fahrer sucht offenbar einen Parkplatz und scheint sich zunächst kaum entscheiden zu können, weil es mehr als genug davon gibt. Schließlich hält der Wagen auf dem breiten Mittelstreifen und parkt neben einem ziemlich alten Trabant. Der Fahrer wartet noch fast fünf Minuten, bevor er kurz vor 20 Uhr aussteigt. Es ist ein sportlich wirkender Mann, vielleicht Mitte 30, und trägt einen leichten blauen Mantel. Er nimmt vom Rücksitz eine weiße Plastiktüte, in der sich ir-

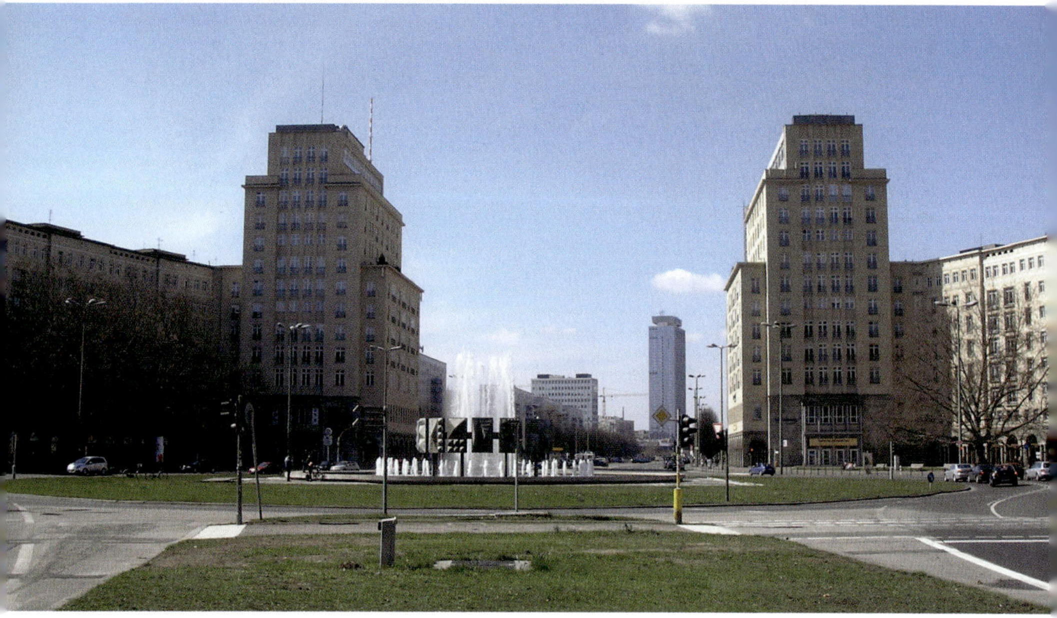

Der Strausberger Platz in Berlin – unweit von hier bestieg Wolfgang Teichmann das Fluchtauto.

gendein kleinerer Gegenstand befindet. Dann verriegelt der Mann die Türen des Autos von innen und schlägt zuletzt die Fahrertür zu, merkwürdigerweise benutzt er nicht den Wagenschlüssel. Er sieht sich noch einmal um, überquert die Fahrbahn der Frankfurter Allee in südlicher Richtung und läuft ohne besondere Eile dem Frankfurter Tor entgegen. Er überquert die Andreasstraße, wirft dann und wann einen flüchtigen Blick in die meist dunklen Schaufenster, die er auf dem legendä-

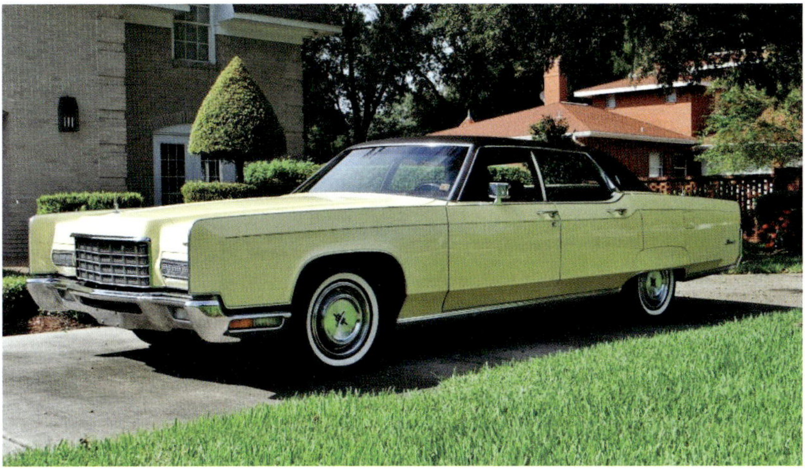

Lincoln Town Car, ein Fahrzeug dieser Art wurde für die Flucht genutzt.

ren Prachtboulevard passiert. An einer der Häuserfassaden hängt ein großes Spruchband mit der Aufschrift „Mein Arbeitsplatz – Kampfplatz für den Frieden", aber der Mann beachtet es nicht. Kurz darauf biegt er rechts in die Koppenstraße ein. Dort ist nur ein Teil der Straßenbeleuchtung eingeschaltet, auch die Stadtverwaltung muss Energie sparen. Der Mann läuft auf dem rechten Fußweg. Auf der anderen Straßenseite kommt ihm ein elegant gekleideter Schwarzer entgegen. Er trägt einen teuren Trenchcoat, geht sehr aufrecht und wirkt wie ein Diplomat. Plötzlich überquert er die Straße und geht direkt auf den Mann zu. „In welche Richtung wollen Sie gehen, mein Herr?", fragt er ihn auf Deutsch, aber mit fremdem Akzent. Der Mann mit der weißen Plastiktüte bleibt stehen, mustert sein Gegenüber kurz und antwortet: „In Richtung Tiergarten." Der Schwarze nickt ihm zu und bedeutet ihm mitzukommen. Gemeinsam gehen sie auf der Koppenstraße weiter Richtung Süden, bis sie nach etwa zwei Minuten eine Limousine erreichen, die am Straßenrand parkt. Es ist ein cremeweißer Lincoln Continental Town Car mit einer ostdeutschen Diplomatennummer und dem

Länderkennzeichen eines afrikanischen Staates. Auf der Beifahrerseite sitzt ein weiterer dunkelhäutiger Mann. Der Mann im Trenchcoat öffnet den riesigen Kofferraum, der mit Decken ausgepolstert ist und einer Person ausreichend Platz bietet. Nachdem er sich umgeblickt und festgestellt hat, dass sie unbeobachtet sind, nickt er dem Mann mit der weißen Plastiktüte zu, woraufhin dieser behände in den Kofferraum steigt. Der Afrikaner im Trenchcoat schließt sofort die Kofferraumklappe über ihm, sieht sich noch einmal kurz um und setzt sich dann ans Steuer des Wagens, der nun relativ schnell wendet und links in die Frankfurter Allee einbiegt. Er überquert den Strausberger Platz, fährt auf der Karl-Marx-Allee und dann auf der Alexanderstraße Richtung Nordwesten und biegt schließlich links in die Karl-Liebknecht-Straße ein. Dass er eigentlich zu schnell ist, scheint den Fahrer nicht zu stören, Geschwindigkeitskontrollen durch die Volkspolizei müssen Diplomaten kaum fürchten. Trotzdem verlangsamt er die Fahrt ein wenig, als er den Fernsehturm und die Marienkirche passiert. Wenig später überquert er die Spree, fährt am Berliner Dom, am Lustgarten und dem Palast der Republik vorbei. Der ist hell erleuchtet, offenbar findet dort ein Konzert oder eine andere Veranstaltung statt. Deutlich langsamer fährt er die Prachtstraße Unter den Linden entlang, wo mehr Verkehr herrscht. Schließlich biegt er links in die Friedrichstraße ein und hält kurz danach. Der Beifahrer verabschiedet sich von dem Mann am Steuer und steigt dann wortlos aus. Gleich darauf fährt der Wagen wieder an, wird schneller, fährt geradeaus immer weiter Richtung Süden, bis er einige Hundert Meter vor dem Checkpoint Charlie abbremst und sich dem Grenzübergang für Diplomaten im Schritttempo nähert. Früher verlief hier nur die Grenze zwischen dem sowjetischen und dem amerikanischen Sektor von Berlin, jetzt ist es auch die Grenze zwischen Ost- und West-Berlin, die Grenze zwischen zwei Welten. Es ist ein besonderer Grenzübergang, den weder Westdeutsche noch West-Berliner

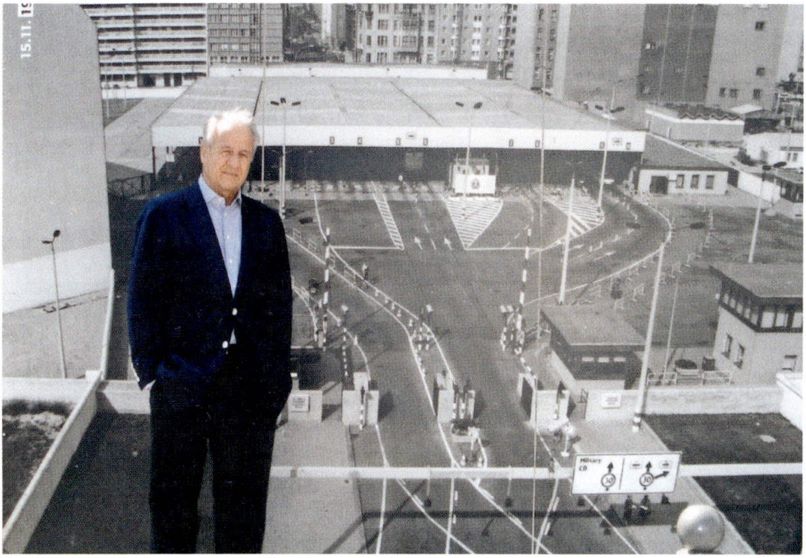

Jahrzehnte nach der Flucht: Wolfgang Teichmann kehrt an den Checkpoint Charlie zurück und stellt sich vor ein historisches Foto des monströsen Grenzübergangs.

nutzen dürfen. Hier dürfen ausschließlich Fahrzeuge der westlichen und sowjetischen Militärverbindungsmissionen passieren, Ausländer sowie Diplomaten. Nach internationalem Recht dürfen die Fahrzeuge von Angehörigen diplomatischer Missionen normalerweise nicht kontrolliert werden. Trotzdem muss der Diplomat in seinem Lincoln Continental Town Car ein paar Minuten warten. Der Mann im Kofferraum kann hören, was draußen gesprochen wird. „Sie sind aber oft hier", sagt der Grenzbeamte zu dem Afrikaner im Trenchcoat, der gelangweilt in seinem bequemen Sitz lümmelt und unfreundlich antwortet: „Das geht Sie gar nichts an." Der Mann im Kofferraum fängt an zu schwitzen, sein Herz scheint so laut zu schlagen, dass er fast fürchtet, es könne zu hören sein. Wieso fährt das Auto nicht endlich weiter? Gibt es doch eine Kontrolle oder ist der Plan verraten worden? Er sehnt sich danach, dass dieser Moment endlich vorbei ist und Klarheit herrscht.

AUF DER SUCHE NACH DEM RICHTIGEN WEG

KINDHEIT IN GREIFSWALD

Am Tag vor meiner Geburt erreichte der Wahnsinn seinen Höhepunkt, geriet eine ohnehin schon katastrophale Zeit gänzlich aus den Fugen. Auch wenn die meisten Menschen noch nichts davon ahnten, begann am Vortag meiner Geburt der Anfang vom Ende des „Großdeutschen Reichs“: Am frühen Morgen des 22. Juni 1941 startete Hitler das „Unternehmen Barbarossa“. 121 Divisionen der Heeresgruppen Nord, Mitte und Süd marschierten zwischen Ostsee und Schwarzem Meer auf einer 2130 Kilometer breiten Front in die Sowjetunion ein. Mehr als drei Millionen Männer der deutschen Wehrmacht und zusätzlich 600 000 Soldaten aus verbündeten Ländern fielen in Stalins Reich ein, das sich bis dahin aufgrund des 1939 in diktatorischer Kumpanei mit Hitlerdeutschland abgeschlossenen Nichtangriffspakts sicher gewähnt hatte. Überall in Deutschland saßen die Menschen an diesem 22. Juni um 12 Uhr vor den Rundfunkgeräten und verfolgten die „Proklamation des Führers“, die von Propagandaminister Goebbels verlesen und von allen deutschen Sendern zeitgleich ausgestrahlt wurde. Darin hieß es: „Ich habe mich entschlossen, das Schicksal und die Zukunft des Deutschen Reiches wieder in die Hände unserer Soldaten zu legen.“ Ich weiß nicht, ob meine Mutter Kriemhilde in unserem Wohnzimmer vor dem „Volksempfänger“ gesessen und die Rede gehört hat. Ich weiß nicht, wie sie diese Nachricht von der neuen Front im Osten aufgenommen hat, ob sie sich zwischen den langsam einsetzenden Wehen überhaupt dafür interessierte.

Als ich am 23. Juni, einem warmen Frühsommermontag, in der alten Hanse- und Universitätsstadt Greifswald geboren wurde, hatte die Wehrmacht schon beträchtliche Geländegewinne verzeichnet, aber in der pommerschen Kleinstadt schien der Krieg damals unendlich fern zu sein. Ich war das dritte von vier Kindern, hatte die beiden älteren Schwestern Rosalinde (Jahrgang 1935) und Bärbel (1939) und später den jüngeren Bruder Jürgen, der zwei Jahre nach mir geboren wurde. Mein Vater Günter Teichmann (Jahrgang 1908)

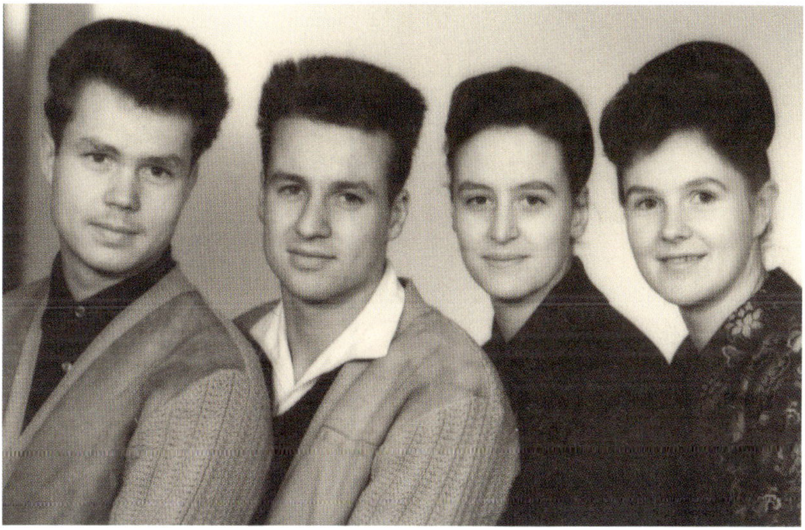

Die Teichmann-Geschwister: Jürgen, Wolfgang, Bärbel und Rosalinde (von links).

arbeitete als Abteilungsleiter im Greifswalder Karstadt-Warenhaus. Natürlich war auch er Soldat gewesen, wurde aber nach einer schweren und langwierigen Erkrankung von der Wehrmacht ausgemustert. Nach einer Blinddarmoperation in Kiew hatte sich eine Beckenvenenthrombose herausgebildet, die zu offenen Beinwunden führte.

Da sie über Jahre hinweg schlecht abheilten, mussten sie immer wieder mit Salben und Verbänden versorgt werden. Schon damals habe ich häufig die Verbände bei meinem Vater gewechselt. Die wenigen Binden, die wir hatten, wurden immer wieder ausgekocht und gewaschen. Zu dieser Zeit ahnte ich noch nicht, dass ich später beruflich mit solchen Dingen in Berührung kommen würde.

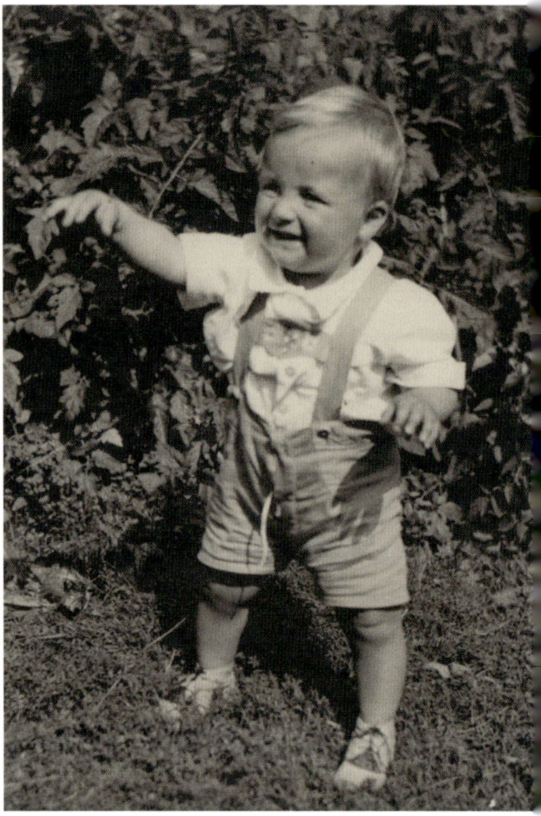

Als Kleinkind im Garten der Fischstraße.

Ich bin zwar mitten im Zweiten Weltkrieg geboren worden, habe aber keine persönliche Erinnerung daran und gehöre daher eigentlich zur Nachkriegsgeneration. Den dramatischsten Moment meiner frühen Kindheit habe ich gar nicht mitbekommen, allerdings später viel darüber erfahren. Ende April 1945, als nur noch Fanatiker und Dummköpfe vom „Endsieg“ schwadronierten, stand die Rote Armee schon dicht vor der Stadtgrenze. Obwohl jeder Widerstand sinnlos war und zwangsläufig in einer Katastrophe enden musste, hatte das Oberkommando der Wehrmacht die folgende Parole herausgegeben: „Alle Städte müssen bis zum Äußersten gehalten und verteidigt werden. Kampfkommandanten, die diesem Befehl nicht Folge leisten, sowie alle zivilen Amtspersonen, die ihn davon abspenstig zu machen versuchen oder ihn behindern, werden zum Tode verurteilt." Während die Reste der Wehrmacht und die miserabel ausgebildeten und bewaffneten, entweder alten oder blutjungen Angehörigen des „Volkssturms" die Russen als letztes Aufgebot aufhalten sollten, stahlen sich die meisten NS-Funktionäre mit ihren Familien davon. In Anklam, einer etwa 50 Kilometer südöstlich gelegenen Kleinstadt, kam es tatsächlich zu einem sinnlosen Gemetzel, bei dem die Stadt weitgehend zerstört wurde.

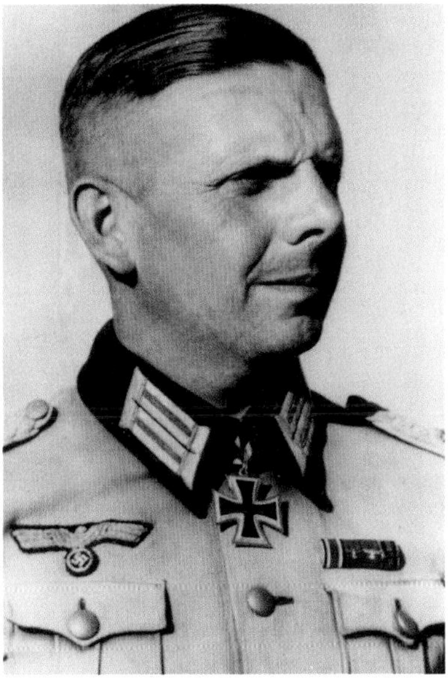

Oberst Rudolf Petershagen.

Um Greifswald kurz darauf vor einem solchen Schicksal zu bewahren, ergriffen Universitätsrektor Carl Engel, Uniklinik-Direktor Karl Katsch und Oberst Rudolf Petershagen, der erst am 1. Januar 1945 zum Stadtkommandanten ernannt worden war, gemeinsam mit einigen weiteren vertrauenswürdigen Personen die Initiative: Unter streng konspirativen Bedingungen nahmen sie Kontakt zur sowjetischen Armee auf und erreichten, dass Greifswald am 30. April 1945 kampflos übergeben wurde. Zuvor waren der NSDAP-Kreisleiter und auch der Oberbürgermeister Johann Friedrich Rickels, ein fanatischer Nazi und Träger des Goldenen Parteiabzeichens, mit Sack und Pack geflüchtet, während in der Stadt zeitweise Anarchie ausbrach. Die mutige Tat von Petershagen und seinen Mitstreitern rettete vielen

Bürgern der Stadt, aber auch den zahlreichen hier untergebrachten Flüchtlingen und Kriegsverwundeten das Leben. Wäre es, wie kurz zuvor in Anklam, zu Kämpfen gekommen, hätte das auch für mich und meine Familie das Ende bedeuten können. Petershagen geriet in sowjetische Kriegsgefangenschaft, wurde als Offizier aber anständig behandelt und kehrte schon 1948 nach Greifswald zurück, wo er in der Lokalpolitik eine gewisse Rolle spielte. Da er mit meinem Vater befreundet und häufig bei uns zu Gast war, lernte ich ihn später auch kennen.

Meine früheste Kindheitserinnerung ist das Kriegsende und datiert wahrscheinlich auf den 1. Mai 1945. Ich habe das Bild eines Panzers vor Augen, der auf dem Greifswalder Markt steht. Für mich als knapp Vierjährigen war es ein riesiges Ungetüm, hatte aber nichts Bedrohliches an sich. Wie überhaupt die Russen, vor denen sich die Erwachsenen fürchteten, uns Kindern immer freundlich begegnet sind. „Uhri, Uhri", schrien die beiden Sowjetsoldaten, die eines Tages Ende Mai 1945 zu uns in die Wohnung stürmten und von der Mutter die Herausgabe von Wertgegenständen forderten, uns aber zulächelten und Faxen machten.

Greifswald ist eine schöne Stadt, aber groß ist sie nicht. Zu Kriegsende lebten hier etwa 42 000 Menschen, heute sind es zirka 57 000. Für mich als Kind war es reizvoll, mit Kameraden durch die Gassen zu rennen, mich in Kellern und verlassenen Häusern zu verstecken und auch an verbotenen Orten Fußball zu spielen. Mit dem Dom St. Nikolai, der Marien- und der Jacobikirche besitzt Greifswald gleich drei großartige Baudenkmäler der Backsteingotik, die bis heute das Stadtbild prägen. In der Schule erfuhr ich, dass meine Heimatstadt schon 1278 in den mächtigen Städtebund der Hanse aufgenommen wurde. Der Reichtum, der zumindest in der frühen Hansezeit in die Stadt kam, lässt sich bis heute an den prächtigen

Stufengiebeln einiger ehemaliger Kaufmannshäuser ablesen. Die schönsten dieser Gebäude haben die Hausnummern Am Markt 11 und 13. Die meisten deutschen Städte lagen zu Kriegsende 1945 in Trümmern. Zum Beispiel auch das nur 36 Kilometer nordwestlich gelegene Stralsund, das in den Mittagsstunden des 6. Oktober 1944 in drei Angriffswellen von der amerikanischen Luftwaffe zerstört worden war, wobei etwa 800 Menschen den Tod fanden und fast 47 Prozent der städtischen Wohnungen zerstört wurden.

Dagegen schien in Greifswald die Welt in Ordnung zu sein. Hier gab es keine Trümmerberge, keine Ruinen, sondern eine weitgehend intakte städtische Infrastruktur. Aber natürlich herrschte trotzdem Not, mussten neben den Einwohnern auch Flüchtlinge untergebracht und am Leben erhalten werden, dabei erwies sich die Versorgung mit dem Lebensnotwendigen als eine kaum lösbare Aufgabe.

Viele meiner Altersgenossen haben in den ersten Nachkriegsjahren Hunger gelitten, mir blieb das zum Glück erspart. Dass es bei Teichmanns immer genug zu essen gab, hatten wir in erster Linie meinem Vater zu verdanken. Er hatte sich 1945 selbstständig gemacht und ein Ladengeschäft eröffnet, zu dessen Sortiment Teppiche und Gardinen gehörten. Man darf Geschichte nicht von ihrem Ende aus betrachten, sondern muss sie aus ihrer Zeit heraus zu verstehen versuchen. Ja, es klingt aus heutiger Sicht ein bisschen merkwürdig, dass sich mein Vater ausgerechnet in einem Land, in dem die Kommunisten die Macht hatten, dafür entschied, ein kleines Unternehmen zu eröffnen. Aber 1945 war eben noch keineswegs klar, dass die Machthaber im Osten später selbst kleine Gewerbetreibende als Kapitalisten brandmarken und bekämpfen würden.

„Raumkunst Teichmann“ hieß der Laden, der sich in bester Lage an der Nordseite des Marktes befand. Heute würde man von einem Netzwerk sprechen, damals war eher von „Beziehungen“ die Rede,

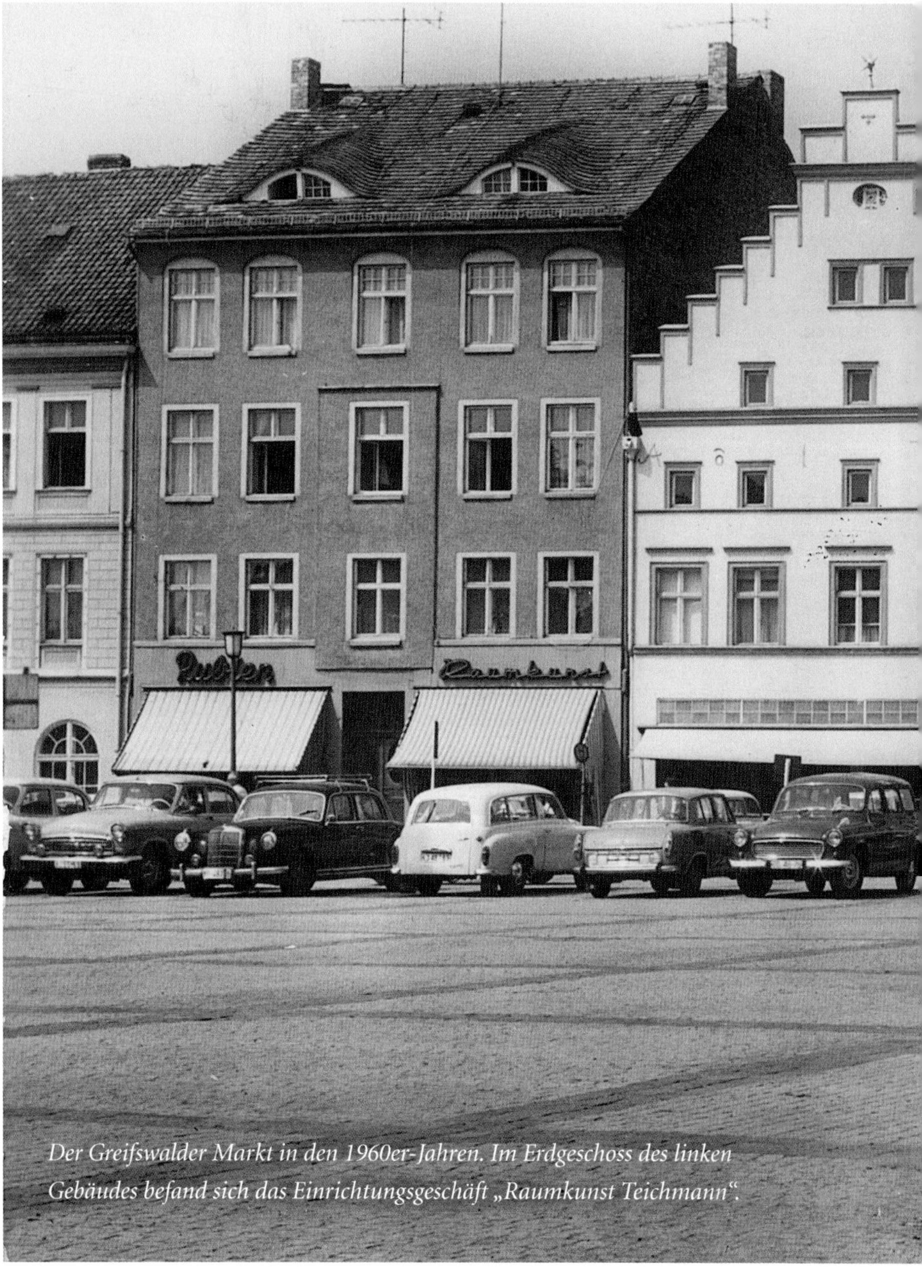

Der Greifswalder Markt in den 1960er-Jahren. Im Erdgeschoss des linken Gebäudes befand sich das Einrichtungsgeschäft „Raumkunst Teichmann".

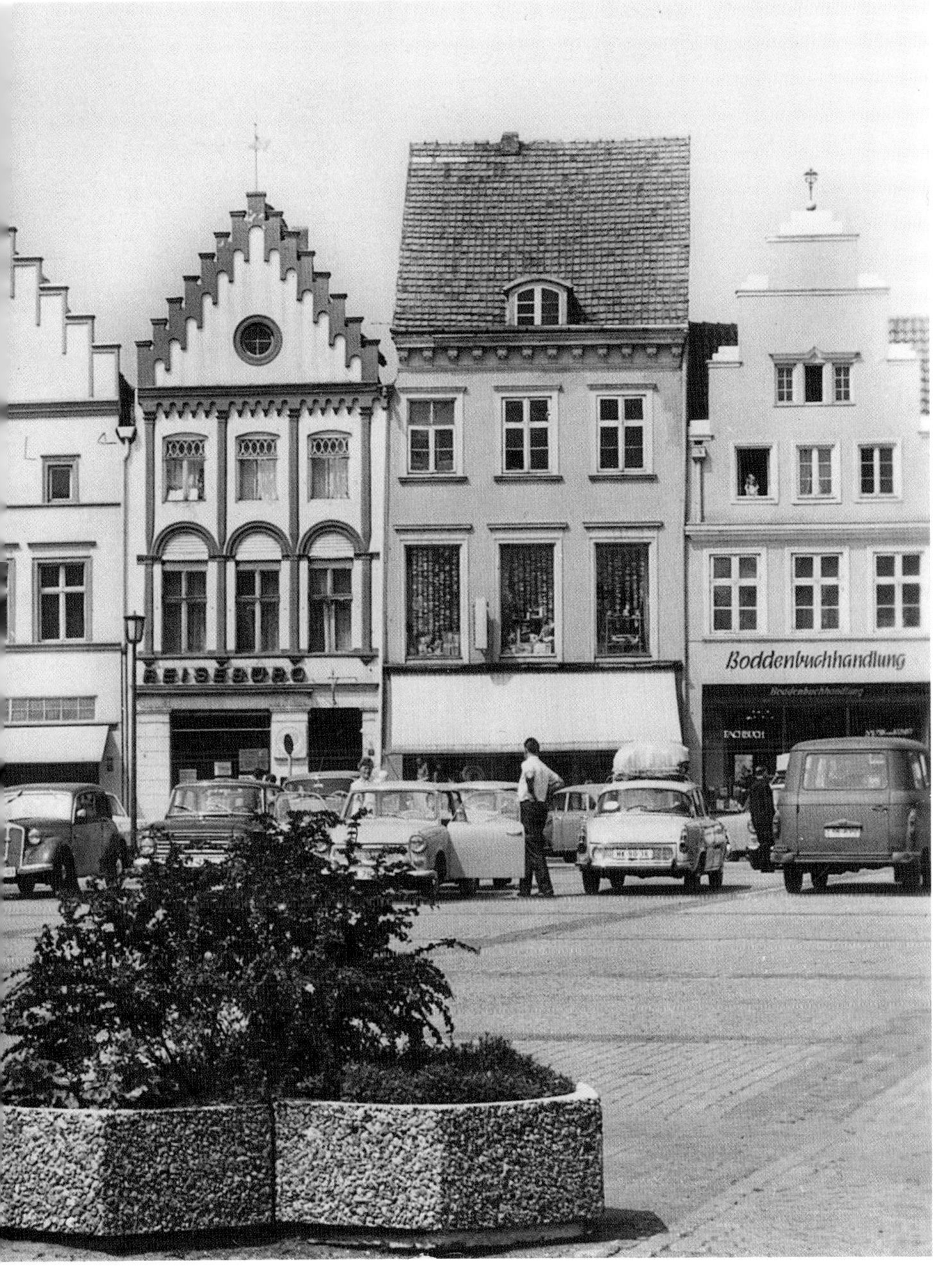
Boddenbuchhandlung

die mein Vater mit ziemlich viel Geschick aufgebaut hatte und perfekt zu nutzen wusste. Er war überhaupt recht geschäftstüchtig, hatte zweitweise 40 Angestellte und betrieb neben dem Ladengeschäft auch noch eine Polsterei-Werkstatt und beschäftigte Näherinnen in Heimarbeit. Wer in einer Mangelwirtschaft wie der 1949 gegründeten DDR im Handel tätig war, hatte grundsätzlich gute Karten. Die eine Mangelware, über die man selbst verfügte, ließ sich gegen jede Menge andere Mangelwaren tauschen, denn auch wenn die Kommunisten mit Kontrolle, Zuteilung und viel Zwang operierten, das Marktgesetz von Angebot und Nachfrage konnte selbst die SED nicht außer Kraft setzen. Das hätten die Genossen übrigens bei Karl Marx nachlesen können. Eigentlich war die frühe DDR für Selbstständige und Gewerbetreibende kein guter Ort, viele Geschäftsinhaber und Unternehmer erkannten das auch schnell und verließen die DDR, um sich im Westen eine neue Existenz aufzubauen. Meine Mutter hätte das auch gern gesehen. Ich erinnere mich, dass sie meinem Vater Vorwürfe machte, sich nicht für eine Umsiedlung in die Bundesrepublik entschieden zu haben. „Mit deinen Erfahrungen bei Karstadt hätten sie dich doch in Lübeck sofort genommen“, sagte sie einmal zu ihm. Wahrscheinlich traute er sich einen solchen radikalen Neuanfang für sich und die Familie aber aufgrund seiner lange anhaltenden Krankheit nicht zu und blieb daher lieber in Greifswald, wo er sich zugleich aber politisch abzusichern versuchte. Da die SED für ihn als Gewerbetreibenden ohnehin nicht infrage kam, trat er der Nationaldemokratischen Partei Deutschlands (NDPD) bei, einer der sogenannten Blockparteien. Als letzte der insgesamt fünf im „antifaschistisch-demokratischen Block“ vereinten Parteien war die NDPD auf direkte Anweisung der Sowjetischen Militäradministration in Deutschland gegründet worden. Neben der unter Federführung der Kommunisten aus SPD und KPD zwangsvereinigten Sozialistischen Einheitspartei Deutschlands (SED) waren das die Ost-CDU, die Liberal-Demokratische Partei Deutschlands (LDP, später LDPD) sowie die Demokratische Bauernpartei Deutschlands (DBD) und eben die Nationaldemokraten. Während die SED die eigentliche Macht ausübte, konnten die übrigen Blockparteien keine eigenständige Politik betreiben, sondern nur die Initiativen der Kommunisten unterstützen. Bei den „Wahlen“ standen sie auch nicht in Konkurrenz zur SED, sondern erhielten in der Volkskammer und den kommunalen Vertretungen eine Anzahl von Sitzen, die sich aus einem von der SED festgelegten Schlüssel ergab. Wirklich ernst genommen wurden die Blockparteien in der DDR-Bevölkerung nicht, man bedachte sie vielmehr mit dem wenig schmeichelhaften Spottnamen „Blockflöten“.

Aber als „Blockflöte“ konnte man in der DDR durchaus Vorteile haben, denn diese Parteien erwiesen sich in erster Linie als Interessenvertreter ihrer Klientel. Für die Loyalität zum Staat vergab die SED nämlich einige teilweise einflussreiche Ämter, Funktionen und Pfründen an ihre Vasallen, zu denen vor allem jene Gewerbetreibenden und Selbstständigen gehörten, die nichts direkt mit der SED zu tun haben konnten oder wollten. Und die NDPD galt außerdem als Auffangbecken für ehemalige NSDAP-Mitglieder und sogenannte Mitläufer, die nun für den gemeinsamen Wiederaufbau unter Führung der SED gewonnen werden sollten. „Dein Vater war in der Nazi-Zeit auch dabei“, sagte meine Mutter mal, so erfuhr ich eher beiläufig, dass er NSDAP-Mitglied gewesen war. Er selbst hat nie darüber gesprochen, hat überhaupt wenig über sich erzählt und sich anderen Menschen kaum anvertraut. Dass ich wichtige Facetten seiner Persönlichkeit überhaupt nicht gekannt, ja nicht einmal etwas davon geahnt habe, erwies sich erst sehr viel später bei der Lektüre meiner Stasi-Akte.

Da mein Vater viele Jahre in der Stadtleitung der NDPD tätig war und zeitweise sogar als Abgeordneter im Kreistag saß, hatte er auch intensiven Kontakt mit Rudolf Petershagen, der bei den Nationaldemokraten eine wichtige Rolle spielte und 1955 zum Ehrenbürger erklärt wurde. Aber in Wahrheit hatten weder mein Vater noch seine politischen Freunde etwas mit den Kommunisten im Sinn. Man spielte mit, weil es Vorteile brachte und sogar die Existenz sicherte, machte sich aber hinter vorgehaltener Hand über die Genossen lustig. Das war in meiner Familie so wie bei zahllosen anderen DDR-Familien: Was zu Hause gesprochen und besprochen wurde, durfte in der Öffentlichkeit nie erwähnt werden. Auch ich bin mit der für diese Zeit typischen Schizophrenie von privater und öffentlich vorgetragener Meinung aufgewachsen. Allerdings waren meine Eltern Mitglieder der evangelischen Kirche, ich wurde also in der christlichen Tradition erzogen, ging in die Kirche und wurde auch konfirmiert. Das war nicht ganz unproblematisch, aber auch hier bot die Blockpartei, die ja anders als die kommunistische SED nicht auf eine atheistische Ideologie festgelegt war, einen gewissen Schutz und Freiraum. Wie alle meine Geschwister war ich immer gut in der

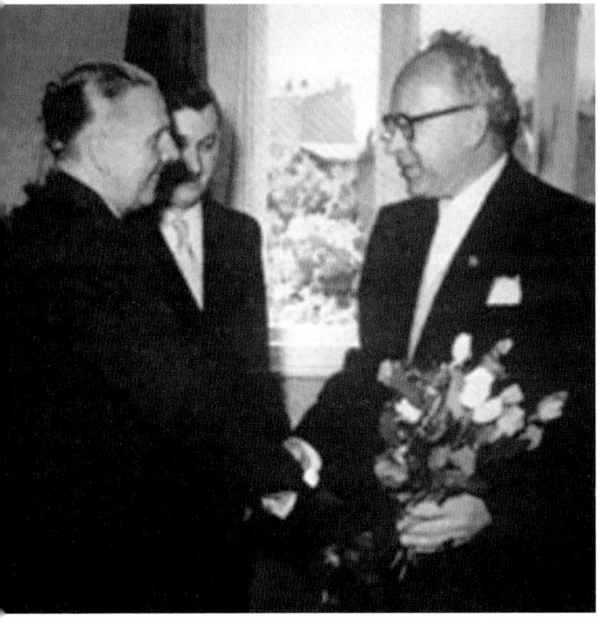

Rudolf Petershagen (l.) gratuliert Günter Teichmann 1968 zu seinem 60. Geburtstag.

Schule, obwohl ich mich nie besonders angestrengt habe, doch mit der Christenlehre, wie der von der Kirche organisierte Religionsunterricht in der DDR hieß, war das etwas schwieriger. Vielleicht fehlte mir als Kind auch der nötige Ernst, jedenfalls war Religion das einzige Fach, in dem ich jemals Nachhilfeunterricht nehmen musste.

Das dreistöckige Gebäude Am Markt 3 mit den hübschen Fledermausgauben im Dach, in dem sich einst das Geschäft meiner Eltern befand, ist inzwischen mustergültig saniert worden und beherbergt heute das italienische Restaurant „La Piazza". Als Kind hatte ich es eigentlich für selbstverständlich gehalten, dass ich den Laden später mal übernehmen würde. Irgendwann hörte ich aber, dass mein Vater mal äußerte, ich sei zu schüchtern fürs Geschäft, das würde bei „den Kunden nicht ankommen". Tatsächlich trat mein jüngerer Bruder, der offenbar als Kind selbstbewusster auftrat, später die Nachfolge des Vaters an. Ich war wirklich etwas schüchtern, zum Beispiel versteckte ich mich manchmal unterm Tisch, wenn Fremde zu uns kamen.

Meine Kindheit im Greifswald der 1950er-Jahre habe ich in überwiegend angenehmer Erinnerung. Ich kann mich erinnern, dass ich mit Freunden in das Dachgeschoss unseres Geschäftshauses kletterte. Durch das Fenster in der Fledermausgaube hatten wir einen vorzüglichen Blick auf den Markt und konnten zum Beispiel Zirkusdarbietungen, die dort gelegentlich veranstaltet wurden, kostenlos wie von einem Logenplatz aus verfolgen. Mein Geburtshaus befindet sich gleich um die Ecke in der Fischstraße Nummer 21. Meine Eltern hatten nach ihrer Hochzeit dort die Wohnung im zweiten Stock bezogen. Hier lebten wir noch zu Kriegsende, und meine frühesten Erinnerungen sind mit diesem Haus verbunden. Da die Familie aber wuchs und die Wohnung auf Dauer zu eng war, zogen wir später in eine größere Wohnung in der Arndtstraße 8 um. Noch ein paar Jahre später haben meine Eltern schließlich ein Einfamilienhaus mit kleinem Garten gekauft. Es steht am Birnenweg 40 in der damals neu entstandenen Obst- und Bausiedlung. Für Greifswalder Verhältnisse wohnte man dort gut und ruhig.

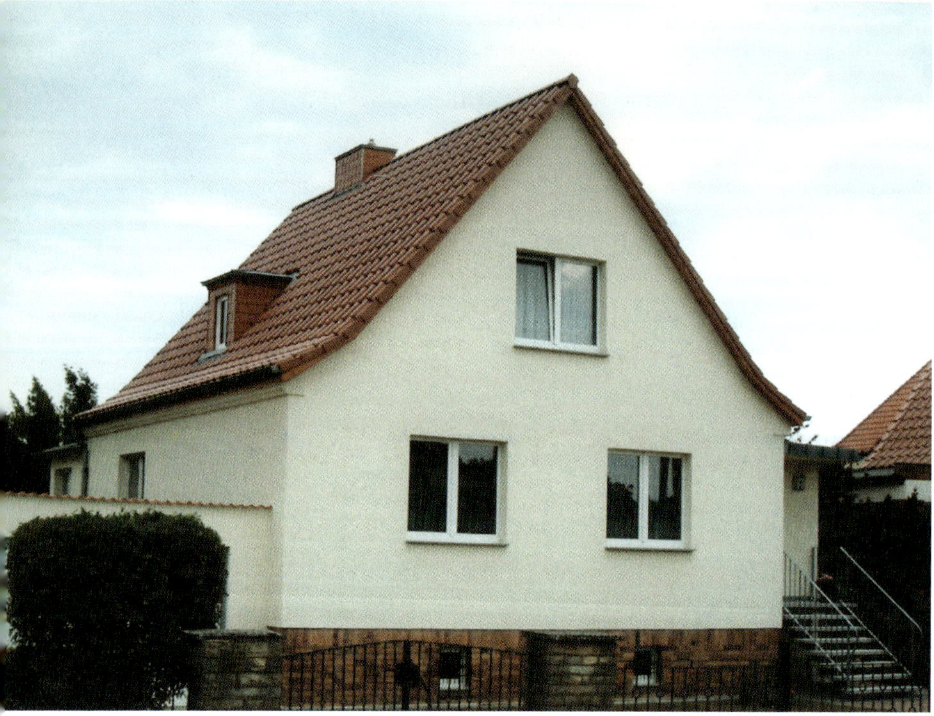

Teichmanns Elternhaus am Birnenweg 40 in Greifswald.

Meine ersten drei Schuljahre ging ich auf die Heinrich-Heine-Schule in dem Gebäude, das heute das Pommersche Landesmuseum beherbergt. Im 19. Jahrhundert befand sich hier das Gymnasium, das Theodor Billroth (1829–1894), einer der berühmtesten deutschen Chirurgen, besucht hatte. Aber das wusste ich als Kind natürlich nicht, und es wäre mir damals sicher auch egal gewesen.

Nach unserem ersten Umzug ging ich dann auf die Arndtschule. Meine Eltern hatten eigentlich keine großen Pläne für mich. Abitur hätte ich nicht machen müssen, ein Studium war für mich gar nicht vorgesehen. Mir war vor allem Sport wichtig, besonders Fußball. Auch im Boden- und Geräteturnen war ich ziemlich gut, was mein Sportlehrer offenbar an die Funktionäre der Sport-Nachwuchsförderung weitergemeldet hat. Jedenfalls bekam ich in der achten Klasse das Angebot, auf die Kinder- und Jugendsportschule nach Anklam zu wechseln. So kam ich als 13-Jähriger erstmals von zu Hause weg, ging auf eine Spezialschule und wohnte im Internat. Anklam ist zwar nicht weit von Greifswald entfernt, aber eben doch eine völlig andere Welt. Die im Krieg weitgehend zerstörte Stadt hat eine lange Geschichte und mit dem Flugpionier Otto Lilienthal einen großen Sohn, war jedoch in den 1950er-Jahren ein wirklich gottverlassenes Nest. Während meiner ganzen Zeit in Anklam litt ich an Heimweh und sehnte die Wochenenden herbei, an denen ich zu meiner Familie nach Greifswald fahren konnte. Zum Glück hatte mein Vater ein Einsehen, ließ seine Beziehungen spielen und sorgte dafür, dass ich nach anderthalb Jahren nach Greifswald zurückkehren konnte. Dort ging ich an die Friedrich-Ludwig-Jahn-Schule, eine Erweiterte Oberschule (EOS), wie die Gymnasialstufe in der DDR genannt wurde, und legte 1960 das Abitur ab.

Mit Medizin hatte ich zu dieser Zeit noch nichts im Sinn, stattdessen träumte ich noch immer von einer sportlichen Karriere. Da ich auch im Laufen ziemlich gut war, bekam ich ein auf den ersten Blick äußerst attraktives Angebot: ein Studium an der DHfK. Die Deutsche Hochschule für Körperkultur war 1950 in Leipzig als Kaderschmiede des DDR-Sports gegründet worden und genoss einen geradezu legendären Ruf. Das riesige Gebäudeensemble, das sich gegenüber dem Zentralstadion erstreckte, war erst 1957 in stalinistischen Baustil vollendet worden, zu meiner Zeit also noch sehr neu. Aber mir brachte die DHfK von Anfang an nur unangenehme Erfahrungen. Einerseits war das Studium völlig politisiert, zum anderen herrschte hier ein militärischer Drill, den ich so noch nie erlebt hatte. Das Studium begann schon mit einer militärischen Grundausbildung, bei der wir Studenten marschieren mussten und sinnlos hin- und herkommandiert wurden. Es ging vor allem darum, Unterordnung zu erlernen. Ich fand das äußerst unangenehm und konnte mich auch nur schwer einordnen. Glücklicherweise traf ich dort den Greifswalder Helmut Kirchgässner, der mit mir gemeinsam das Studium begann und mich vor den schlimmsten Schikanen schützen konnte. Kirchgässner war 1990 übrigens der letzte Rektor der DHfK, die 1990 aufgrund der Verstrickungen in das Staatsdopingsystem der DDR abgewickelt wurde. Später wurde der renommierte Sportwissenschaftler Gründungsdekan der Sportwissenschaftlichen Fakultät der Leipziger Universität und 2003 auch Olympiabeauftragter der Uni, was sich aber wenig später aufgrund der Chancenlosigkeit Leipzigs als Olympia-Austragungsort erledigen sollte. Für mich erledigte sich die DHfK schon nach knapp zwei Semestern. Aber zur DDR-Zeit konnte man ein Studium nicht einfach abbrechen. Wenn man das ohne Einverständnis der Hochschulleitung tat, wurde man mit einer Studiensperre belegt. Meine einzige Chance bestand darin, Gesundheitsprobleme ins Feld zu führen. Ich hätte ständig Rückenschmerzen und sei den Anforderungen des Leistungssports körperlich nicht gewachsen, klagte ich. Nach mehreren Ablehnungen konnte ich den Rektor Prof. Günter Erbach schließlich überzeugen und kehrte 1961 nach Greifswald zurück. Geblieben ist mein lebenslanges Interesse am Sport, besonders an der Leichtathletik, an deren damalige Helden ich mich bis heute erinnere. So war es für mich viele Jahre später ein Erlebnis, als Martin Lauer, der 1960 zusammen mit Armin Hary Olympiasieger in der 4 x 100-Meter-Staffel wurde, als Patient zu mir kam. Für mich selbst war der aktive Sport 1961 aber schon Geschichte.

Inzwischen hatte mich mein Schwager, der selbst als Kieferorthopäde in Greifswald tätig war, für ein Medizinstudium interessiert. Als Arzt habe man wenig mit Politik zu tun und übe einen sehr angesehenen Beruf aus. Schon an der DHfK war die „Funktionelle Anatomie des Menschen“ die einzige Vorlesung, die mich wirklich interessiert hatte. Und je mehr ich darüber nachdachte, desto reizvoller erschien mir ein Medizinstudium. Also ließ mein Vater wieder einmal seine Beziehungen spielen und sprach mit dem Referenten des Rektors. Der empfahl mir, erst einmal als Hilfspfleger in der Chirurgie des Unikrankenhauses zu arbeiten, dann werde man weitersehen.

VOM SPORT ZUR MEDIZIN

AN DER ERNST-MORITZ-ARNDT-UNIVERSITÄT

Für mich war es eine Befreiung und enorme Erleichterung, als ich 1961 zu Beginn des Frühjahrssemesters das Sportstudium abbrechen und nach Greifswald heimkehren konnte. Offiziell war ich zwar ein Studienabbrecher, was in der DDR nicht gern gesehen wurde, mich aber überhaupt nicht belastete. Ich fühlte mich nicht als Versager, und niemand vermittelte mir ein solches Gefühl. Im Gegenteil, meine Eltern waren ohnehin von Anfang an gegen das Sportstudium gewesen. „Was soll denn aus dir werden, wenn du mal 30 oder 40 bist?“, hatten sie mir zu bedenken gegeben. Ich hatte dagegen von einer grandiosen Sportlerkarriere geträumt, fühlte mich geradezu auserwählt und glaubte, dass ich es vor allem auf kurzen Distanzen – etwa der 400-Meter-Strecke – recht weit bringen könnte. Das hatte man mir zu Studienbeginn jedenfalls erzählt, und die DHfK besaß damals einen exzellenten Ruf. Überhaupt spielte der Sport in der DDR eine gewaltige Rolle, vor allem die Leichtathletik, in der ich mich profilieren wollte. Die Stars in den 1950er- und 1960er-Jahren waren bei uns nicht Schauspieler und Sänger, sondern Sportler. Auf Titel von Illustrierten wie der Neuen Berliner Illustrierten (NBI) oder der Für Dich tauchten Sporthelden wie der Radrennfahrer Täve Schur oder die Schwimmerin Helga Voigt auf, die 1953 bei den Weltjugendfestspielen in Bukarest auf der 100- und 200-Meter-Bahn die ersten Goldmedaillen für die DDR errungen hatte. Sie galt als Idol, kam aber drei Jahre später tragischerweise bei einem Brand des Restaurants ihrer Eltern in Dresden ums Leben – nicht nur für sportbegeisterte Ostdeutsche damals ein Trauma. Die Erfahrungen an der DHfK waren für mich allerdings ernüchternd. Nicht nur das Trainingspensum empfand ich als extrem, sondern vor allem die politische Indoktrination. Selbstständiges Denken war nicht gefragt, Sportler sollten sich vor allem als Befehlsempfänger fühlen. Der Befehl war eindeutig: Spitzenleistungen, koste es, was es wolle. Den Einsatz von „leistungssteigernden Substanzen“, wie das Dopingsystem euphemistisch genannt wird, habe ich damals in Leipzig zwar noch nicht bewusst erlebt, allerdings waren die Speisepläne schon genau auf den Trainingserfolg eingestellt. Bestimmte Speisen musste man essen, andere waren dagegen strikt verboten.

Zu Hause in Greifswald durfte ich endlich wieder essen, was mir schmeckte. Überhaupt war ich glücklich, wieder mein Zimmer im Elternhaus beziehen zu dürfen. Da ich mitten im Semester nach Hause zurückgekehrt war, konnte ich nicht sofort mit dem Medizinstudium beginnen. Mein Vater kannte den persönlichen Referenten des Rektors der Ernst-Moritz-Arndt-Universität, der mir zunächst eine Stelle als Hilfspfleger in der Chirurgischen Universitätsklinik verschaffte – allerdings mit der Zusicherung, im Wintersemester mit dem Medizinstudium beginnen zu können.

So stand ich im Frühjahr 1961 oft im Morgengrauen auf, lief durch die Gassen der alten Stadt zu dem aus dem 19. Jahrhundert stammenden Backsteingebäude der Chirurgie, wo ich zur Frühschicht pünktlich um 6 Uhr meinen Dienst antreten musste. Für zarte Gemüter wäre die Arbeit als Pfleger sicher ungeeignet, mir gefiel sie dagegen sehr gut, auch wenn es ein wirklich harter Job war. Es gab die Frühschicht, die Tagschicht und die Nachtschicht. In der strengen medizinischen Hierarchie stand ich erst einmal ganz unten, zum ersten Mal im Leben musste ich streng reglementiert arbeiten. Bei der Frühschicht musste ich gemeinsam mit einem weiteren Hilfspfleger zunächst einmal die Verstorbenen der letzten Nacht, die

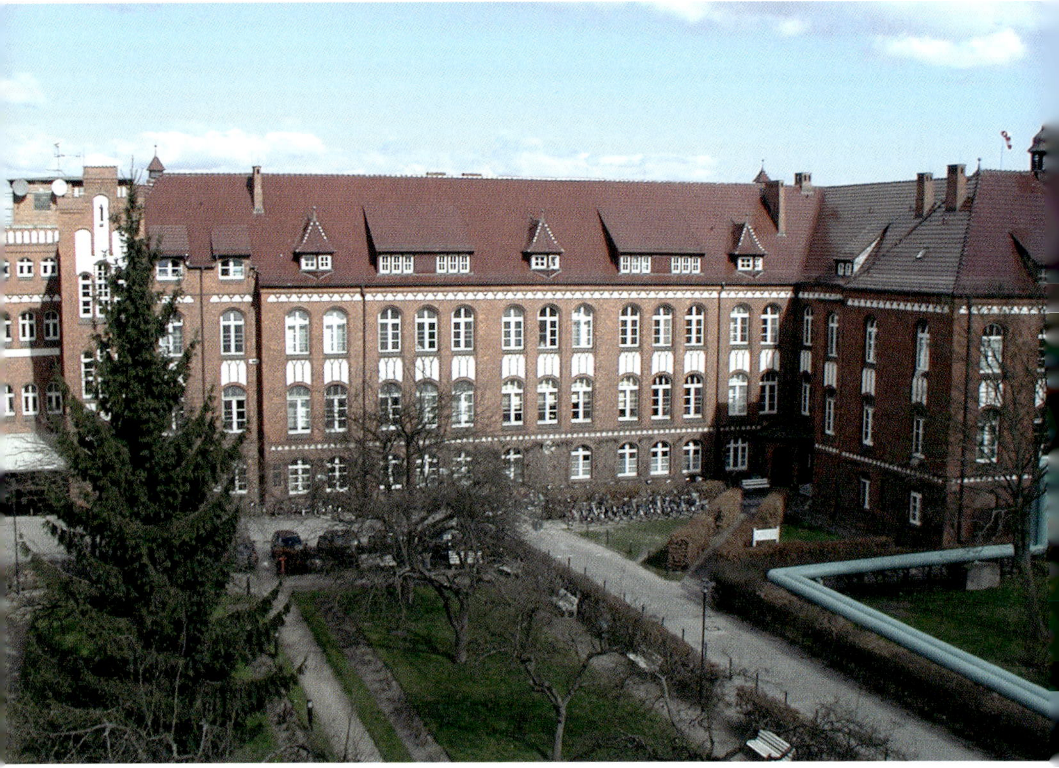

Blick in den Hof der alten Chirurgischen Universitätsklinik Greifswald.

alle schon ihre Namensschilder an der großen Zehe hatten, aus ihren Betten holen und auf einer Bahre in die Pathologie transportieren. Für mich als junger Mensch war das schon ein merkwürdiges Gefühl, wenn wir noch im Dunkeln mit einem toten Patienten auf der zugedeckten Bahre über das Klinikgelände gingen, um ihn in der pathologischen Abteilung abzuliefern. Meistens waren es morgens zwei oder drei. Eine Kühlung gab es damals noch nicht, wir mussten die Leichen nur in den Keller bringen, da es dort eben noch am kältesten war. In dem gefliesten Kellerraum gab es dann eine Art Wanne, in die die Toten gelegt werden mussten. Da diese Wannen aber ziemlich wackelig gelagert waren, ist meinem Kollegen und späteren Kommilitonen Klaus Groth und mir mal eine umgekippt, sodass die Leiche zu Boden fiel und noch zwei weitere mitriss. Wir waren furchtbar erschrocken und befürchteten, dabei noch postmortale Verletzungen verursacht zu haben, für die man uns vielleicht verantwortlich machen würde. Glücklicherweise fiel unser Missgeschick niemandem auf, obwohl wir ziemlich lange gebraucht haben, um alles wieder in Ordnung zu bringen.

Für mich war das alles neu, ich hatte nie zuvor einen toten Menschen, ja noch nicht einmal einen schwerkranken Patienten gesehen. Seelisch belastet hat mich das nicht, diese „niederen Tätigkeiten" machten mir nichts aus und kosteten mich eigentlich auch kaum Überwindung, vor allem wohl, weil ich sie sinnvoll und wichtig fand. Ich habe Urinflaschen und Bettpfannen geleert und gesäubert, Patienten gewaschen, Verbände gewechselt und immer auch versucht, mit den Menschen zu sprechen, ihnen zuzuhören und ihnen Mut zu machen. Schon damals habe ich gespürt, wie wichtig es im medizinischen Bereich ist, die praktische Hilfe mit persönlicher Zuwendung zu verbinden.

Interessant fand ich, wie die Patienten in der chirurgischen Klinik über die Ärzte sprachen. Uns Hilfspflegern gegenüber hatten sie keine Scheu, ihre Meinung zu äußern. Manche Operateure standen in hohem Ansehen, andere weniger. Was zählte, war am Ende der Genesungserfolg. Von Anfang an hat mich fasziniert, wenn ich mitbekam, wie etwa Unfallopfer, die mit völlig zerschlagenen Knochen eingeliefert worden waren, nach der Operation tatsächlich langsam wieder gesundeten und nach ein paar Wochen sogar als völlig geheilt entlassen werden konnten. Das hat mir enorm imponiert und mich zugleich motiviert. Wenn du selbst Arzt und möglichst auch Chirurg wirst, kann dir so etwas auch gelingen. Damit war mir relativ schnell klar, wofür es sich anzustrengen lohnt. Schon als Hilfspfleger fing ich an, mich mit medizinischen Themen zu beschäftigen. Ich habe damals schon begonnen, Fachbücher durchzuarbeiten, in denen bestimmte Diagnosen beschrieben und Behandlungsmethoden erläutert wurden. Ich brannte jedenfalls darauf, endlich mit dem Studium beginnen zu können.

Die Schule ist mir zwar leichtgefallen, hat mich aber nicht wirklich interessiert, weil ich den Alltag immer als einengend und bevormundend empfunden habe. Die Medizin, die ich nun quasi auf der untersten Stufe der Hierarchie gerade kennenzulernen begann, öffnete mir dagegen völlig neue Perspektiven und weckte meinen Ehrgeiz. Man kann sagen, dass der Leistungswille, der bei mir bis dahin ganz auf den Sport ausgerichtet war, sich nun der Medizin zuwandte. Während ich bis dahin täglich trainiert hatte, um möglichst gute Zeiten zu erreichen, richtete ich meinen Ehrgeiz nun ganz und gar darauf, möglichst schnell und möglichst viel über Medizin zu erfahren, Zusammenhänge zu begreifen und Handlungsmöglichkeiten auszuloten.

Aber das war am Anfang noch Zukunftsmusik, allerdings eben eine verheißungsvolle Perspektive, die es mir leicht machte, auch die manchmal schwierigen und nicht immer angenehmen Arbeiten als Pfleger zu bewältigen. So musste ich die Patienten oft an den Stellen, an denen später Schnitte gesetzt werden sollten, rasieren. Das geschah damals noch am Tag vor der Operation, heute wird es unmittelbar vor dem Eingriff gemacht, damit sich möglichst keine Keime bilden. Ich bekam also ein aufklappbares Messer, mit dem ich den jeweiligen Patienten zu rasieren hatte, etwa am Bauch oder in der Leistengegend. Da ich noch unerfahren war, kam es natürlich vor, dass ich dabei kleine Verletzungen verursachte, die meiner Ansicht nach aber kaum nennenswert waren. Eines Tages wurde in der Urologie ein Patient operiert, den ich tags zuvor rasiert hatte. Unmittelbar bevor es losging, schrie Dr. Pusinelli, der damalige Chefarzt der urologischen Klinik, der die Operation ausführte: „Derjenige, der Herrn Schmidt gestern rasiert hat, soll unverzüglich im OP-Saal erscheinen." Leider war ich das, also betrat ich mit gemischten Gefühlen den Saal und stellte mich vor: „Mein Name ist Wolfgang Teichmann, ich habe den Patienten gestern auf die Operation vorbereitet." Daraufhin putzte er mich vor versammelter Mannschaft runter: „Na, Teichmann, wollen Sie nicht gleich auch die Operation übernehmen? Genügend rumgeschnitten haben Sie ja schon. Es ist ja geradezu unglaublich, welche Verletzungen Sie dem Patienten schon im Vorfeld beigebracht haben." Damit übertrieb der Chefarzt zwar maßlos, aber ich nahm mir dringend vor, künftig beim Rasieren der Patienten vorsichtiger zu sein.

Zum Glück bin ich ziemlich fingerfertig und lerne auch komplizierte Abläufe recht schnell. Ich musste oft Blasenkatheter legen, was manchmal schwierig ist, auch weil dies dem Patienten schnell Schmerzen bereiten kann. Aber mir gelang das bald recht gut, sodass ich schnell Routine erlangte. Dass ich dieses „handwerkliche Knowhow" gut beherrschte, hat mir auch später bei meiner klinischen Ausbildung immer wieder geholfen. Ich erinnere mich zum Beispiel, dass uns später im Studium ein Oberarzt das Katheterisieren beibringen sollte, aber daran selbst scheiterte, was ihm ziemlich peinlich war. Ich konnte mich nicht beherrschen und sagte dann: „Herr Oberarzt, darf ich Ihnen mal zeigen, wie das geht?" Immerhin hatte ich als Hilfspfleger ein paar entscheidende Tricks gelernt und wusste zum Beispiel, wie man den Penis halten muss, damit der Katheter gut eingeführt werden kann. „Na, wenn Sie meinen, dass Sie das besser können, dann machen Sie mal", sagte der Oberarzt, der ein bisschen verbiestert guckte, als ich die Sache im Handumdrehen erledigt hatte. Ohne meine Pflegepraxis wäre mir das natürlich nicht möglich gewesen, insofern bin ich bis heute der Meinung, dass angehende Medizinstudenten vor dem ersten Semester schon eine gewisse Zeit im Krankenhaus gearbeitet haben sollten.

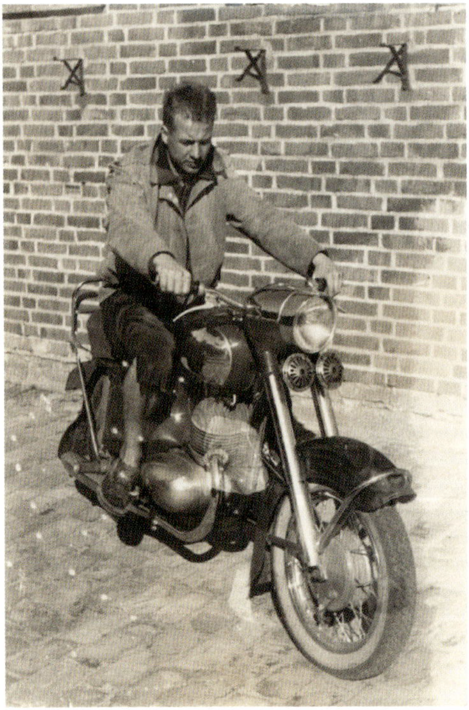

Wolfgang Teichmann mit seiner 350er-Jawa.

Als Hilfspfleger haben wir wie erwähnt im Dreischichtsystem gearbeitet. Die Frühschicht begann um 6 Uhr, die Tagschicht um 14 Uhr und die Nachtschicht am späten Abend. Mir machte das nichts aus, wenn ich zum Beispiel nach der Frühschicht um 14 Uhr nach Hause kam, war ich keineswegs müde, sondern wollte noch etwas erleben. Mein Vater hatte mir etwas Geld vorgestreckt, sodass ich mir ein Motorrad kaufen konnte. Ich entschied mich für eine Jawa, eine tschechische Maschine, die 350 Kubikzentimeter Hubraum und zwei Zylinder hatte. Anfang der 1960er-Jahre war das schon ein ziemlich schickes Motorrad, mit dem ich nun durch die

Gegend fuhr. Ich machte Ausflüge nach Stralsund und auf die Insel Rügen, vor allem aber in das kleine Seebad Lubmin am Greifswalder Bodden, wo meine Familie direkt an der Strandpromenade ein kleines Wochenendhaus besaß. Dort war ich regelmäßig als Rettungsschwimmer im Einsatz. So stolz ich auf meine Jawa war, die übrigens auch bei den Mädchen hoch im Kurs stand, erhielt meine Begeisterung immer mal wieder einen Dämpfer, nämlich immer dann, wenn ein junger Mann auf die Intensivstation gebracht wurde. „Das ist wieder so ein Motorradfahrer“, hieß es dann. Manche starben gleich, oft an den Folgen eines Schädelhirntraumas, andere überlebten querschnittsgelähmt. Diese Bilder hatte ich im Kopf, wenn ich mit meiner Jawa unterwegs war, vor allem deshalb ging ich möglichst keine Risiken ein und fuhr lieber vorsichtig. Was bei mir die Knochen wären, ist bei anderen das Blech, sagte ich mir und wusste, dass ich nicht immer Motoradfahrer sein würde, sondern später ein Auto haben musste. Doch das lag für einen Studenten natürlich noch in weiter Ferne.

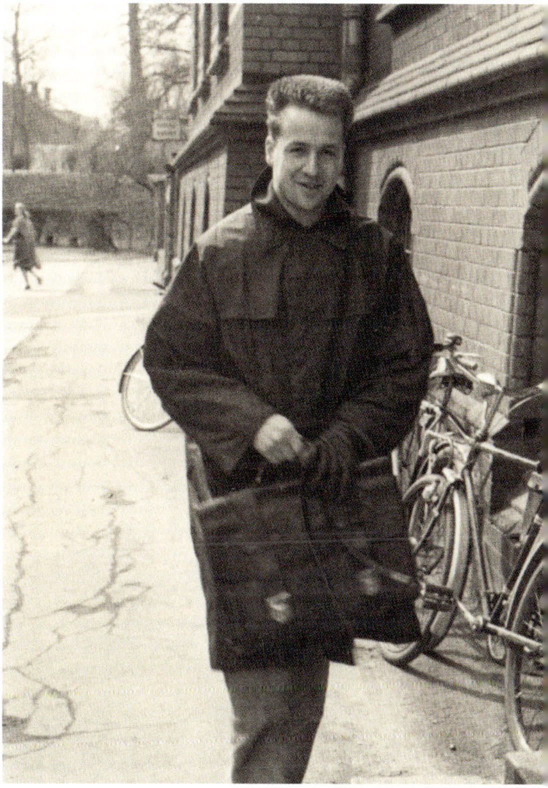

Auf dem Weg zur Vorlesung im Auditorium Maximum.

Das Jahr 1961 war eine aufregende Zeit. Auch wenn das Leben im beschaulichen Greifswald relativ wenig von der großen Politik beeinflusst wurde, bekamen wir die großen weltpolitischen Ereignisse schon mit. In Greifswald war es nicht möglich, westdeutsches Fernsehen zu empfangen. Aber Radiosender wie den NDR oder den Deutschlandfunk hörten wir natürlich zu Hause. Aus dem Radio erfuhren wir, dass John F. Kennedy am 20. Januar als 35. Präsident der USA vereidigt wurde. Der Osten feierte dagegen Juri Gagarin, der am 12. April mit dem sowjetischen Raumschiff Wostok 1 als erster Mensch in den Weltraum geflogen war. Gagarin war allgegenwärtig, auf den Titelseiten der „Ostseezeitung", die der SED gehörte, und auch auf denen der „Nationalzeitung", die wir zu Hause hatten, weil mein Vater ja der Nationaldemokratischen Partei angehörte. Aber der Jubel der Kommunisten stand in deutlichem Kontrast zur Unzufriedenheit der Menschen, die in der DDR keine lebenswerte Perspektive mehr sahen und zu Zehntausenden in die Bundesrepublik flohen. Das konnte ich natürlich auch in meinem Bekanntenkreis beobachten, auch in der Stadt allgemein war das ein ständiges Thema. Auf einmal waren Menschen verschwunden, von denen es dann hieß, sie seien „in den Westen abgehauen". Für mich selbst war das kein Thema, denn ich freute mich erst einmal auf mein Medizinstudium und war froh, dass es bald beginnen würde. Aber natürlich faszinierte mich als 20-Jährigen der Westen im Allgemeinen und das Leben in der Bundesrepublik gewaltig, vor allem was die Musik, die Mode und das freie Lebensgefühl betraf. Wir hatten Verwandte im Schwarzwald, die ich in den Ferien mal besucht hatte, aber unser eigentliches West-Ziel war West-Berlin. Als ich Anfang August ein paar freie Tage hatte, machte ich mit meinen Freunden und späteren Kommilitonen Gerhard Maskow und Dieter Schmidt mal wieder einen Ausflug nach West-Berlin, wobei wir natürlich nicht ahnten, dass es für Jahrzehnte der letzte sein würde. Wir fuhren mit zwei Motorrädern nach Ost-Berlin, wo wir bei Maskows Bruder übernachten konnten. Der war Jurist, SED-Mitglied, absolut linientreu und arbeitete für das Außenhandelsministerium. Für uns war klar, dass wir nach West-Berlin fahren würden, aber unserem Gastgeber konnten wir das natürlich unter keinen Umständen erzählen. Also hielten wir den Mund, fuhren mit der S-Bahn nach Gesundbrunnen, spazierten über den Ku'damm, kauften uns modische Pullover und Jeans, die wir damals allerdings Nietenhosen nannten. Viel Geld hatten wir zwar nicht, aber uns ging es vor allem darum, die völlig andere Atmosphäre des Westens zu genießen, die tollen Auslagen in den Schaufenstern zu bewundern und natürlich auch ins Kino zu gehen. Besonders mochten wir die Musikfilme mit dem österreichischen Schauspieler und Sänger Peter Kraus, der damals ein Superstar war. „Alle lieben Peter" hieß einer der Filme, die da-

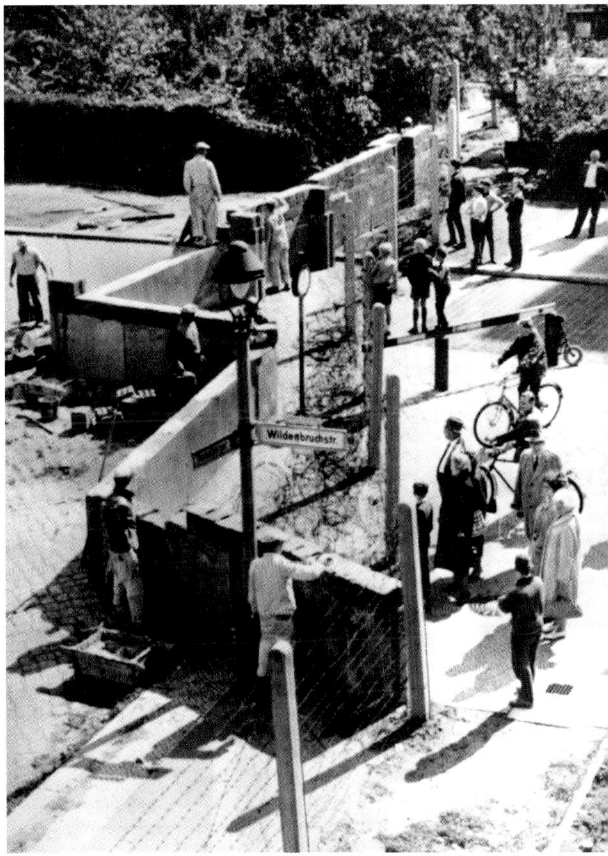

13. August 1961: Der Bau der Berliner Mauer ist ein Trauma für die Menschen in Ost und West.

mals in den West-Berliner Kinos liefen, ein anderer Schlagerraketen – Festival der Herzen. Kraus hatte als Rock'n'Roll-Sänger Karriere gemacht und war fast so etwas wie ein deutscher Elvis Presley, sang ab Anfang der 1960er-Jahre aber auch Schmusesongs. Wir fanden ihn jedenfalls toll und sahen uns alle seine Filme an, die natürlich niemals in den Kammerlichtspielen in der Greifswalder Knopfstraße oder im „Theater der Freundschaft" auf der Langen Reihe gezeigt wurden, sondern nur im Westen. Obwohl wir mitbekamen, dass sich die offene Grenze für die DDR zunehmend zu einem existenzbedrohenden Problem entwickelte, wären wir nie auf die Idee gekommen, dass sie schon wenige Tage nach unserem sommerlichen West-Berlin-Besuch dichtgemacht werden würde.

Wir konnten uns nicht einmal vorstellen, dass so etwas überhaupt funktionieren könnte. Also fuhren wir gutgelaunt zurück nach Greifswald, um den Sommer zu genießen. Für mich ging es auch darum, mich auf das Medizinstudium vorzubereiten, das Anfang Oktober endlich beginnen sollte.

Der 13. August 1961 war ein Sonntag, an dem ich also ausschlafen konnte. Während ich nichtsahnend in Greifswald schlummerte, sperrten etwa 5000 DDR-Grenzsoldaten und weitere 4500 Angehörige von Arbeitermilizen, den sogenannten Kampfgruppen, in der Nacht vom 12. zum 13. August 1961 die Grenze zwischen Ost-Berlin und West-Berlin ab. Straßen und Schienenwege wurden blockiert, Stacheldrahtzäune errichtet und die ersten Mauerabschnitte gebaut. Gleichzeitig lief eine enorme Propagandaschlacht, die SED triumphierte und feierte die Aktion, die sich gegen das eigene Volk richtete, als „friedensstiftende Tat". Die Menschen in Ost-Berlin, aber auch sonst überall in der DDR schwankten zwischen Wut und Angst, konnten sich aber am Anfang kaum vorstellen, welche enormen Folgen die Grenzschließung haben würde. Und spätestens jetzt

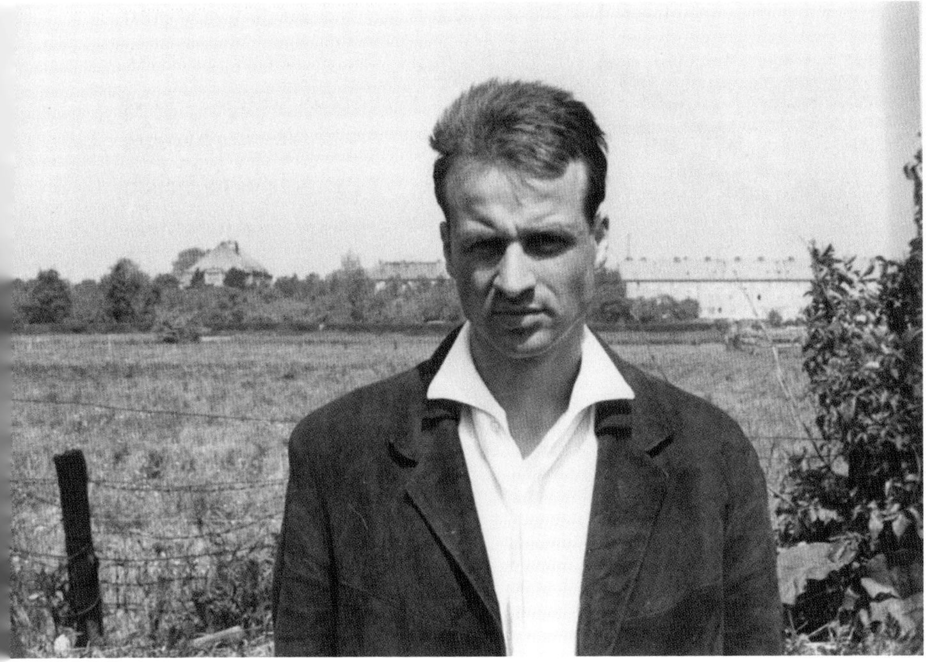

Als Student im Garten seines Elternhauses am Birnenweg.

hatte die SED den letzten Rest an Glaubwürdigkeit verloren, denn natürlich hatten wir noch den Satz des Staatsratsvorsitzenden im Ohr, der sich an diesem 13. August als eine der frechsten Lügen der Weltgeschichte erweisen sollte. Noch am 15. Juni hatte Staats- und Parteichef Walter Ulbricht mit seiner unsympathischen Fistelstimme in seinem nicht weniger unsympathischen sächsischen Idiom gesagt: „Niemand hat die Absicht, eine Mauer zu errichten!" Merkwürdigerweise kann ich mich heute gar nicht mehr genau an den 13. August erinnern. Ich weiß nur noch, dass es auf einmal hieß: West-Berlin ist dicht, niemand kommt mehr rüber. Aber was das alles für uns über Jahrzehnte hinweg bedeuten würde, war mir selbst dann noch nicht klar. Wahrscheinlich beruhigt sich das nach einer gewissen Zeit alles wieder, dachte ich wie viele andere Menschen in meiner Umgebung.

Dass sich in Wahrheit sehr viel verändert hatte und wir ganz unmittelbar davon betroffen waren, stellte sich aber schon relativ bald heraus. Vor allem änderten sich die politischen Spielregeln. Nachdem niemand mehr wegkonnte, die Menschen dem System also ausgeliefert waren, konnte die SED im Grunde machen, was sie wollte. Auf einmal gab es viel mehr politische Parolen als vorher, das betraf auch die Greifswalder Universität, die schon 1456 gegründet wurde und damit zu den ältesten deutschen Universitäten gehört. Akademische Freiheit galt nun nicht mehr, selbst der Stil des Universitätslebens wurde immer stärker der kommunistischen Ideologie unterworfen. Auch als Medizinstudenten mussten wir ein gesellschaftliches Grundlagenstudium absolvieren, in dem wir in die Grundzüge des Marxismus-Leninismus eingeführt werden sollten.

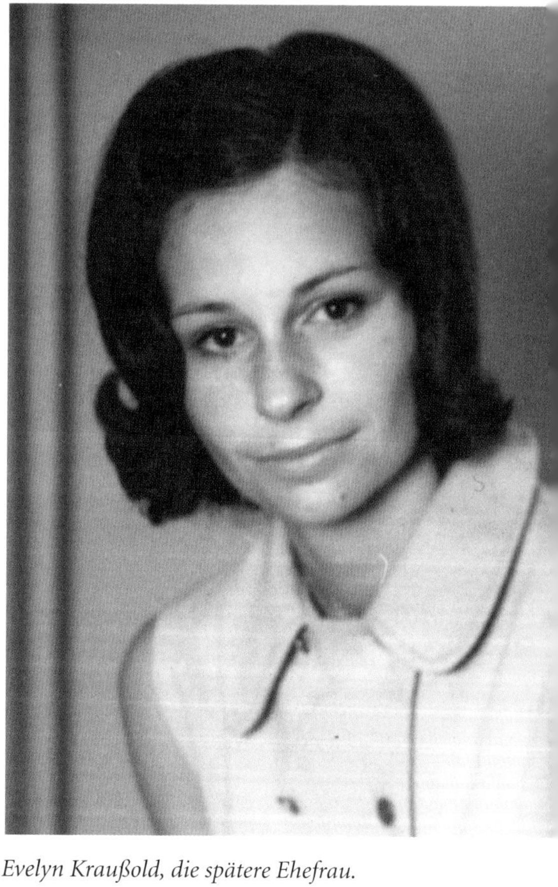

Evelyn Kraußold, die spätere Ehefrau.

Selbst Äußerlichkeiten spielten eine Rolle. So trug ich immer westliche „Nietenhosen", dazu einen blauen Pullover, der auch unmöglich in einem HO-Laden gekauft sein konnte, und einen grünen Parka, wie ihn damals die amerikanischen Soldaten trugen. Wenn ich damit in der Uni erschien, war das anstößig. Am Anfang ließ man mich noch in Ruhe, doch irgendwann wurde ich zum Leiter des Instituts für Marxismus-Leninismus zitiert, der mich zur Rede stellte. „Sie können hier nicht rumlaufen wie im Westen. Wissen Sie noch immer nicht, in welchem Staat Sie leben?", sagte er. Trotzdem zog ich mich nicht anders an und blieb damit merkwürdigerweise unbehelligt, aber die frühere Leichtigkeit und Selbstverständlichkeit waren jetzt weg.

Umso mehr stürzte ich mich in mein Medizinstudium, das im Herbstsemester 1961 wie geplant beginnen konnte. Das Lernen fiel mir nicht schwer, außerdem war ich fleißig. Ohne Fleiß kann man das Medizinstudium ohnehin nicht bestehen, weil es eine Menge Dinge einfach auswendig zu lernen gilt. Aber ich interessierte mich eben wirklich dafür und empfand das viele Lernen daher nicht als Last, sondern als notwendige Wissensaneignung. Und ich war ehrgeizig, wollte möglichst der Beste sein. Das hatte auch eine praktische Dimension, denn die Beststudenten erhielten zum normalen Stipendium zusätzlich ein sogenanntes Leistungsstipendium. Für das gesamte Studienjahr wurden nur vier Leistungsstipendien in unterschiedlicher Höhe vergeben. Ich wollte unbedingt zu denen gehören, die die höchste Summe, es waren meiner Erinnerung nach 80 Ostmark pro Monat, ausgezahlt bekamen. Das ist mir auch immer gelungen. Wirklich unangenehm war die „gesellschaftswissenschaftliche Ausbildung". Für diese im Volksmund als „Rotlichtbestrahlung" bezeichneten Vorlesungen und Seminare war ausgerechnet ein besonders linientreuer Dozent zuständig: Prof. Kopius. Er war der Direktor der Sektion Marxismus-Leninismus, der mich schon zu Studienbeginn aufgrund meiner westlichen Kleidung runtergeputzt hatte. Was er uns über den Kapitalismus und über die leuchtende Zukunft im Kommunismus erzählte, war natürlich kompletter Unsinn. Einmal habe ich es dummerweise nicht mehr ausgehalten und mich zu Wort gemeldet: „Herr Professor, was Sie uns hier alles erzählen, kann ich nicht so recht glauben. Mein Vater hat mir ganz andere Sachen erzählt." Er wurde sofort hellhörig und fragte zurück, was mein Vater denn so alles gesagt hätte. Jetzt hatte ich mich leichtsinnigerweise in eine schwierige Situation gebracht, denn natürlich wollte ich meinem Vater keine politischen Probleme bereiten. Ich habe mich irgendwie rausgeredet, aber dennoch bei Kopius einen bleibenden negativen Eindruck hinterlassen. Das zeigte sich dann bei der Examensprüfung, die ich bei ihm ablegen musste. Ich hatte mir die ganze marxistische Scholastik angeeignet und alle Prüfungsfragen wunschgemäß beantwortet, bekam am Ende von Kopius aber trotzdem nur eine Drei. „Eine bessere Note kann ich Ihnen nicht geben, denn ich weiß ja, wes Geistes Kind Sie sind und dass Sie den Marxismus innerlich ablehnen", sagte er zur Begründung. Ich fand das extrem ungerecht, obwohl er in der Sache natürlich Recht hatte. Und es zeigte eben, dass im Marxismus die akademischen Spielregeln außer Kraft gesetzt waren und es hier nicht um Kenntnisse, sondern um Meinung ging. Es war übrigens die einzige Drei im Examen, sonst hatte ich nur Einsen oder Zweien.

Schon nach dem Physikum habe ich am Anatomischen Institut als Hilfsassistent gearbeitet und Anatomieunterricht gegeben. Das habe ich einerseits gemacht, um die eigenen Kenntnisse zu vertiefen, andererseits aber auch um Geld zu verdienen. Darin war ich nicht schlecht, denn neben den Anatomiekursen verdiente ich im Sommer auch Geld für den Einsatz als Rettungsschwimmer in Lubmin. Das lief so gut, dass ich mir am Ende des Studiums sogar ein eigenes Auto kaufen konnte, einen Wartburg. Für DDR-Verhältnisse machte das schon etwas her, auch wenn es natürlich kein Neuwagen war, auf den man ja ohnehin mehr als zehn Jahre hätte warten müssen, sondern ein gebrauchter, den ich von meinem Vater übernehmen konnte.

Der Job als Rettungsschwimmer in Lubmin war überhaupt sehr angenehm und hatte manche Vorteile. Man lernte zum Beispiel problemlos hübsche Mädchen kennen, denn natürlich gingen wir abends zum Tanz. Und es kamen immer wieder neue Mädchen, die meisten über den Feriendienst der Gewerkschaft FDGB, dem die Urlaubsheime gehörten. Da gab es regelmäßig große Feste zum „Anschied" (wenn die Gäste anreisten) und am Ende des meist 14-tägigen Urlaubs zum Abschied.

Das Medizinstudium lief sechs Jahre, sodass ich im Herbst 1967 fertig war, die Approbation erhielt und gleichzeitig promoviert wurde. Meine Doktorarbeit über Schädel-Hirn-Verletzungen und -Blutungen hatte ich schon früher geschrieben, sodass ich mit der Approbation eigentlich fertig war. Bald darauf musste ich einen zweiwöchigen Lehrgang an der Militärmedizinischen Fakultät der Universität absolvieren, nach dem ich mich Leutnant der Nationalen Volksarmee (NVA) nennen durfte. Später habe ich nie wieder etwas mit dem Militär zu tun gehabt.

Nun sollte die Facharztausbildung folgen. Dass ich Chirurg werden wollte, war klar. Allerdings gab es noch eine Schwierigkeit zu überwinden, und zwar vonseiten des damaligen Dekans. Dies war der Gerichtsmediziner Prof. Ernst Scheibe, der wiederum mit dem Chef der HNO-Klinik befreundet war. Dort gebe es für mich eine Stelle, was ich als große Ehre betrachten sollte, sagte Scheibe mir. Allerdings war Hals-Nasen-Ohren-Heilkunde so ziemlich das Letzte, was ich machen wollte. Ich gab schüchtern zu bedenken, dass ich schon mit dem Direktor der Chirurgischen Klinik, meinem Dok-

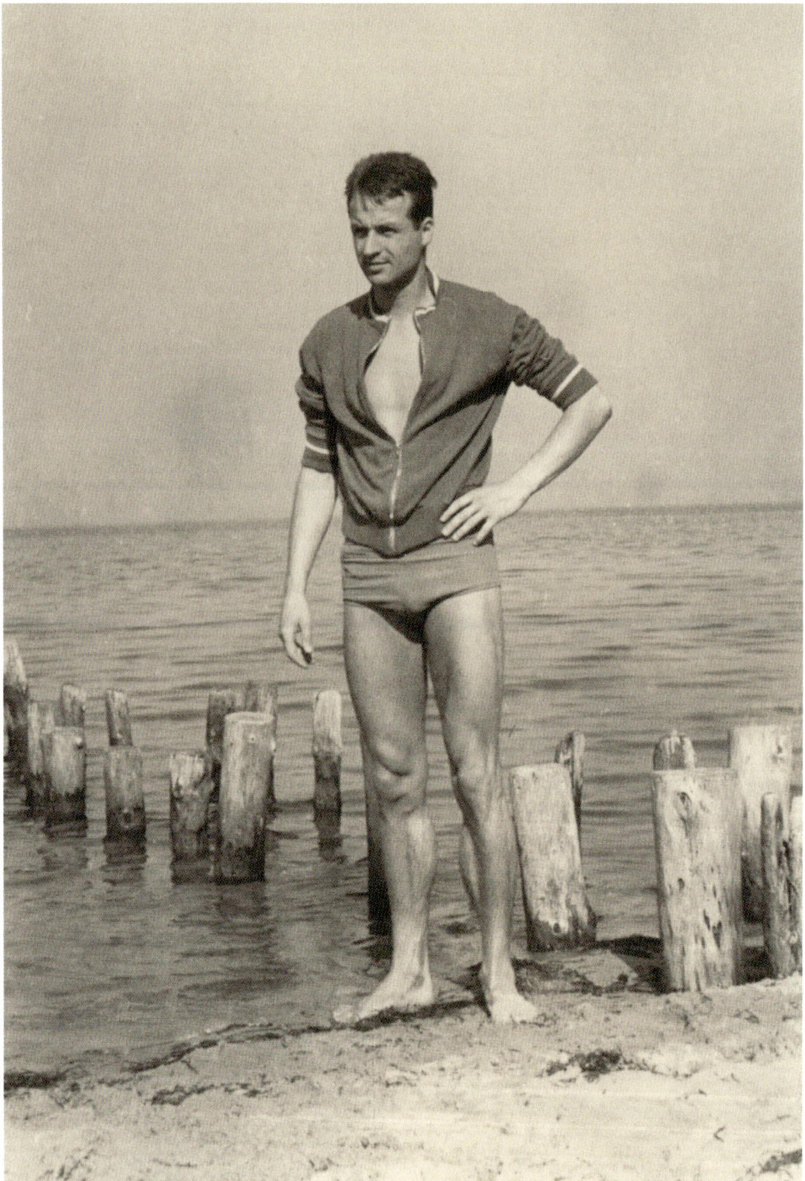

Als Rettungsschwimmer Mitte der 1960er-Jahre am Strand von Lubmin.

torvater Prof. Werner Kothe, eine chirurgische Laufbahn vereinbart hätte. Scheibe sagte mir: „Das lassen Sie mal meine Sorge sein, das kann ich schon so bestimmen.“ Daraufhin ging ich sofort zu Kothe und sagte ihm, dass Prof. Scheibe mich als HNO-Arzt ausbilden lassen wolle, er würde es so bestimmen können. Kothe nahm dies wutschnaubend zur Kenntnis, ging seinerseits sofort zu Scheibe und sagte ihm: „Der Teichmann kommt zu mir, das ist längst so abgesprochen, und Sie haben da gar nichts zu bestimmen.“ Und dabei blieb es auch. Kothe, der mich einstellte, wechselte bald darauf als Chef der Universitätsklinik nach Leipzig. Sein Nachfolger auf dem chirurgischen Lehrstuhl in Greifswald wurde Prof. Richard Reding. Er sollte für meinen weiteren Weg besonders wichtig werden.

BERUFSEINSTIEG IN GREIFSWALD

UNTER VERDACHT

Weinrote Wände, an denen alte Gemälde prangen, marmorierte Säulen mit vergoldeten Kapitellen, eine umlaufende Empore, über der sich eine Stuckdecke erhebt. Nirgendwo sonst in Greifswald lässt sich der Glanz der Barockzeit so eindrucksvoll erleben wie in der historischen Aula des 1747 bis 1750 entstandenen Hauptgebäudes der Universität. An diesem geschichtsträchtigen Ort hatte ich im Herbst 1967 meine Approbationsurkunde erhalten. Jetzt konnte ich mich als approbierten Mediziner bezeichnen, hatte also wirklich etwas erreicht, auch wenn ich natürlich erst Berufsan-

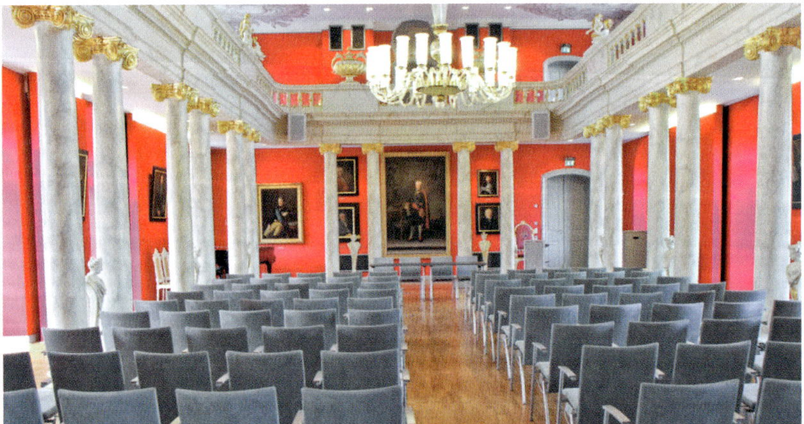

Die restaurierte Aula der Greifswalder Universität.

fänger war. Ich erinnere mich gut an die Feier und an das erhebende Gefühl, das sich dabei für mich einstellte. Ich räume ein, dass ich schon ein bisschen eitel war und es toll fand, nun mit „Herr Doktor" angeredet zu werden. Dabei lebte ich ja noch bei meinen Eltern im Haus am Birnenweg 40 in meinem Zimmer im ersten Stock. Dort schlafe ich bis heute, wenn ich bei meiner Schwester in Greifswald zu Gast bin. Da ich aus keiner Akademikerfamilie kam, waren meine Eltern auf meine beginnende Medizinerkarriere sehr stolz, die sie ja von mir so gar nicht erwartet hatten. Später ist meine Schwester auch Medizinerin, nämlich Zahnärztin, geworden, aber ich war der erste Doktor in der Familie, und das galt damals in Greifswald durchaus etwas.

Wichtiger war mir aber die Chance, dass ich von nun an endlich klinisch arbeiten konnte, dass ich das Wissen, das ich mir in den langen Studienjahren angeeignet hatte, nun würde anwenden können. Aber ich wusste, dass ich Anfänger war und noch sehr viel lernen musste. Davon konnte ich gar nicht genug bekommen, mein gesamtes Interesse konzentrierte sich auf meine Tätigkeit als Arzt, in der ich nun in der Chirurgie erste praktische Erfahrungen sammeln konnte.

Als weitere Spezialisierung interessierte ich mich damals für die Neurochirurgie. Ich kannte einen Neurochirurgen, Dr. Hans Richter, der auch meine Dissertation begleitet hatte und mich weiter fördern wollte. Das fand ich alles gut, auch die Menschen in dem Institut waren mir sympathisch, besonders Dr. Lietz gefiel mir gut, weil er fachlich außerordentlich kompetent war. Obwohl ich etwa ein Jahr in der Neurochirurgie arbeitete, musste ich für die Facharztausbildung natürlich auch die allgemeine Chirurgie absolvieren. Deren Chef Richard Reding, Nachfolger meines Doktorvaters Werner Kothe, war Bauchchirurg, aber als ärztlicher Direktor für alle Bereiche der Chirurgie zuständig. Er hatte mich beobachtet und wollte wissen, welche weitere Laufbahn ich mir vorstellte. Reding war Sachse und hatte in Leipzig studiert, was nicht zu überhören war. „Neurochirurg woll'n Se also wärdn?", sagte er und schüttelte den Kopf. „Da därften Se aber gaum Erfolgserlebnisse ham", sagte er und spielte damit auf die extrem hohe Mortalitätsrate nach den damals noch recht primitiven Hirnoperationen an. Und dann wurde er noch drastischer: „Wissen Se was, Deichmann: Ob Se nu oberieren oder mit em Löffl im Gehirn rumrührn, das Ergebnis is das gleiche: Spätestens nachem halben Jahr sterben die Leute." Wenn ich jedoch zu ihm ginge und Bauchchirurg würde, dann könnte ich den Patienten wirklich helfen und hätte immer wieder echte Erfolgserlebnisse. Und wenn ich außerdem mal ein großer Chef werden sollte, dann ginge das ohnehin nur über die Bauchchirurgie, denn das sei die Disziplin, auf die es immer ankomme. Am Ende hat mich Reding überzeugt. Ich habe die Entscheidung nie bereut.

Seit Ende der 1960er-Jahre spielte Richard Reding im Greifswalder Universitätsbetrieb eine besondere Rolle, da ihn die SED als „ersten sozialistischen Hochschullehrer" aufbauen wollte. Tatsächlich war Reding Mitglied der Staatspartei, die er für seine Karriere auch zielbewusst genutzt hat. Die alteingesessenen Ordinarien, die es auf einmal mit einer Parteihierarchie zu tun bekamen, in der der Parteisekretär unter Umständen mehr zu sagen hatte als der Ordinarius, rümpften natürlich die Nase. Für sie gab es die Guten und die Roten. Die einen machten ihre Arbeit in der akademischen Tradition, die anderen droschen politische Phrasen und übernahmen mit Hilfe der Partei die Macht an der Uni. Allerdings war Richard Reding kein Apparatschik, der seine Karriere nur der Partei zu verdanken gehabt hatte, sondern ein außerordentlich fähiger Mediziner. Und bald nahm er es mit seinem Amt als „erster sozialistischer Hochschullehrer" auch nicht so genau, wie sich seine Genossen

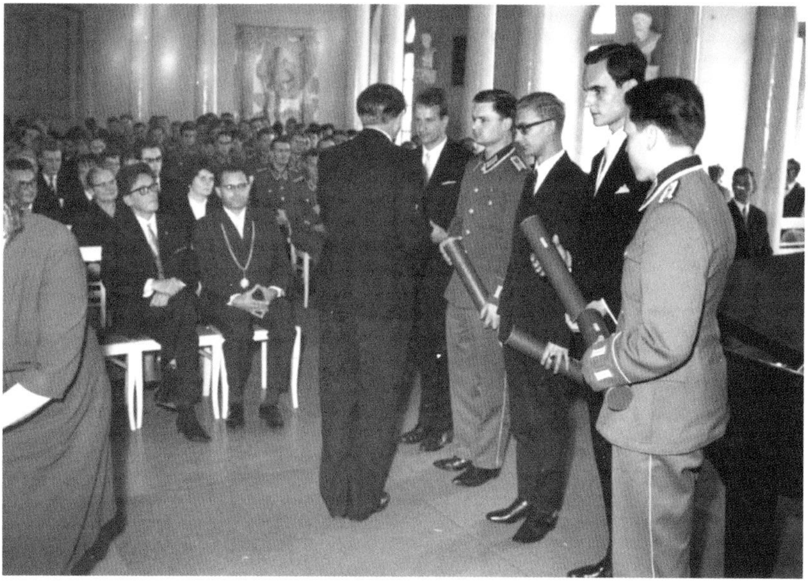

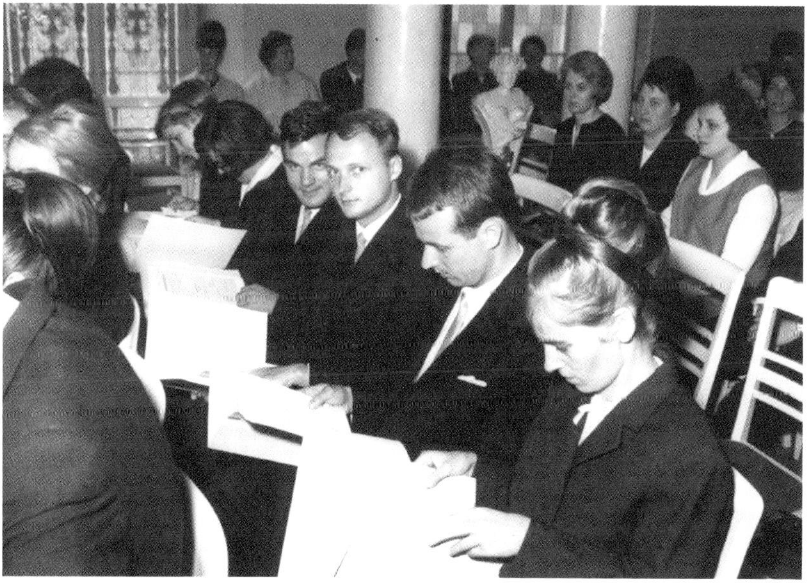

Wolfgang Teichmann erhält seine Promotionsurkunde (oben).
Ebenfalls in der Aula wurden die Zeugnisse und Approbationsurkunden übergeben.

das wohl gewünscht hätten. Auf jeden Fall war es eine schwierige Gemengelage, in die ich nun unversehens auch hineingeraten war. Denn Reding traute mir fachlich viel zu und machte mich bald zu seiner rechten Hand. Das brachte mir Vorteile, ihm aber auch. Wie das im akademischen Betrieb so üblich war, beauftragte er mich immer wieder mit Studien, da er selbst als Ordinarius keine Zeit dafür hatte. „Schreiben Se's och gleich off, ich gomme nich dazu", sagte er mir und reichte die entsprechenden Aufsätze dann in Fachzeitschriften unter seinem Namen ein. Aber das war damals fast üblich, Reding verhielt sich hier kaum anders als viele seiner Kollegen.

Ich habe nie nur acht Stunden am Tag gearbeitet, sondern immer so lange, wie ich durfte. Wenn Arbeit da war, habe ich sie gern gemacht, und Arbeit gab es fast immer. Ich fand das paradiesisch schön. Mein Kopf war vollgestopft mit Wissen, nun ging es aber darum, dieses Wissen in die Praxis zu überführen. Das war zunächst recht schwierig, denn in den Lehrbüchern erschienen die Dinge oft viel klarer, als sie es dann in der Praxis tatsächlich waren. Am Anfang hatte ich sogar manchmal Selbstzweifel, wenn ich bei Operationen assistierte und versuchte, die einzelnen Organe und Schlingen im Bauchraum wiederzuerkennen, die dort in einem scheinbaren Wirrwarr neben- und übereinander zu liegen schienen. Wie kann ein Mensch diese ganze Anatomie beherrschen? Schaffe ich das überhaupt, fragte ich mich und bekam manchmal Zweifel, ob ich wirklich der Richtige für diesen Beruf sei. Aber das ging vorbei, ich arbeitete mich immer besser ein, wurde sicherer und brannte darauf, möglichst bald selbst operieren zu können.

Was mich wirklich fasziniert hat, war die Verbindung von intellektueller Arbeit mit handwerklich-praktischer Tätigkeit. Vieles muss man zehnmal, 20-mal oder gar 50-mal sehen und gezeigt bekommen, bevor man dann erstmalig die Chance bekommt, es selbst ausführen zu können. Das habe ich natürlich akzeptiert, weil ich es so für richtig hielt. Ich konnte gar nicht genug bekommen und blieb deshalb so lange wie möglich in der Klinik. Interessant war vor allem die Zeit nach dem eigentlichen Dienst. Gerade in den Abendstunden, wenn viele Ärzte schon nach Hause gegangen waren, gab es ungeahnte Möglichkeiten. Plötzlich kam es zu einem Notfall, musste ein Patient operiert werden. Dann rief mir der Oberarzt zu: „Können Sie noch bleiben und mitmachen?" Für mich war es keine Frage, ich war begeistert, mit Eifer bei der Sache und kein bisschen müde. Erst wenn ich spätabends nach Hause kam und die Treppe zu meinem Zimmer hinaufstieg, spürte ich, was ich am Tag alles gemacht hatte, und sank erschöpft, aber erfüllt und glücklich in mein Bett.

Nicht alle meiner Assistenzarzt-Kollegen fanden das gut. Ich kann mich erinnern, dass mich einer mal zur Seite nahm und mir sagte: „Du Wolfgang, du verbringst so viel Zeit in der Klinik, willst möglichst viel bei OPs assistieren und machst dich unentbehrlich. Das finden wir nicht so gut, denn wir haben ja Familie und können schon deshalb keine Überstunden machen." Darüber war ich ziemlich erstaunt, denn mir ging es ja nicht darum, meinen Kollegen etwas wegzunehmen, Arbeit gab es schließlich mehr als genug. Ich habe dem Kollegen erklärt, ich könne natürlich verstehen, dass er seine Arbeitszeiten einhalte, um wenigstens ein bisschen Zeit mit der Familie zu verbringen. Andererseits solle er aber auch mich verstehen. Ich hatte eben keine Familie und wollte in kurzer Zeit möglichst viel lernen.

Und das war schon schwer genug. Als Assistenzärzte sollten wir uns die ersten zwei Monate in der Klinik orientieren, wurden aber anschließend verschiedenen Diensten zugeteilt, in deren Rahmen wir teilweise eigenverantwortlich handeln mussten. Es gab den ersten bis dritten Dienst und zusätzlich den Oberarzt-Dienst. Wenn das Telefon klingelte, hatte ich am Anfang immer furchtbare Angst, denn ich konnte nie wissen, was mich erwartete. Mal war es eine verletzte Hand, mal ein Fuß, mal ein gebrochener Arm. Man konnte natürlich einen Oberarzt hinzuziehen, musste aber selbst abwägen, ob das wirklich notwendig war. „Wieso wissen Sie das nicht selbst?", eine solche Frage wollte man sich natürlich möglichst nicht stellen lassen. Andererseits hatten wir ja Verantwortung für den Patienten. Die Balance zwischen begründeter Vorsicht und gesundem Selbstvertrauen war gerade in der ersten Zeit nicht leicht zu finden.

Aber es wurde von Woche zu Woche besser, bald stellte sich jene Sicherheit ein, die sich auf Wissen und Erfahrung gründet. Trotzdem begleitete mich die ersten drei Jahre immer dieses unangenehme Gefühl, die Angst, vielleicht doch einmal eine falsche Entscheidung zu treffen.

Als angehender Chirurg wollte ich unbedingt möglichst bald operieren. Natürlich kann ich mich an meine erste eigene OP noch lebhaft erinnern. Das war im Spätherbst 1967, wahrscheinlich im dritten Monat meiner Facharztausbildung. Üblicherweise beauftragt man Anfänger mit einer Blinddarmentfernung. An Stammtischen wird ja scherzhaft behauptet, diese OP sei so einfach, dass sie normalerweise vom Hausmeister übernommen würde. Tatsache ist, dass es sich hier, wenn alles ohne Komplikationen verläuft, um einen recht einfachen Eingriff handelt. Es kann aber auch ganz anders laufen. Wenn der Blinddarm vereitert ist, kann es zum Beispiel zu extrem gefährlichen Verklebungen mit den umliegenden Organen kommen, die selbst für erfahrene Chirurgen zur Herausforderung werden.

„Da unten liegt ein Blinddarm, den Sie machen können", sagte mir der sehr nette Oberarzt, der an diesem für mich so denkwürdigen Abend Dienst hatte, fügte aber hinzu: „Besorgen Sie vorher eine

Flasche.“ Damals wurde im Dienst noch ganz selbstverständlich Alkohol getrunken. Und vor der ersten eigenen Operation musste man eine Flasche ausgeben. Mir war das unangenehm, weil ich selbst zu dieser Zeit überhaupt keinen Alkohol trank, aber natürlich hielt ich mich an die ungeschriebenen Regeln. Wahrscheinlich hatten die Kollegen mit einer Flasche Schnaps gerechnet, ich besorgte stattdessen einen ungarischen Wein, der vermutlich nicht geschmeckt hat. Reding war übrigens strikt gegen Alkohol während der Arbeit, er hat diese Unsitte später auch erfolgreich unterbunden. Aber im Herbst 1967 war das noch anders. Die Ärzte prosteten mir zu, dann durfte ich ran. Ich war furchtbar aufgeregt, obwohl eigentlich nicht viel passieren konnte. Der Oberarzt zeigte mir jeden Schritt genau und führte fast meine Hand, außerdem waren es einfache Fälle. Man kann es als „assistiertes Operieren“ bezeichnen, trotzdem war es für mich ein enormes Glücksgefühl. In dieser einen Nacht habe ich dann nacheinander drei Blinddärme entfernt – und war stolz darauf. Jetzt konnte ich mich mit Fug und Recht als Chirurg fühlen.

Meine Facharztausbildung dauerte von 1967 bis 1972. Politisch war das eine bewegte Zeit, doch im verschlafenen Greifswald bekam ich nicht viel davon mit.

Dass die DDR eine eigene Staatsbürgerschaft einführte und behauptete, dass es eine DDR-Nation gäbe, haben wir Ostdeutschen nur kopfschüttelnd zur Kenntnis genommen. Wichtiger war die Fünf-Tage-Woche mit 43 Arbeitsstunden, die auf Beschluss der Volkskammer im August 1967 eingeführt wurde. Nun gab es einen arbeitsfreien Sonnabend, die Menschen hatten mehr Freizeit, was sich für mich persönlich allerdings nicht besonders auswirkte, weil ich ohnehin so viel wie möglich gearbeitet habe. An die Niederschlagung des Prager Frühlings durch Panzer der Sowjetunion und andere kommunistische Länder im August 1968 kann ich mich zwar erinnern, aber besonders großes Aufsehen erregte das in Greifswald nicht, obwohl wir damals sogar glaubten, dass die Nationale Volksarmee der DDR an der Invasion beteiligt gewesen sei.

Dramatische Bilder aus Prag habe ich damals nicht gesehen, auch weil wir ja kein Westfernsehen empfangen konnten. Zu Hause bei Gesprächen mit Eltern und engen Freunden haben wir geschimpft oder Dampf abgelassen, indem wir politische Witze erzählten. Besonders beliebt waren die Witze über den SED-Chef Walter Ulbricht, der allein schon aufgrund seiner sächsischen Aussprache und seiner Fistelstimme für uns Norddeutsche eine Zielscheibe des Spotts war. Da saßen wir beim Abendbrot, und ein Freund meines Vaters erzählte, dass Walter Ulbricht bei einem Staatsbesuch in Peking Mao Tse-tung gefragt habe, wie viele politische Feinde er denn im Land habe. „So etwa 17 Millionen", antwortete Mao, worauf Ulbricht zufrieden feststellte: „Mehr werden es in der DDR auch kaum sein." In der Öffentlichkeit hätte man so etwas natürlich nie erzählt, im privaten Rahmen machten aber sogar politische Funktionäre, die wie mein Vater der NDPD angehörten, kein Hehl daraus, dass sie Ulbricht für einen Trottel und die DDR für eine Zumutung hielten.

Wenn ich heute an den August 1968 denke, erinnere ich mich vor allem an einen Unglücksfall in meiner Familie: Mein Vater hatte geschäftlich in Leipzig zu tun und war mit seinem Auto auf dem Rückweg zwischen Anklam und Greifswald übermüdet am Steuer eingeschlafen und frontal mit einem anderen Fahrzeug kollidiert. Der Unfall war so schwer, dass er von der Feuerwehr aus dem deformierten Fahrzeug herausgeschnitten werden musste. Als er ins Greifswalder Unikrankenhaus eingeliefert wurde, hatte ich gerade Dienst und war natürlich schockiert, als ich erfuhr, wer der lebensgefährlich verletzte Patient war. Obwohl ich gar nicht zuständig war und sich mein Vater in guten Händen befand, wollte ich ihm unbedingt helfen, wovon mich die älteren Ärzte nur mit Mühe abhalten konnten. Er hatte sich zahlreiche schwere Knochenbrüche zugezogen, doch das Schlimmste war eine Thrombose der Hauptvenen im Bauchbereich vom Becken aufwärts, die dazu führte, dass er zeitweise kaum noch Luft bekam. Zum Glück gab es damals eine neue Behandlungsmethode, die Lysetherapie. Dafür wurden teure Medikamente aus dem Westen eingeführt, die der Patient über eine Tropfinfusion zur Blutverdünnung erhielt. Allerdings verfügten wir in der DDR damals noch über keine Vorrichtung, um die Tropfenzahl zu regulieren. Deshalb saß ich abwechselnd mit dem befreundeten Arzt Dr. Karl Otto Kagel stundenlang am Bett meines Vaters und zählte die Tropfen, um eine Überdosierung zu verhindern, denn dann wäre er verblutet. Irgendwann sagte mein Vater: „Du Wolfgang, das Wasser steigt immer höher, ich kriege kaum noch Luft. Ich glaube, lange dauert das nicht mehr mit mir." Angesichts seines kritischen Zustands musste ich meine Mutter behutsam darauf vorbereiten, dass er womöglich sterben würde. Glücklicherweise hat sich die Thrombose dann auf einmal wieder aufgelöst, sodass er nach und nach wieder besser atmen konnte. Sein Zustand verbesserte sich zwar, aber insgesamt hat er ein ganzes Jahr bei uns in der Klinik gelegen. Anschließend war ein Bein etwa zwölf Zentimeter verkürzt, sodass er immer Schuhe mit Einlagen tragen musste und trotzdem ein bisschen humpelte, weshalb er in der Familie scherzhaft Rigoletto genannt wurde. Aber davon abgesehen konnte er wieder ganz normal leben und arbeiten. Zum Zeitpunkt des Unfalls war er erst 58 Jahre alt, gestorben ist er mit 95.

Anders als Ost-Berlin oder Leipzig lag unsere Kleinstadt ziemlich hinter dem Mond. Viel von der Welt mitgekriegt haben wir damals nicht. Aber ich war so beschäftigt mit der Medizin, dass ich mich einerseits politisch geradezu instinktiv anpasste, mich aber ohnehin nicht stark für solche Themen interessierte. Während meine Eltern und unsere Freunde kurz nach dem Bau der Mauer noch annahmen, dass diese nicht lange stehen bleiben würde, änderte sich das seit etwa Mitte der 1960er-Jahre. Die SED konsolidierte ihre Macht, und wir hatten das Gefühl, diesem Staat ausgeliefert zu sein. Daran, glaubten wir, würde sich zu unseren Lebzeiten kaum etwas ändern. Also verhielten wir uns entsprechend, machten mit, was wir mitmachen mussten, und hielten sonst den Mund. Wir nahmen an den Wahlen teil, die keine Wahlen waren, und an den Maidemonstrationen, taten das aber erkennbar ohne Begeisterung. Und in die SED einzutreten, das kam für mich nicht in Frage.

Das war insofern problematisch, als die Parteimitgliedschaft eigentlich die Eintrittskarte für jede Karriere war. Vor allem an der Uni wurde erwartet, dass man sich als Genosse zur offiziellen Ideologie bekannte. Eigentlich war man nur so überhaupt würdig, in der Forschung und vor allem in der Lehre tätig zu sein. Kein Wunder also, dass ich immer mal wieder von SED-Genossen angesprochen wurde, die mir nahelegten, dass es für mich und meine Zukunft auf jeden Fall wichtig sei, auch selbst einzutreten. Am Anfang habe ich nicht darauf reagiert, doch als sich diese Gespräche häuften, vertraute ich mich meinem Vater an und fragte ihn nach Rat. „Werde doch einfach Mitglied bei uns in der NDPD, da bist du das Problem los", riet er mir. Aber auch das wollte ich nicht, weil ich gegen alle Parteien in der DDR einen Widerwillen empfand. Selbst dafür hatte mein Vater Verständnis, obwohl er ja selbst NDPD-Funktionär war und für die Blockpartei sogar im Kreistag saß. Also schlug er mir folgenden Kompromiss vor: „Behaupte einfach, du wärest Mitglied bei uns, den Rest regle ich." Und so habe ich es auch gemacht, mit durchschlagendem Erfolg. Wenn man mich für die SED werben wollte, sagte ich nun immer, ich sei schon Mitglied bei den Nationaldemokraten, was aufgrund der Funktion meines Vaters auch nie jemand in Zweifel zog. So hatte ich diesbezüglich fortan meine Ruhe, obwohl ich in Wahrheit nie etwas unterschrieben und auch nie Beitrag bezahlt habe. Man könnte also von einer Scheinmitgliedschaft in der NDPD sprechen, in die ich niemals ein- und aus der ich daher auch niemals ausgetreten bin.

Gleich nach Ende des Studiums gönnte ich mir, quasi als Belohnung, die erste Auslandsreise. Gemeinsam mit drei Freunden, die alle ehemalige Rettungsschwimmer waren, hatte ich beim Reisebüro der DDR eine zweiwöchige Bulgarien-Reise gebucht. Von Berlin-Schönefeld flogen wir mit der Interflug nach Burgas, um uns in Nessebar an der Schwarzmeerküste zu erholen. Das war aufregend, ich saß zum ersten Mal im Leben in einem Flugzeug und sah südliche Strände, an denen Palmen wuchsen und die sich auch sonst erheblich von dem unterschieden, was ich bisher an der Ostsee und in Lubmin am Greifswalder Bodden erlebt hatte. In Nessebar erlebten wir aber auch, dass das Gerede von der Überlegenheit der DDR gegenüber dem Westen beim Praxistest im Ausland als Unsinn entlarvt wurde. Selbst im befreundeten, weil auch kommunistisch regierten Bulgarien waren meine Freunde und ich „Deutsche zweiter Klasse". Das stellten wir gleich am zweiten Urlaubstag fest, als wir Fahrräder ausleihen wollten und man uns ziemlich unfreundlich mitteilte, dass dies nur gegen Westmark möglich sei. Da ich dank der Pakete von der Verwandtschaft selbst meistens Jeans und andere westliche Kleidung trug, hielten mich manche Bulgaren für einen Westdeutschen und baten mich, ihnen meine Hosen oder auch meine Schuhe zu verkaufen – ein merkwürdiges Gefühl. So kehrten wir nach 14 Tagen braungebrannt, aber mit durchaus zwiespältigen Erfahrungen nach Greifswald zurück.

Als Assistenzarzt arbeitete ich zwar nicht mehr als Rettungsschwimmer, fuhr aber trotzdem noch oft nach Lubmin, wo meine Eltern ein schönes Grundstück mit Wochenendhaus besaßen. Noch als Student hatte ich am Rettungsturm von Lubmin Evelyn Kraußold kennengelernt, in die ich mich verliebte. Gemeinsam hörten wir im Westradio die Hitparaden, tanzten zu Musik von Elvis und den Beatles und genossen unsere Jugend. Evelyn war nicht nur eine attraktive junge Frau, sondern auch das, was man eine „gute Partie" nennt. Ihr Vater, Ernst Kraußold war Direktor der Universitätsfrauenklinik und hatte auch einige Zeit als Dekan an der Greifswalder Universität amtiert. Er stammte aus Bayern, hielt von den Kommunisten absolut nichts, war aber als hochgeschätzter Spezialist und akademischer „Adel" auch für die Partei quasi unangreifbar. Als seit den späten 1950er-Jahren immer mehr Akademiker die DDR verließen, waren die Funktionäre im Arbeiter- und Bauernstaat dazu übergegangen, Ärzten, Ingenieuren und anderen Hochqualifizierten besondere Privilegien einzuräumen. Wer zum Beispiel einen sogenannten Einzelvertrag besaß, dem war garantiert, dass seine Kinder – völlig unabhängig von den fachlichen Leistungen und dem politischen Engagement – die Erweiterte Oberschule besuchen und das Abitur ablegen konnten. Für Evelyn war nicht nur der Abiturplatz, sondern auch das Medizinstudium letztlich eine Selbstverständlich-

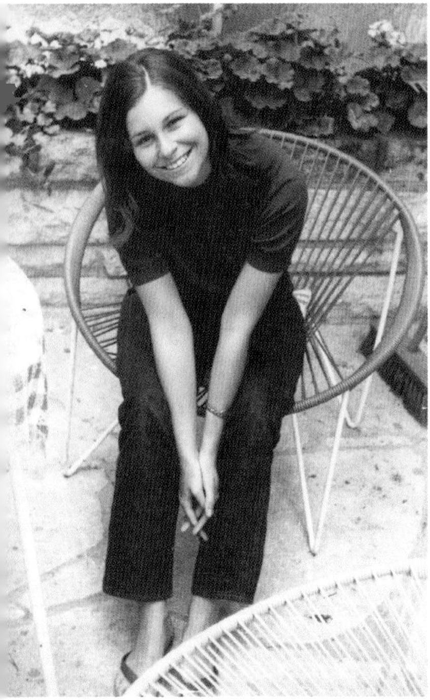

Evelyn als Medizinstudentin.

keit. Nach ihrer Approbation absolvierte sie eine Facharztausbildung im Bereich Dermatologie.

Als wir im Sommer 1973 heirateten, war sie 26, ich inzwischen 32 und Facharzt für Chirurgie.

Prof. Reding fand es übrigens gut, dass ich die Tochter von Ernst Kraußold heiratete, weil er sich davon auch eine höhere Akzeptanz bei jenen alteingesessenen Akademikern erhoffte, die ihn aufgrund seiner Parteizugehörigkeit sonst eher schnitten. Weniger gut fand er allerdings, dass ich kirchlich heiratete. „Deichmann, muss das denn sein? Damit provozieren Se doch de Bardei bloß unnötsch.“ Bei der kirchlichen Trauung in der kleinen Kirche von Lubmin ließ er sich vorsichtshalber von seiner Ehefrau vertreten, erschien dann aber wieder zur großen Hochzeitsfeier, die wir im Elternhaus meiner Frau, das sich direkt neben der Universitätsfrauenklinik befand, mit etwa 40 Gästen feierten.

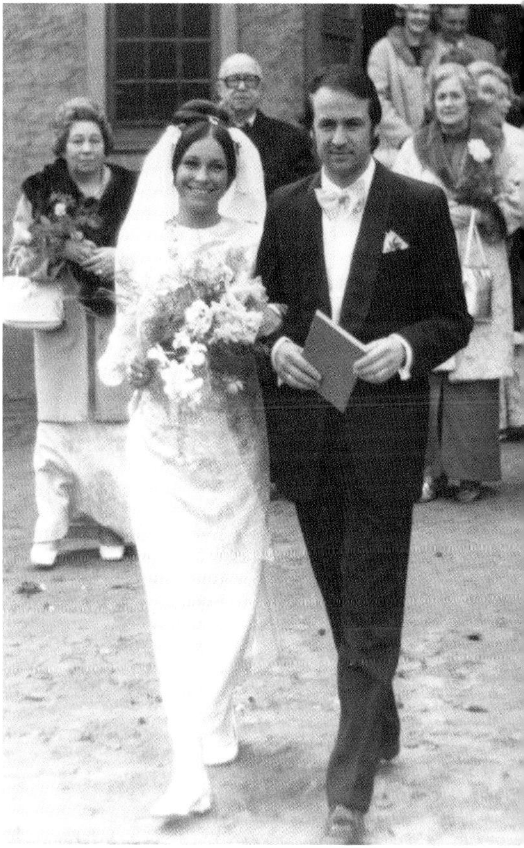

Das frisch getraute Paar vor der Lubminer Kirche.

Bereits in Greifswald begann ich, an meiner Habilitation zu arbeiten, auch wenn davon zunächst offiziell keine Rede war. Reding sollte einen Vortrag über das Dum-

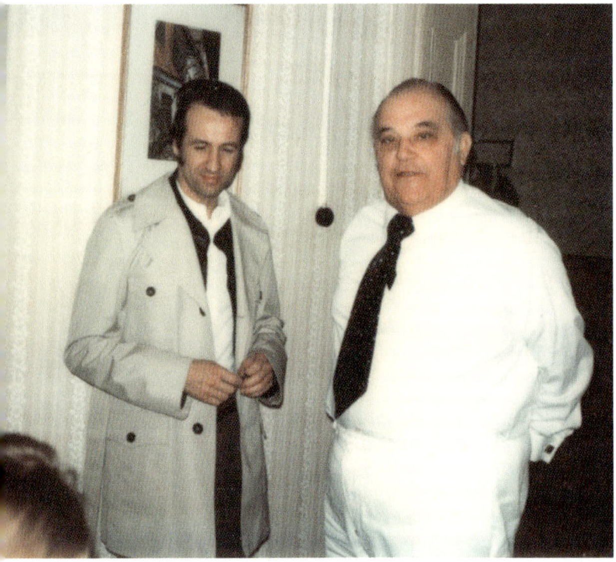

Mit dem Schwiegervater Prof. Ernst Kraußold.

ping-Syndrom halten, das früher häufig nach einer Magenoperation auftrat. Den Patienten wurde dann schwindelig, und es ging ihnen ziemlich schlecht. Als Ursache vermutete man damals eine Serotoninausschüttung. Da das Serotonin aber so schwer zu bestimmen war, gab es dazu kaum Untersuchungen und Erhebungen. Über diese Problematik sollte Reding im Medizinischen Verein Greifswald referieren, musste aber ausgerechnet an jenem Tag kurzfristig zu einer Besprechung nach Berlin reisen. Deshalb bat er mich einzuspringen und den von ihm fertig ausgearbeiteten Vortrag zu halten. Obwohl ich nie zuvor einen Vortrag gehalten hatte, war das letztlich kein Problem, denn ich musste Redings Skript ja nur laut vorlesen. Doch von da an interessierte mich das Thema so stark, dass ich darüber zu forschen begann. Das war auch deshalb wichtig, weil damals alle betroffenen Patienten mit Serotoninantagonisten behandelt wurden. Dieses Medikament gab es in der DDR nicht, es musste also aus dem Westen eingeführt werden. In Absprache mit Reding habe ich eine aufwendige Untersuchungsreihe gestartet, an der auch ein genetisches Forschungslabor der Greifswalder Hautklinik beteiligt war. Dort waren Chemiker und Biologen tätig, die genau wussten, wie man Serotonin bestimmt. Von nun an kamen viele Patienten aus der ganzen DDR mit entsprechenden Beschwerden zu mir nach Greifswald. Ich habe ihnen Blut und Urin abgenommen, Provokationstests gemacht und konnte die Befunde anschließend mit den Chemikern und Biologen im Labor der Hautklinik untersuchen. Von den Naturwissenschaftlern habe ich mich auch gern korrigieren lassen, weil ich genau wusste, dass sie mit derartigen Versuchen viel vertrauter waren als ich. Am Ende konnte ich nachweisen, dass das Serotonin keinerlei Einfluss auf das Dumping-Syndrom hat. Allerdings war ich damit insgesamt zehn Jahre beschäftigt, zunächst fast ein bisschen inoffiziell, später dann ganz regulär als Habilitationsthema. Das Ergebnis war übrigens für die DDR ein Glücksfall: Nun brauchte man nicht mehr die knappen Valutamittel für den Ankauf von Serotoninantagonisten auszugeben. Nachdem ich 1976 habilitiert worden war, bekam ich dafür von der Chirurgischen Gesellschaft der DDR sogar einen Preis.

Daran war aber Ende der 1960er-Jahre noch gar nicht zu denken. Damals galt ich vielleicht nicht als Staatsfeind, aber zumindest als unsicherer Kantonist. Woran es wirklich lag, dass ich als junger Arzt ins Visier der Stasi geriet, wusste ich lange Zeit nicht. Ich hatte verschiedene Vermutungen, die kirchliche Trauung allein konnte es nicht gewesen sein. Möglicherweise ging es zunächst auch weniger um mich selbst, sondern eher um meinen Chef, dem seine Partei offenbar einen Denkzettel verpassen wollte.

Reding trat nämlich kaum so auf, wie sich das die Genossen vom „ersten sozialistischen Hochschullehrer im Bereich Chirurgie“ erhofft hatten. Er fuhr ein Westauto, pflegte einen recht bürgerlichen Lebensstil und war der Partei inzwischen viel zu selbstbewusst. Ein Dämpfer konnte da nicht schaden, am besten einer, der sich gar nicht nachweisen ließ. Obwohl ich unpolitisch, unauffällig und fleißig war und einen ziemlich guten Job machte, gingen die Genossen gegen mich vor, denn ich galt als rechte Hand, ja fast als Freund von Richard Reding. Gut möglich, dass es dabei nicht allein um politische Dinge, sondern auch um Neid, Missgunst und menschliche Konflikte ging.

Nach der erfolgreich bestandenen Facharztprüfung wäre es eigentlich selbstverständlich gewesen, einen unbefristeten Arbeitsvertrag zu bekommen.

Ich war felsenfest davon überzeugt, dass das „Kadergespräch“, zu dem ich nun geladen wurde, diesbezüglich eine reine Formalie sein würde. Schließlich hatte ich bereits so viel wissenschaftlich publiziert wie kein anderer Absolvent. Doch dann erlebte ich bei diesem Gespräch, an dem nicht nur der Klinikchef, sondern auch der Parteisekretär und der Kaderleiter, wie der Personalchef in der DDR genannt wurde, teilnahmen, die größte Überraschung meines bisherigen Lebens. „Herr Teichmann, Sie wissen sicherlich, dass nicht jeder Absolvent an der Universität bleiben kann“, eröffnete mir der Parteisekretär leicht grinsend, um hinzuzufügen, dass er nicht sicher sei, ob ich in der Lage wäre, „Studenten an einer sozialistischen Universität zu erziehen“. Deshalb sollte ich lieber eine Stelle am Landambulatorium Demmin antreten. Das sei zudem eine außerordentlich verantwortungsvolle Aufgabe, bei der ich meine Fähigkeiten bestens einsetzen könnte. Demmin ist eine Kleinstadt mit etwa 11 000 Einwohnern, einigen schönen Bauten aus der Backsteingotik und einer langen Geschichte. Traurige Berühmtheit erlangte die Stadt durch den Massensuizid, zu dem sich mehrere Hundert fanatisierte Menschen zwischen dem 30. April und dem 4. Mai 1945 aus Angst vor dem bevorstehenden Einmarsch der Roten Armee entschlossen. Obwohl ich die Leistung von Land- und Kleinstadtärzten außerordentlich schätzte, wollte ich auf keinen Fall nach Demmin, denn ich sah meinen Platz an einer Universitätsklinik. Ich wollte nicht nur arbeiten, ich wollte auch forschen und mit meinem Engagement und mit meinen Fähigkeiten zur Entwicklung der Chirurgie beitragen.

Als angepasster DDR-Bürger war ich es nicht gewohnt, öffentlich zu widersprechen. Jetzt musste es aber sein, und so habe ich in diesem Kadergespräch laut und deutlich Nein gesagt. Ich war wütend und sagte dem Parteisekretär: „Ich akzeptiere das nicht und werde die Angelegenheit nicht auf sich beruhen lassen." Allerdings hatte ich zunächst keine Ahnung, was ich dagegen hätte unternehmen können. In meiner Verzweiflung wandte ich mich an Prof. Kopius, den Dekan der Sektion Marxismus-Leninismus, der zugleich Parteisekretär der Universität und damit der mächtigste Mann war. Ich kannte ihn nicht nur durch das marxistisch-leninistische Grundlagenstudium, das alle DDR-Studenten in den ersten vier Semestern absolvieren mussten, sondern auch, weil ich kurz zuvor seine Tante nach einem schweren Unfall mit einer Schenkelhalsfraktur behandelt und mich dabei sehr um sie gekümmert hatte. Ich ließ mir also einen Termin bei Kopius geben und klagte ihm mein Leid. Er war außerordentlich freundlich, bedankte sich noch einmal für die kompetente Behandlung seiner Tante und sagte, es sei für ihn selbstverständlich, sich für mich einzusetzen. Die Angelegenheit würde sicher zu meiner Zufriedenheit geregelt werden können. Ich war natürlich sehr erleichtert und freute mich, dass mich Richard Reding kurz darauf zum Gespräch bestellte. Ich nahm an, dass nun alles erledigt sei. Aber Reding machte ein ziemlich langes Gesicht, als er mich empfing. „Sie haben mit Kopius gesprochen, das war keine gute Idee", sagte er zu meiner großen Überraschung. „Vor einer Stunde hat er bei mir angerufen und sich über Sie beschwert. Die Parteileitung hätte doch schon vor einem halben Jahr beschlossen, dass Sie die Uni verlassen sollten. Nun müsse ich dafür sorgen, dass das endlich passiert, spätestens in zwei Monaten." Ich war fassungslos, menschlich enttäuscht und zugleich in meiner Haltung gegenüber der SED und ihren Intrigen bestärkt. In was für ein System war ich hier nur hineingeraten?

Erst nachdem ich in einem vertraulichen Gespräch mit einem mir wohlgesinnten Mitglied der Universitätsleitung erfahren hatte, dass es eigentlich gar nicht um mich, sondern um Richard Reding ging, ich also nur ein Bauernopfer war, zeichnete sich eine Lösung ab. So erhielt ich heimlich den Rat, die Angelegenheit vor das Arbeitsgericht zu bringen. Bis zu diesem Zeitpunkt wusste ich gar nicht, dass es in der DDR Arbeitsgerichte gab. Jedenfalls sagte ich im nächsten Kadergespräch, dass ich nicht nach Demmin gehen, sondern die Sache vor das Arbeitsgericht bringen würde. Die Genossen machten lange Gesichter, doch drei Tage später bekam ich meinen Arbeitsvertrag vom Universitätskrankenhaus Greifswald.

Allerdings hatte ich mir hier inzwischen bei der Partei viele Feinde gemacht, was zu Konsequenzen führte. Das konnte ich Schwarz auf Weiß in meinem Arbeitsvertrag lesen. Dort stand: „Für Dr. med. Wolfgang Teichmann bleibt der Status eines Stationsarztes für immer bestehen." Im Klartext hieß das: Meine Karriere war damit beendet. Was ich dagegen nicht bemerkte, war die Tatsache, dass sich das Ministerium für Staatssicherheit längst für mich interessierte. Wie ich Jahrzehnte später meiner Stasi-Akte entnehmen konnte, wurde ich damals schon systematisch überwacht. Die Stasi glaubte nämlich, dass ich „republikflüchtig" werden wollte. Da wussten die Geheimdienstler mehr über mich als ich selbst, denn damals war ich noch gar nicht so weit, sondern träumte noch von einer medizinischen Karriere in der DDR.

Und angesichts der fachlichen Partnerschaft und Freundschaft mit Richard Reding schien das auch durchaus denkbar zu sein. Reding hatte sich inzwischen wieder mit der Partei arrangiert und nutzte seinen Einfluss, um für mich und meine Karriere zu kämpfen. Inzwischen stand auch fest, dass er als Chefarzt an die Rostocker Uniklinik wechseln würde. Sinngemäß sagte er seinen Stasi-Genossen: „Wenn ich Teichmann mit nach Rostock nehmen kann und er dort eine echte Perspektive bekommt, verbürge ich mich für ihn. Dann wird er gar nicht mehr auf die Idee kommen, in den Westen abzuhauen."

Da unsere Universität einen Freundschaftsvertrag mit der Universität in Vilnius hatte, gab es auch immer wieder einen Austausch von Wissenschaftlern. Besonders intensiv waren die Kontakte zur dortigen Abteilung für Herz- und Gefäßchirurgie. Im Frühjahr 1972 wurde ich gefragt, ob ich bereit wäre, für mehrere Monate in Vilnius zu hospitieren. Das interessierte mich einerseits fachlich, zum anderen bot sich damit die Gelegenheit, der Enge der DDR für einige Zeit zu entkommen. Außerdem waren Studienaufenthalte in der SU, wie die Sowjetunion damals allgemein abgekürzt wurde, für das berufliche Fortkommen von großem Vorteil. In Dissertationen und Habilitationen musste man immer „sowjetische Fachliteratur" angeben. Wer dort sogar studiert oder gearbeitet hatte, war daher klar im Vorteil. Man musste mich also nicht groß überreden, ich willigte sofort ein. Zuerst gab es viel Papierkram zu erledigen, zahllose Formulare mussten ausgefüllt werden. Auf einem davon konnte man ankreuzen, ob man mit dem Flugzeug, dem Zug oder mit dem eigenen Auto anreisen wollte. Das fand ich erstaunlich, denn normalerweise gab es derartige Wahlmöglichkeiten nicht. Da mein Auto mir in Vilnius sicher von Vorteil sein würde, kreuzte ich das entsprechende Kästchen an. Ich sollte mit einem Kollegen Christian Rieger reisen, der Oberarzt in der Anästhesie war. Da ich mit ihm befreundet war, fuhren wir gemeinsam mit meinem Auto, einem nagelneuen Wartburg.

Schon die Fahrt, die uns über Polen führte, war ein Abenteuer, denn derartige Reisen im privaten Pkw gab es damals kaum. In der Sowjetunion erregte mein Wartburg großes Aufsehen, zumal dieses DDR-Fabrikat dort gänzlich unbekannt war. Das Tanken erwies sich als ein bisschen schwierig, weil es sich um einen Zweitakter handelte, wir dem Benzin daher immer noch Öl in einem bestimmten Mischungsverhältnis beigeben mussten, was die Sowjetbürger mit Staunen zur Kenntnis nahmen. Wir fuhren über Stettin, Posen, Lodz und Warschau. In Brest überquerten wir die Grenze zur Sowjetunion, dann ging es Richtung Norden nach Minsk, die Hauptstadt der weißrussischen Sowjetrepublik, wo wir übernachteten. In dem vorgebuchten Hotel war man erstaunt, dass wir keiner Delegation angehörten. Einzelreisende waren nicht nur selten, sondern auch suspekt. Es wurde viel telefoniert, bis man uns endlich einchecken ließ. Unsere Pässe mussten wir abgeben, aber nicht an der Rezeption, sondern bei der Deschurnaja auf der Etage. Deschurnaja heißt auf Russisch Diensthabende und war in der sowjetischen Hotellerie eine Institution. Auf jeder Etage saß eine dieser meist älteren Damen, die für die moralische Integrität der Übernachtungsbetriebe zuständig waren (kein Damen- oder Herrenbesuch) und sicher auch an den KGB berichteten.

Als am nächsten Morgen schon die Hälfte der knapp 200 Kilometer langen Strecke nach Vilnius hinter uns lag, fiel uns auf, dass wir unsere Pässe bei der Deschurnaja vergessen hatten. Im Überwachungsstaat UdSSR war das ein echtes Problem. Wer sich nicht ausweisen konnte, war verdächtig und wurde normalerweise erst einmal inhaftiert. Also telefonierten wir mit dem Hotel ins Minsk und dann mit unseren Gastgebern in Vilnius und entschuldigten uns tausendmal für unsere Unachtsamkeit. Schließlich löste sich alles in Wohlgefallen auf, die Pässe wurden

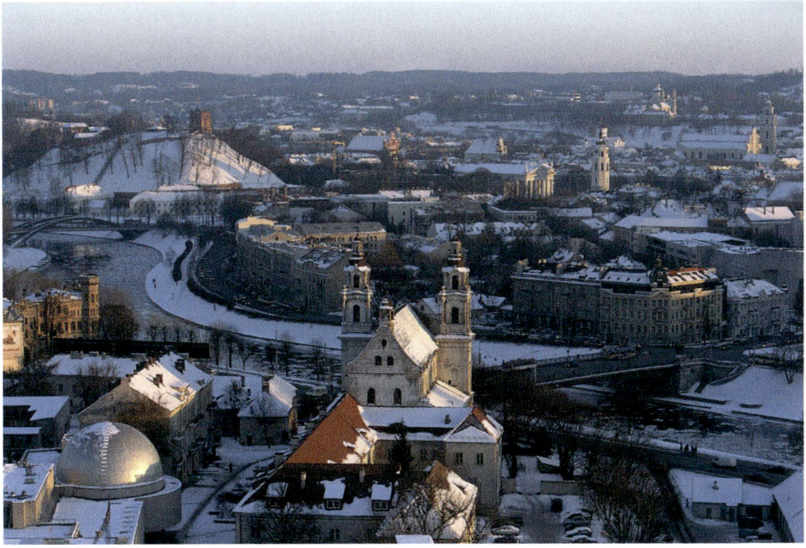

Die Altstadt von Vilnius.

per Flugzeug nach Vilnius gebracht, wo man sie uns ohne große Formalitäten übergab.

In Vilnius wurden wir ausgesprochen freundlich empfangen und geradezu fürstlich bewirtet. Allerdings stellte ich schon bald fest, dass es mit der „Völkerfreundschaft" innerhalb der UdSSR nicht weit her war. Die Litauer machten kein Hehl daraus, dass sie die Russen nicht mochten. Viele Litauer sprachen Deutsch und waren froh, sich mit uns unterhalten zu können. Wenn man abends in der Kneipe saß, dauerte es nicht lange, bis uns die Einheimischen sagten, dass sie vom Kommunismus nichts hielten und sich von den Russen unterdrückt fühlten. Die ganze Universität sei schon von Russen infiltriert, die die besten Stellen bekommen würden.

Erstaunlich fand ich damals auch den Stellenwert des Katholizismus. Die oft sehr schönen Kirchen in Vilnius waren immer voll, was sicher nicht nur religiös begründet war, sondern auch als Bekenntnis zur nationalen Identität verstanden werden konnte. Das reale Leben in Litauen unterschied sich schon ganz erheblich von dem Bild der ruhmreichen Sowjetunion, welches man uns zu Hause immer wieder vor Augen geführt hatte. Sowohl Rieger als auch ich konnten damals recht gut Russisch, mussten aber erstaunt zur Kenntnis nehmen, dass unsere Kollegen an der Uni lieber Englisch mit uns sprechen wollten. Das war für mich nicht einfach, denn mein Englisch war zu dieser Zeit noch nicht besonders gut.

Die Versorgungslage war vielleicht ein bisschen schlechter als in der DDR, aber große Not haben die Menschen nicht gelitten. Mit meinem Wartburg war ich allerdings ein Exot, da sonst kaum jemand ein privates Auto besaß. Einmal in der Woche bekamen wir frei und hatten daher Zeit für Ausflüge. Dazu lud ich oft litauische Kollegen ein, die sich mit Begeisterung in mein Auto quetschten. Wenn ich mich richtig erinnere, fuhren manchmal sechs Personen mit, was aber keinen Polizisten interessierte. Auf diese Weise lernte ich zum Beispiel Trakai mit seiner eindrucksvollen Burg kennen, aber auch wunderbare Seen und Wälder. Eigentlich wollte ich auch nach Kaliningrad/Königsberg fahren, was nur etwa 350 Kilometer entfernt liegt. Aber das war unmöglich, Kaliningrad sei eine „geschlossene Stadt", die man nicht einfach besuchen könne, als Ausländer sowieso nicht, sagten mir meine Kollegen. Das war mir neu, ich fand es erstaunlich, dass man sich in der Sowjetunion nicht frei bewegen und bestimmte Städte offenbar gar nicht betreten durfte.

Fachlich hat mir dieser Studienaufenthalt viel gebracht. Erstaunlicherweise war die Uniklinik hervorragend ausgestattet und verfügte über viel westliche Medizintechnik. Finanziert wurden diese Geräte offenbar von Exil-Litauern, die in den USA lebten. Großartig fand ich die Möglichkeit, nicht nur zu hospitieren, sondern sogar selbst zu operieren. In der Herzchirurgie konnte ich zum Beispiel ein offenes Foramen operieren, was man in Greifswald Hospitanten nie erlaubt hätte. Überhaupt war das kollegiale Miteinander sehr angenehm, wobei man natürlich politische Themen meiden musste.

Für etwa 14 Tage sind wir dann auch nach Moskau geflogen, wo wir ebenfalls an der Uniklinik hospitieren durften. Im Vergleich zu Vilnius fiel mir dort allerdings auf, dass extrem viel Alkohol getrunken wurde, manchmal sogar vor Operationen. Auch die technische Ausstattung war viel schlechter als in Litauen. Natürlich haben wir uns in Moskau umgeschaut, waren im Kreml, in den Museen und im Mausoleum, wo Lenin in einem Glassarg aufgebahrt liegt. Insgesamt hat mir die Stadt aber bei weitem nicht so gut gefallen wie Vilnius, das mir viel westlicher und europäischer erschien.

Nach meinem Aufenthalt in der Sowjetunion kehrte ich zunächst für einige Jahre nach Greifswald zurück. In diese Zeit fiel auch ein schwerwiegendes Ereignis, das für unsere ganze Familie ein harter Schicksalsschlag war. Meine zwei Jahre ältere Schwester Bärbel lebte inzwischen in Heiligenstadt im Eichsfeld, wo sie mit einem Kieferorthopäden verheiratet war. Bärbel hatte zwar einen Führerschein, fuhr aber gar nicht mehr Auto und fühlte sich auch als Beifahrerin immer unwohl. Als sie uns im Juni 1974 in Greifswald besucht hatte, wollte sie daher eigentlich auch mit der Bahn zurück nach Heiligenstadt fahren. Nun hatte mein Vater dank seiner Beziehungen aber gerade einen Polski-Fiat kaufen können, was in dieser Zeit in der DDR ein Traumauto war. Um das schöne neue Auto mal richtig auszufahren, wäre es doch eine prima Idee, Bärbel und ihre kleine Tochter Martina damit nach Hause zu bringen. Sie ließ sich auch dazu überreden. Es war ein schöner Frühsommertag, als sie sich auf den Weg nach Thüringen machten, neben Bärbel mit ihrer Tochter und meinem Vater war meine älteste Schwester Rosalinde mit von der Partie. Als sie das westlich von Halle an der Saale gelegene Städtchen Eisleben auf der damaligen Fernstraße 80 erreicht hatten, kam ihnen außerhalb des Stadtgebiets ein Regierungsfahrzeug entgegen, das auf der regennassen Fahrbahn ins Schleudern kam und den Polski-Fiat regelrecht von der Straße fegte. Es war ein schwerer Tatra, ein tschechoslowakisches Luxusfahrzeug, das mehr als anderthalb Tonnen wog und eigentlich nur von höheren Funktionären genutzt wurde. Es rammte das Auto meines Vaters an der Seite, sodass dieses mit großer Wucht in den Straßengraben geschleudert wurde. Meine Schwester Bärbel, die mit dem Kind hinten saß, war wohl auf der Stelle tot, die übrigen Insassen wurden schwer verletzt.

Kurz darauf erhielt ich in Greifswald einen Anruf, in dem mir mitgeteilt wurde, dass es in Eisleben einen schweren Verkehrsunfall gegeben habe, allerdings ohne weitere Angaben. Ich habe dann sofort meinen Bruder verständigt und bin mit ihm nach Eisleben gefahren. Wir trafen noch am Abend dort ein und fragten beim Pförtner des Krankenhauses nach Unfallopfern. „Teichmann?", fragte der zurück: „Ja, da hat es vorhin einen schweren Autounfall gegeben. Eine Frau ist tot, die liegt hier unten im Keller. Die anderen Verletzten sind in einem anderen Krankenhaus." Wir waren völlig fassungslos und fuhren in das zweite Eislebener Krankenhaus, wo meine Schwester Rosalinde, das kleine Kind und mein Vater behandelt wurden, der noch auf der Intensivstation lag.

Obwohl der Unfallhergang klar war und der Tatra-Fahrer auch bei der späteren Gerichtsverhandlung als Verursacher verurteilt wurde, machte sich Rosalinde, die am Steuer gesessen hatte, lange Zeit Vorwürfe, den Tod von Bärbel verursacht zu haben. Das war objektiv falsch, aber gegen ein solches Schuldgefühl kann man sich trotzdem kaum wehren. Meine Eltern haben jahrelang abends vor dem Bild meiner toten Schwester Bärbel gesessen und getrauert.

BLEIBEN ODER GEHEN?

DIE KURZEN JAHRE IN ROSTOCK

Rostock war für mich eine Befreiung. Mit Greifswald hatte ich längst abgeschlossen, da ich dort keine Perspektive sah. Richard Reding hatte mir die Chance gegeben, zu ihm nach Rostock zu wechseln. Ich war also heilfroh, als ich 1976 Greifswald endlich verlassen konnte, denn die politischen Querelen hatten mich stark belastet. Offiziell schien die Sache zwar ausgestanden, aber unterschwellig keineswegs. Ich war und blieb den Genossen von der Parteileitung ein Dorn im Auge. Die Tatsache, dass nicht fachliche Kompetenz ausschlaggebend war, sondern ein kleiner, ideologisch geleiteter Zirkel von Apparatschiks den Ton angab, über Karrieren und letztendlich auch über das Schicksal von Patienten bestimmte, hatte mich in Greifswald immer mehr der DDR entfremdet.

Da es nicht so aussah, als ob sich das jemals ändern würde, hatte ich schon Anfang der 1970er-Jahre tatsächlich mit dem Gedanken gespielt, die DDR zu verlassen – abzuhauen, wie die „Republikflucht" im Volksmund genannt wurde. Wenn ich mit meiner damaligen Freundin Blacky, einer bildhübschen und ziemlich kessen Berlinerin, am Lubminer Strand lag und aufs Meer hinausblickte, konnte ich zwar nur die Küste von Rügen sehen, aber in meiner Fantasie war ich viel weiter. „Ich kenne doch die meisten Fischer, sicher würde mich gegebenenfalls einer von denen auf seinem Kutter mit rausnehmen. Weit draußen könnte ich mit einem Faltboot über Bord gehen und nach Bornholm fahren. Sportlich genug bin ich dafür", sagte ich Blacky. Meine Freundin lächelte und sagte nichts dazu. Bald darauf lernte ich meine spätere Frau Evelyn kennen und trennte mich von Blacky, die nun erst einmal weitgehend aus meinem Gesichtskreis verschwand.

Inzwischen war ich verheiratet, auch wenn es in unserer jungen Ehe bald heftig kriselte. Und der Wechsel nach Rostock eröffnete mir endlich eine berufliche Perspektive. Die bornierten Genossen blieben in Greifswald, während ich in Rostock zur rechten Hand meines Chefs wurde, der sein Vertrauen und seine Hoffnung in mich setzte. Nachfolger von Reding als Ordinarius in Greifswald wurde Kurt Pitzler, ein fähiger Chirurg, der mich gern behalten hätte. Er versuchte sogar, mich zu überreden, und meinte, mir auch in Greifswald eine glänzende Laufbahn eröffnen zu können. Über die Parteibonzen würde er sich schon hinwegsetzen. „Täuschen Sie sich nicht, Herr Professor, die Partei sitzt hier am längeren Hebel", sagte ich ihm – und sollte leider Recht behalten. Tatsächlich hat die SED Pitzler in Greifswald übel mitgespielt, er verlor seinen Posten, wurde zeitweise sogar in die Psychiatrie eingewiesen. Wer sich uns in den Weg stellt, muss geisteskrank sein, so urteilten die Genossen damals. Heute wissen wir, dass vor allem in der Sowjetunion zahlreiche Dissidenten in der Psychiatrie misshandelt wurden. Dabei war Kurt Pitzler kein Dissident, sondern nur ein verantwortungsvoller Arzt, der sich nicht bevormunden lassen wollte. Glücklicherweise konnte er später in die Bundesrepublik ausreisen, arbeitete in einer Münchner Klinik, anschließend als Chefarzt im saarländischen Neunkirchen und später viele Jahre in Neheim im Hochsauerlandkreis.

Ich war dagegen mit Rostock vollkommen zufrieden. Für mich war es ein völlig neues Terrain mit wunderbaren Möglichkeiten. Und außerdem war Rostock eine Großstadt mit einem interessanten Kulturangebot. Seit 1969 stand dort die Kunsthalle, einer der wenigen Museumsneubauten der DDR. Immer mal wieder machte sie mit spannenden Ausstellungen von sich reden. Außerdem gab es dort das Volkstheater, das unter seinem Generalintendanten Hanns Anselm Perten häufig mit interessanten Premieren Furore machte und auch im Westen als wichtige Bühne wahrgenommen wurde. Vor allem eröffneten sich mir aber im wahrsten Sinn des Wortes völlig neue Perspektiven: Ich bezog ein Zimmer in der Uniklinik und konnte hier zum ersten Mal das Westfernsehen empfangen. Während die tägliche „Republikflucht" mit Hilfe von ARD und ZDF für die meisten DDR-Bürger völlig normal war, gehörten die Greifswal-

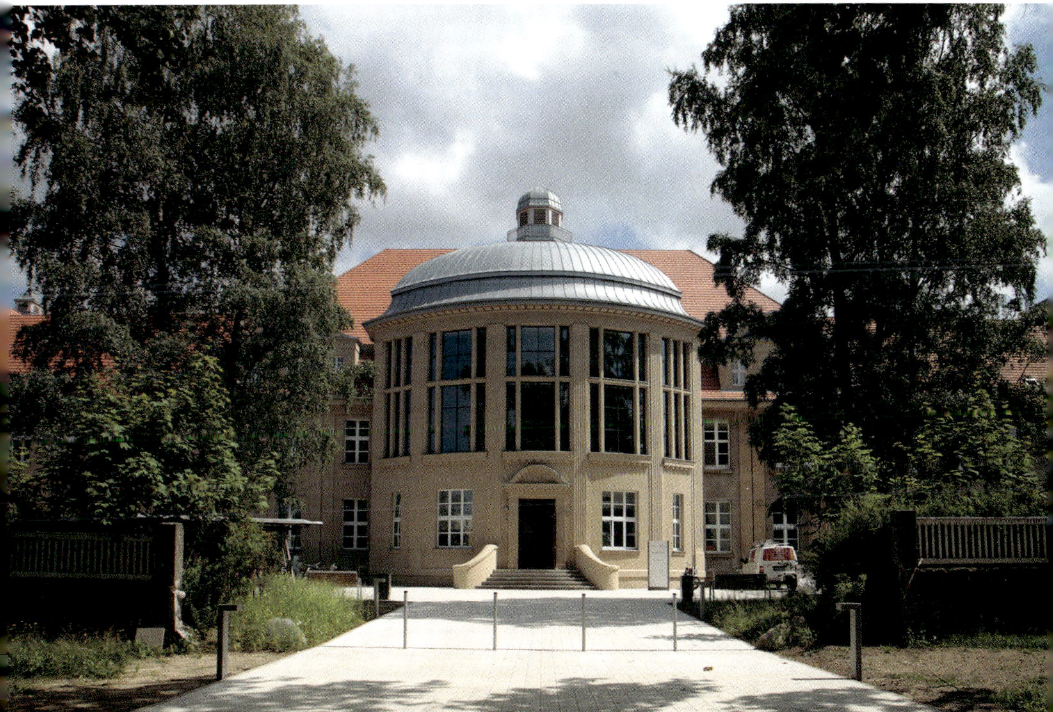

Blick auf das Hauptgebäude der Chirurgischen Universitätsklinik Rostock.

der und ihre Dresdner Leidensgenossen zu der benachteiligten Minderheit, die nur das langweilige ostdeutsche Staatsfernsehen empfangen konnte. Ab jetzt lebte ich mit der Tagesschau, sah Magazine wie Panorama oder Kontraste, aber natürlich auch Unterhaltungssendungen und spannende Filme. Mit einem Bein war ich quasi im Westen, hatte aber zu dieser Zeit eigentlich gar nicht vor, wirklich dorthin zu gehen. Meine romantischen Fluchtpläne, die ich einst mit Blacky ausgesponnen hatte, lagen ad acta, denn Rostock war für mich spannend genug.

Im Vergleich zum provinziellen Greifswald eröffneten sich mir paradiesische Möglichkeiten, vor allem aus chirurgischer Perspektive. Während ich in meiner Kleinstadtklinik nur wenige Male im Jahr einem Patienten mit Speiseröhren- oder Bauchspeicheldrüsenkrebs beistehen und ihn operieren konnte, war das in Rostock fast an der Tagesordnung. Zum einen hatte Rostock ein viel größeres Einzugsgebiet, zum anderen war die Klinik damals schon stark spezialisiert, auch in der Bauchchirurgie. Da war ein Kollege nur für Dickdarmoperationen zuständig, ein anderer für den oberen Bauchbereich mit Leber, Magen und Bauchspeicheldrüse, wieder ein anderer kümmerte sich zum Beispiel um die Proktologie. Deshalb kamen aus der gesamten DDR Patienten, die hier eine Behandlung erhielten, wie sie sonst kaum anderswo möglich gewesen wäre.

Richard Reding hatte außer mir auch meinen Greifswalder Kollegen Walter Nowak mit nach Rostock gebracht, um zwei Ärzte seines Vertrauens als Stellvertreter zu haben. Für uns war das ehrenvoll, aber auch nicht ganz problemlos. Denn allein in der Chirurgie gab es um die 100 Ärzte, darunter auch Professoren, denen Nowak oder ich nun in organisatorischen Fragen weisungsbefugt waren. Da gab es zum Beispiel Helmut Brückner, einen damals schon international renommierten Traumatologen und Unfallchirurgen, der eine

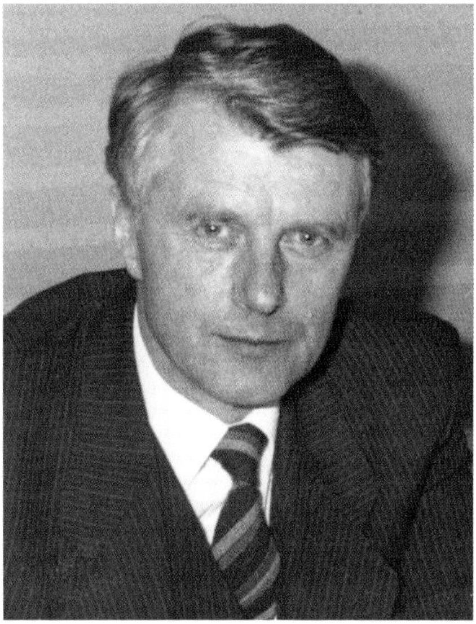

Prof. Richard Reding.

eigenständige Abteilung leitete. Da ich ein Jahr lang in Greifswald auch als Neurochirurg gearbeitet hatte und mich bei Kopfoperationen ganz gut auskannte, machte mich Reding auch für Neurotraumatologie verantwortlich, was mir aber eigentlich nicht recht war. Eines Tages wurde ein Patient mit einem schweren Schädel-Hirn-Trauma eingeliefert, einer Impressionsfraktur, bei der der Schädel im hinteren Bereich ins Gehirn eingedrückt war. Ich wusste, dass das eine schwierige Operation erforderlich machte, vor allem, weil sich die dabei auftretende extrem starke Blutung nur schwer stillen lassen würde. Die Profis kennen natürlich die Stellen, an denen sich die Blutung eindämmen lässt, aber ich war in dieser Beziehung kein Spezialist. Und da wir in Rostock keine eigene Neurochirurgie hatten, rief ich Gunter Lang an, den Chef der entsprechenden Abteilung in Greifswald, und schilderte ihm den Fall. Der sagte mir: „Wolfgang, lass die Finger davon, steck den in den Hubschrauber und schick ihn mir nach Greifswald." Noch bevor ich das einleiten konnte, hatte sich die Sache in der Uniklinik herumgesprochen, und ich wurde zu Prof. Brückner gerufen. Der fand es sehr seltsam, dass ein Patient aus einem so großen und berühmten Uniklinikum wie Rostock an ein deutlich kleineres wie Greifswald verlegt werden sollte. Offensichtlich war das für ihn eine Statusfrage. So etwas hätte es noch nie gegeben. „Ich finde es merkwürdig, dass jemand wie Sie, der aus Greifswald gekommen ist, um die hiesige Klinik auf neue Weise zu führen, sich schon bei kleinen Problemen in die Hose scheißt“, sagte er wenig charmant. Daraufhin antwortete ich ihm: „Wenn Sie der Meinung sind, dieses Problem hier lösen zu können, dann mache ich die Operation mit Ihrer Unterstützung.“ Darauf ließ er sich ein, übernahm die Verantwortung und sagte, dass ich beginnen solle und ihn zum entsprechenden Zeitpunkt rufen könne, dann würde er mir helfen und mir genau zeigen, wie man die Blutung stillen könne. Die Operation lief ziemlich genau so, wie ich es erwartet hatte. Als dann die enorme Blutung einsetzte, stand Brückner neben mir und erklärte mir minutiös, wie ich das zu behandeln hatte. Mit großer Sachkenntnis hat er schließlich selbst Muskelgewebe in das blutende Loch eingenäht, sodass die Blutung tatsächlich gestoppt wurde. Das hat mich beeindruckt, ich habe Brückner sehr bewundert, mich aber auch geärgert. Ich war jung und hielt mich für einen mutigen Chirurgen, und dann kam ein erfahrener Kollege und warf mir vor, ich würde vor Angst in die Hosen scheißen. Andererseits hatte ich bei meiner Entscheidung zuerst an den Patienten gedacht, da ich wusste, dass hier eine bestimmte Kompetenz gefragt war, von der ich glaubte, dass es sie in Rostock nicht gäbe. Brückner hatte mich dann eines Besseren belehrt.

Aber wirkliche Konflikte gab es kaum, die Kollegen schätzten mich als schnellen und kompetenten Operateur. Und auch menschlich lief es gut, oft habe ich mit den Assistenzärzten nach dem Dienst Fußball gespielt. Da meine Frau damals ihre Facharztausbildung in Demmin und Greifswald absolvierte, konnte ich mit meiner Freizeit nach eigenem Gusto umgehen.

Ich habe die Zeit in Rostock als wunderbar empfunden, denn nie zuvor hatte ich so große Gestaltungsmöglichkeiten. Ich konnte enorm viel lernen, aber mein Wissen auch kreativ anwenden. Ich hatte die Möglichkeit zu spannenden Operationen, konnte aber auch Operationspläne machen, Aufgaben delegieren und letztlich lernen, wie man eine große Klinik organisatorisch in den Griff bekommt. In Rostock eröffnete sich mir ein Paradies: Wenn ein Chirurg den ganzen Tag operieren kann, ist er glücklich. Und ich war glücklich, übrigens auch mit den Vorlesungen zur allgemeinen Chirurgie, die ich halten musste. Schwieriger war es, wenn ich meinen Chef bei Vorlesungen zur speziellen Chirurgie vertreten musste. Das geschah oft kurzfristig, sodass mir kaum Zeit für Vorbereitungen blieb. Ich habe dann oft Patienten um ihre Mitwirkung gebeten, sie den Studenten vorgestellt und gemeinsam mit ihnen eine Diagnose erarbeitet. Das kam meistens sehr gut an.

Jeden Mittwoch lud mich mein Chef Richard Reding zu ausgiebigen Spaziergängen an den Strand von Warnemünde ein. Anschließend gingen wir zu Kaffee und Kuchen ins Hotel Neptun, ein von einer schwedischen Firma erbautes und 1971 eröffnetes 5-Sterne-Haus, das zu den besten Adressen in der ganzen DDR gehörte. Dort saßen wir dann im Panorama-Café, und Reding sagte mir, was er alles in der Klinik plante und wie er das durchsetzen wollte. Aber natürlich sprachen wir dabei auch über private Dinge. Ein solcher Mittwochnachmittag sollte für mich schicksalhaft werden, obwohl ich das damals nicht einmal ahnen konnte.

Es begann mit einer schlichten Postkarte aus Berlin, Hauptstadt der DDR. Meine Exfreundin Blacky hatte sie mir geschickt. Blacky hieß eigentlich Gerhild Henoch und war auch Reding gut bekannt. Ich hatte sie vor Jahren mal zu einem Uni-Fasching mitgenommen und dort meinem Chef vorgestellt. Als sie ihn spöttisch anlächelte und mir sagte, sodass er es gut hören konnte: „Du hast mir gar nicht gesagt, dass dein Boss so klein ist", war mir das extrem peinlich. Aber

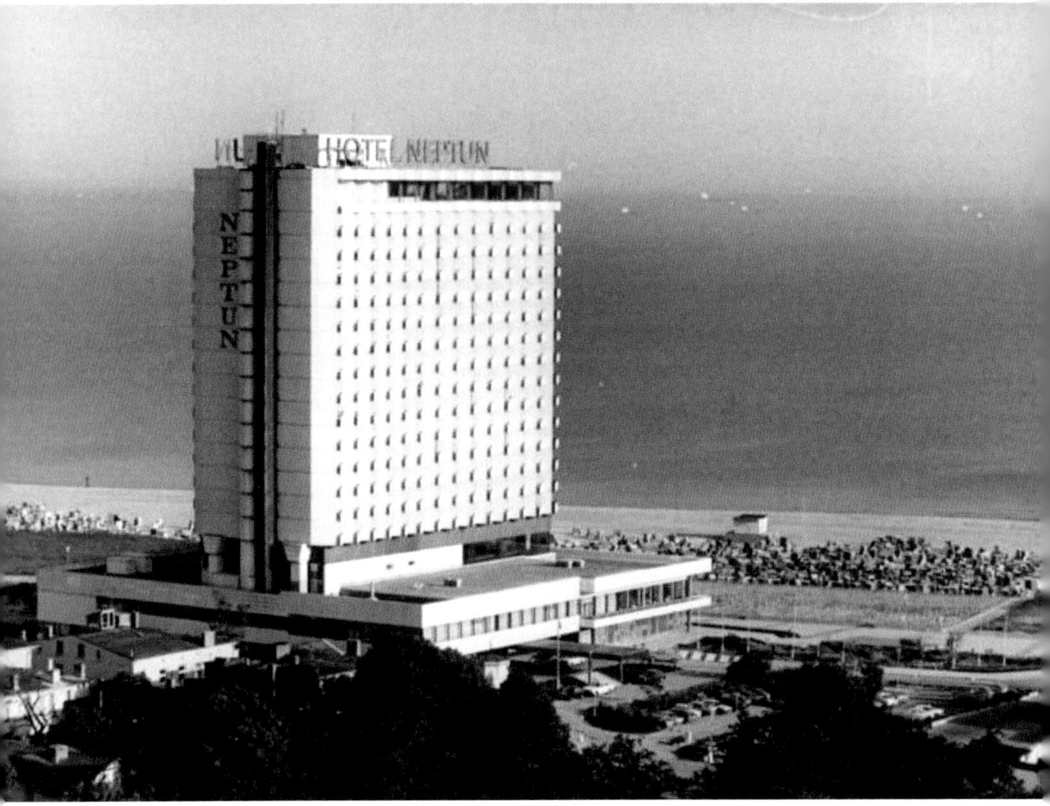

West-Luxus am ostdeutschen Ostseestrand: Hotel Neptun in Warnemünde.

Reding amüsierte sich köstlich über ihre respektlose Art und fand sie sympathisch. Ich erinnere mich auch, dass Reding und ich während eines Kongresses in Berlin mit ihr und einer ihrer charmanten Freundinnen einen lustigen Abend in einer Bar verbracht haben. Inzwischen war Gerhild Henoch aber nach West-Berlin ausgereist, angeblich in Zusammenhang mit einer geplanten Eheschließung. Wir hatten schon seit Jahren keinen Kontakt mehr gehabt. Irgendwie musste sie aber meine Rostocker Adresse herausbekommen haben. Merkwürdigerweise konnte sie ihre Eltern in Berlin-Blankenburg regelmäßig besuchen, was Ausgereisten sonst meist verwehrt blieb. Und bei einem solchen Besuch hatte sie mir auch diese Karte geschickt und in einen Ost-Berliner Briefkasten gesteckt. Sie fragte, wie es mir ginge und was ich so machte. Sie sei auch übers kommende Wochenende bei ihren Eltern, schrieb sie und fragte, ob wir uns nicht mal wieder treffen könnten. „Machen Sie das doch", sagte Reding zu mir, mit dem ich darüber sprach und der sich offenbar noch immer gern an die lustigen Begegnungen mit Blacky erinnerte.

Meine Ehe steckte zu dieser Zeit mal wieder in einer Krise, und ein Treffen mit Blacky würde mich bestimmt aufheitern. Warum also nicht, sagte ich mir, und Richard Reding bestärkte mich nach Kräften. Wenn er mir abgeraten hätte, wäre ich wahrscheinlich gar nicht nach Berlin gefahren – und mein Leben wäre anders, ganz anders verlaufen. Aber das konnten weder er noch ich ahnen. Ich sagte meiner Frau also, ich hätte Wochenenddienst, stieg am Freitagnachmittag, den 23. September 1977, in meinen neuen Lada und fuhr nach Berlin. Treffpunkt war das berühmte Café Moskau an der Karl-Marx-Allee, an dessen Eingangsbereich ein riesiges Mosaik vom glücklichen Leben der Völker der Sowjetunion kündete. An der rechten Ecke des Dachs prangte über dem Flachdach ein nachgebauter Sputnik in Originalgröße – ein Geschenk des sowjetischen Botschafters in der DDR. Für ostdeutsche Verhältnisse war das ein ziemlich schickes Restaurant, es gab eine Piano-Bar und Kellner, die etwas freundlicher waren als die meisten ihrer Ost-Berliner Kollegen.

Eigentlich dachte ich, in entspannter Atmosphäre mit Blacky in Erinnerungen schwelgen zu können, doch es kam völlig anders. Gerhild Henoch sah noch immer gut aus, war aber nicht zum Scherzen oder Flirten aufgelegt, sondern ziemlich ernst, um nicht zu sagen angespannt. Erst einmal eröffnete sie mir, dass sie die Trennung von mir damals als recht schmerzhaft empfunden habe. Das war mir so gar nicht bewusst gewesen. Sie sei auch keineswegs verheiratet, sondern lebe allein in West-Berlin, wo sie eine Stelle beim Senat habe. Und dann folgte ein Satz, bei dem mir beinahe die Kaffeetasse aus der Hand fiel: „Du hast früher oft gesagt, dass du abhauen wolltest. Willst du das immer noch? Ich könnte das für dich regeln."

Ich weiß nicht mehr, was mir in diesem Moment alles durch den Kopf schoss. Nach all dem politischen Ärger in Greifswald war ich in Rostock gerade dabei, beruflich so richtig durchzustarten. Ich hatte eine tolle Stelle, nette Kollegen und einen Chef, der an mich glaubte und sich immer für mich einsetzen würde. Andererseits steckte meine Ehe in einer Krise, und ich wusste nicht, ob es nicht auch beruflich in Rostock über kurz oder lang Probleme geben würde. In Greifswald hatte mir Richard Reding zunächst auch nicht helfen können. Und wenn sich die Partei wieder auf ihn einschießen sollte, würde zwangsläufig auch ich erneut in die Schusslinie geraten. Und überhaupt, wollte ich wirklich mein ganzes Leben in diesem engen und bornierten Land verbringen, das von den Kommunisten immer mehr heruntergewirtschaftet wurde? Blacky sah mich prüfend an und wartete noch immer auf eine Antwort. „Wann muss ich mich entscheiden?", fragte ich leise. „Heute", sagte sie und fügte hinzu: „Jetzt, sofort. Es geht nicht anders."

Ohne es wirklich zu begreifen, war die Sache für mich auf einmal klar. Ich nickte, und wusste, dass sich damit mein Leben so radikal ändern würde, wie ich es mir überhaupt nicht vorstellen konnte. Ich wusste aber auch, dass ich zum ersten Mal überhaupt ein richtig großes Risiko eingehen würde. Diesmal ging es nicht um das Leben eines Patienten, aber es ging um mich, um meine Zukunft. Wenn ich mich darauf einließ, war die Alternative ganz klar: Freiheit oder Gefängnis. Ein neues Leben im Westen oder Jahre im DDR-Knast. Was ich in diesem Ost-Berliner Café gerade zu planen begann, war eine Straftat. Für „Ungesetzlichen Grenzübertritt“ sah Paragraph 213, Absatz 1 im Strafgesetzbuch der DDR eine Freiheitsstrafe von bis zu sechs Jahren vor. Würde ich erwischt, wäre meine Karriere schlagartig zu Ende, möglicherweise würde ich sogar meine Approbation

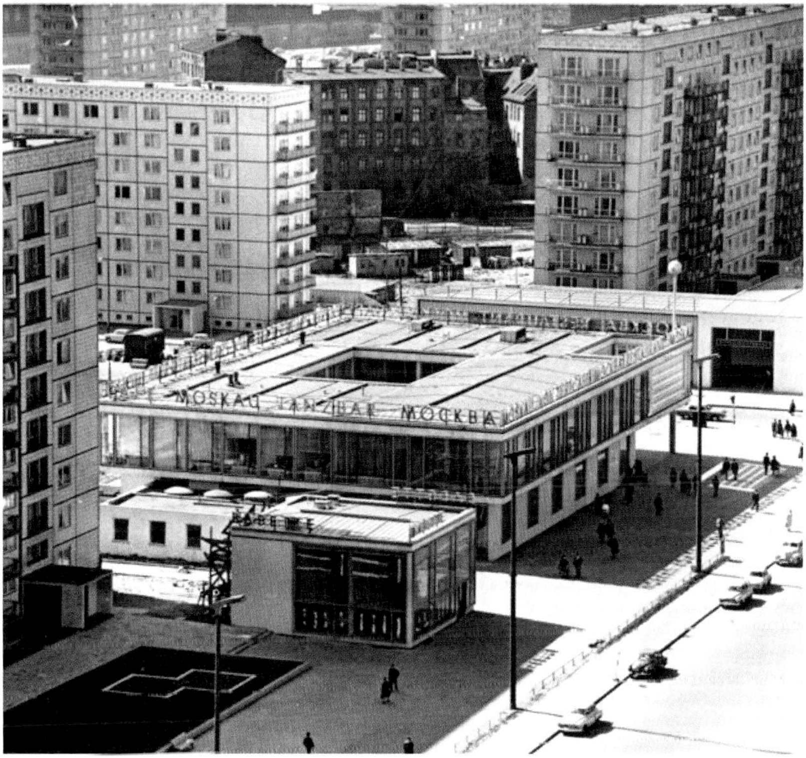

Hier fiel die Entscheidung zur Flucht: Restaurant Moskau in Ost-Berlin.

verlieren und nach der Haftentlassung nicht mehr als Arzt arbeiten dürfen. War es das wirklich wert? Und wie würde Richard Reding dastehen, der für mich gebürgt hatte und große Hoffnungen in mich setzte? Was würden meine Frau, meine Familie, meine Freunde denken? Wahrscheinlich dürfte ich niemals wieder meine Heimatstadt sehen, nie wieder am Strand von Lubmin in der Sonne liegen, nie wieder im Bodden baden.

Während mir das noch durch den Kopf ging, sprach Blacky schon über die Modalitäten. „Die Fluchthelfer verlangen 50 000 D-Mark. Dafür musst du in West-Berlin sofort einen Kredit aufnehmen, das erste Jahr ist tilgungsfrei, danach verdienst du genügend Geld, um alles zurückzuzahlen. Die monatliche Rate beträgt dann

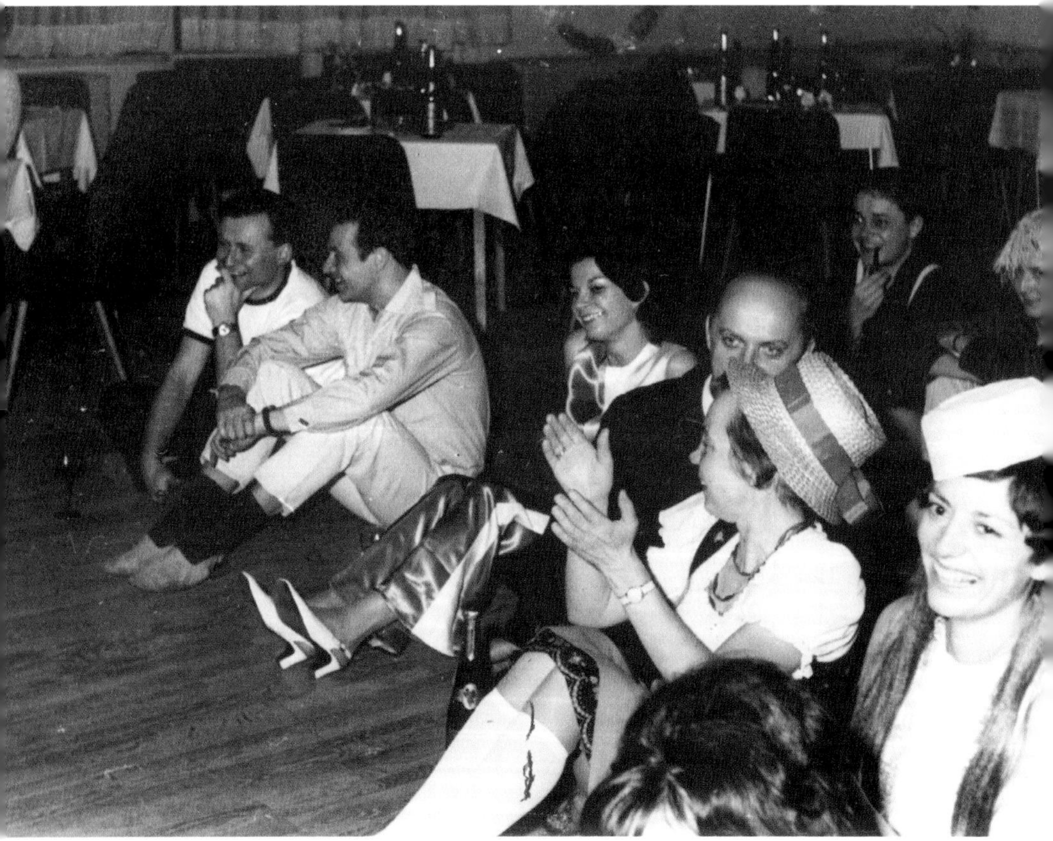

Faschingsfeier an der Greifswalder Uni. In der Bildmitte ist „Blacky" zu sehen.

500 Mark, abgesichert wird das durch eine Lebensversicherung", erklärte sie mir. Das Risiko, erwischt zu werden, sei extrem niedrig, da es um „eine diplomatische Lösung" gehe. „Wenn du jetzt zustimmst, vereinbaren wir hier und heute einen verbindlichen Termin für die Schleusung. Dann läuft das", sagte Blacky, die die Konditionen für meinen Geschmack bemerkenswert geschäftsmäßig erklärte.

Aber wer war Blacky überhaupt? Was wusste ich eigentlich über sie? Sie behauptete, eine Stelle beim Berliner Senat zu haben. Aber stimmte das überhaupt, war sie in Wahrheit vielleicht bei der Stasi und stellte mir gerade eine hinterhältige Falle? Vielleicht wurden wir auch abgehört, schließlich war das Café Moskau ein Restaurants, dessen Gäste vielfach aus dem Westen kamen. Ich weiß gar nicht mehr, ob ich mir diese Fragen damals wirklich gestellt habe. Aus heutiger Sicht weiß ich, dass ich an diesem Abend unglaublich leichtsinnig war und eigentlich völlig unverantwortlich handelte. Aber ich begriff, dass es wohl eine einmalige Chance war. „Wann kann es losgehen?", fragte ich Blacky, die mit den Schultern zuckte und antwortete: „Ganz wie du willst: in vier Wochen, in zwei Monaten, in einem halben Jahr." Ich entschied mich für einen Fluchttermin in vier Wochen. Es war der 24. Oktober, ein Montag. Jetzt setzte ich alles auf eine Karte, und die hieß Blacky.

BANGE STUNDEN

IM KOFFERRAUM EINES DIPLOMATENWAGENS

Die Kellner im Café Moskau werden uns bestimmt nicht für Verliebte gehalten haben, sondern eher für ein Paar, das sich ernsthaft aussprechen muss. Ich kam nicht mit zu Blackys Eltern nach Berlin-Blankenburg, wie ich es früher oft getan hatte, stattdessen verabschiedeten wir uns, und ich fuhr mit meinem Lada sofort zurück nach Rostock. Wenn alles nach Plan lief, würden wir uns erst vier Wochen später in West-Berlin wiedersehen. Und wenn nicht?

Während der gesamten Fahrt zurück nach Rostock konnte ich kaum einen klaren Gedanken fassen. Wie sollte ich die nächsten vier Wochen überstehen, ohne mich zu verraten? Was sollte ich Richard Reding erzählen, der sich wahrscheinlich auf eine amüsante Geschichte über den Abend mit Blacky freute? Mir war klar, dass ich keinem einzigen Menschen – nicht einmal meiner Frau – von der geplanten Flucht erzählen durfte. Nicht nur aus Angst, verraten zu werden, sondern auch, um meine Familie und meine Freunde zu schützen. Schließlich war allein die Mitwisserschaft strafbar, wer eine Republikflucht nachweislich nicht angezeigt hatte, konnte zu einer mehrjährigen Haftstrafe verurteilt werden.

Ich nahm mir fest vor, an meinem Alltag nichts zu ändern und mich bis in die kleinsten Details hinein so wie immer zu verhalten. Schon in der nächsten Woche wurde ich zur Universitätsparteileitung bestellt. Der Parteisekretär, der Kaderleiter und die anderen leitenden Genossen waren außerordentlich freundlich. „Wir freuen uns, Ihnen mitteilen zu können, dass Sie am 1. Januar 1978 die Stelle als stellvertretender Direktor der Chirurgischen Universitätsklinik antreten können, was mit einer Professur verbunden ist“, eröffnete mir der Parteisekretär. „Freuen Sie sich denn gar nicht?“, fragte er gleich darauf. Worauf ich mich beeilte, meiner Freude Ausdruck zu verleihen, und pflichtschuldigst betonte, dass ich mich durch das mir entgegengebrachte Vertrauen sehr geehrt fühlte und es selbstverständlich nicht enttäuschen würde. Habilitiert hatte ich mich schon in Greifswald, nun würde ich mit 36 Jahren Professor und stellvertretender Chef einer großen chirurgischen Uniklinik werden – eine glanzvolle Karriere, die auch im Osten mit großen Privilegien verbunden sein würde. Es war ein merkwürdiges Gefühl: Einerseits war ich tatsächlich glücklich und stolz, einen solchen Schritt gemacht zu haben. Andererseits wusste ich, dass ich den Posten nie antreten würde, denn am 1. Januar 1978 würde ich entweder im Westen sein – oder im Stasi-Knast. Während mir die Genossen die Hand schüttelten und mir mit Rotkäppchen-Sekt zuprosteten, dachte ich immer wieder: Wenn ihr wüsstet, was ich gerade plane, würdet ihr mich sofort verhaften lassen. Andererseits war völlig unklar, was mich im Westen erwarten würde. Die Freiheit, ja, gewiss. Aber auch eine Karriere, eine Aufgabe, die mich erfüllen würde und bei der ich meine Fähigkeiten einbringen könnte? Im Osten war ich geschätzt, im Westen kannte mich niemand. Würde ich dort überhaupt eine Chance bekommen? Oder würde ich untergehen, wie mancher geflüchtete ostdeutsche Arzt, der es eben nicht geschafft hatte, in Hamburg, München oder Köln wirklich Fuß zu fassen?

Wenig später musste ich ein Gespräch führen, das mich menschlich besonders stark belastete. Mein Kollege Walter Nowak, wie ich Stellvertreter von Richard Reding, lud mich zu einem Abendessen

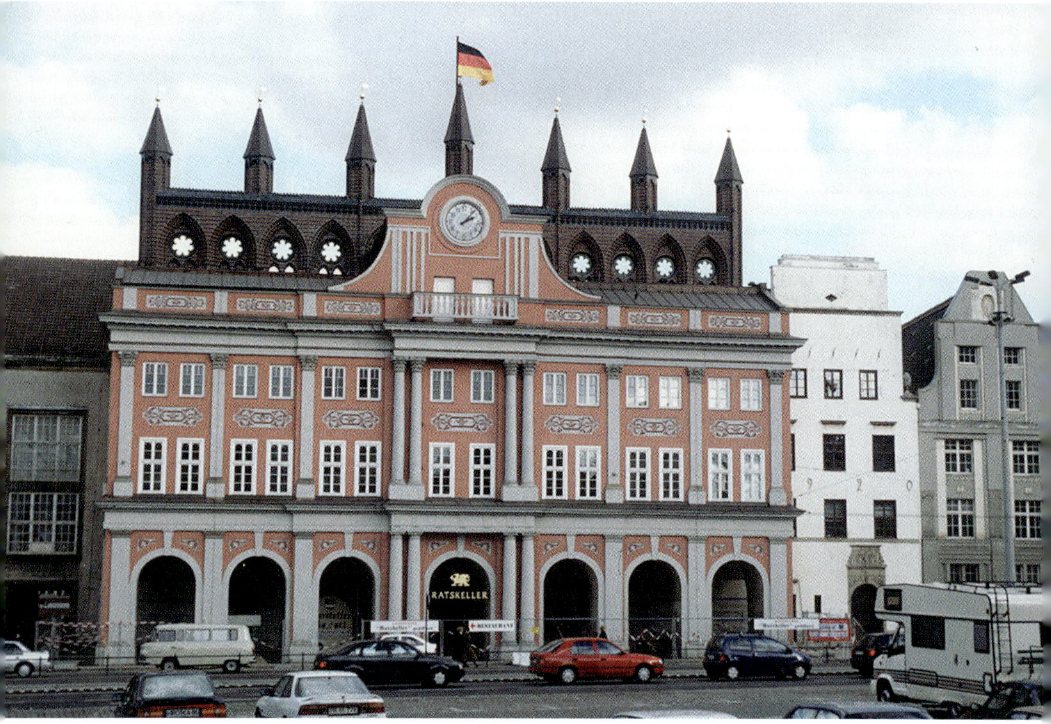

Das Rathaus der Hansestadt Rostock.

im Rostocker Ratskeller ein. Ich weiß sogar noch, dass ich Rührei und Bratkartoffeln bestellt habe. Nowak, der vier Jahre älter war als ich, teilte mir mit, dass Reding ihm eröffnet hatte, nicht ihn, sondern mich zu seinem einzigen Stellvertreter bestimmen zu wollen. „Wir haben uns immer gut verstanden, aber Sie werden sicher verstehen, dass ich als der Ältere davon ausgegangen bin, dass Reding mich zu seinem Stellvertreter bestimmen würde. Da er das nicht macht, werde ich Rostock in absehbarer Zeit verlassen. Ich habe ein Angebot aus Halle", sagte er in durchaus freundschaftlichem Ton. In diesem Moment fühlte ich mich wirklich schlecht, denn der Termin für meine Schleusung stand ja fest. Also beschwor ich ihn abzuwarten.

Ich würde mit Reding sprechen und den Posten nicht annehmen, sondern ihm als dem Älteren überlassen. Aber Nowak wollte das nicht und teilte mir mit, seine Entscheidung sei bereits gefallen. Er ging auch tatsächlich nach Halle und später nach Erfurt, wo er sehr erfolgreich war. Leider ist er bereits 1992 früh verstorben.

In den vier Wochen zwischen dem Treffen im Café Moskau und dem 24. Oktober 1977, für den meine Flucht geplant war, habe ich nicht besonders gut geschlafen. Ich bemühte mich um so viel Normalität wie möglich und tat nichts, was irgendeinen Verdacht hätte erregen können. Ich habe nicht besonders viel Geld abgehoben, nichts gekauft und nichts verschenkt, sondern eigentlich nur gearbeitet und in meiner Freizeit manchmal mit den Kollegen Fußball gespielt. Am 22. Oktober rief ich meinen Bruder Jürgen in Greifswald an und bat ihn, er möge mich bitte in Rostock besuchen. Tatsächlich traf er am späten Vormittag des 24. Oktober bei mir in der Uniklinik ein.

Er hatte Gardinen für mein Zimmer mitgebracht, die er gleich anbringen wollte. „Die Gardinen brauche ich nicht mehr, das erkläre ich dir später", sagte ich zu ihm. „Lass uns gleich zu deinem Auto gehen." Wir gingen zum Parkplatz und stiegen in seinen weißen Lada. Mein eigener grüner Lada stand auf meinem mit Namensschild versehenen Parkplatz, sodass jeder dachte, ich sei auf dem Klinikgelände. Im Auto bat ich ihn, mit mir sofort zurück Richtung Greifswald zu fahren, und weihte ihn als einzigen Menschen im Osten in meinen Plan ein: „Jürgen, ich gehe heute in den Westen. Ich brauche dein Auto, um nach Berlin zu kommen. Du solltest nichts darüber wissen, denn ganz sicher wird die Stasi dich später befragen. Sag denen einfach, ich hätte das Auto ohne dein Wissen genommen." Ich war ein bisschen erstaunt, wie cool er reagierte. Wir fuhren gemeinsam bis Grimmen, wo er einen Freund hatte, der eine Kfz-Werkstatt betrieb. Von dort würde er problemlos nach Greifswald kommen. Wir stiegen aus, verabschiedeten uns kurz, dann fuhr ich mit seinem Auto Richtung Berlin. Per Telefon wollte ich ihm später mitteilen, wo ich es abgestellt hätte.

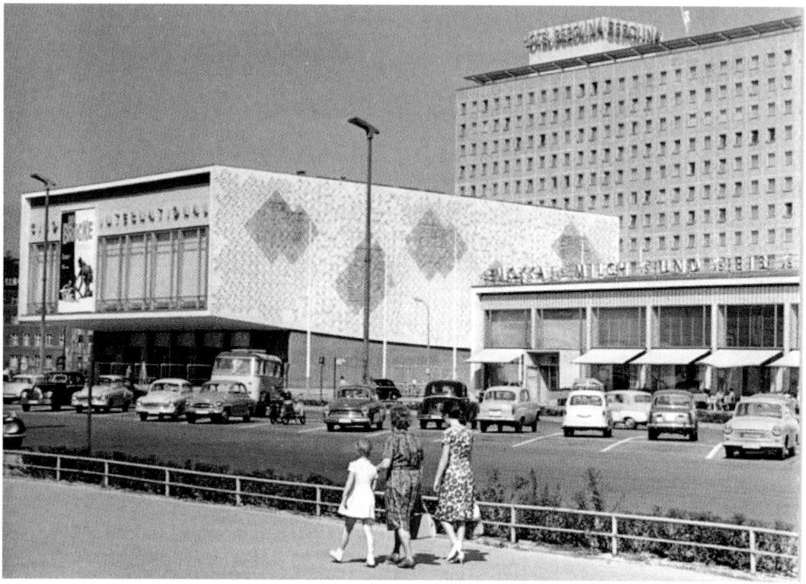

Das Kino „International“ an der Karl-Marx-Allee in Ost-Berlin.

Ich kam am späten Nachmittag in Berlin an und fuhr erst einmal nach Blankenburg, wo Blackys Eltern wohnten und ich mich ganz gut auskannte. Schon während der gesamten Fahrt hatte ich immer wieder in den Rückspiegel geschaut, um festzustellen, ob ich verfolgt würde. Nun fuhr ich mindestens eine Stunde durch Blankenburg, hielt zwischendurch mal an und fuhr kurz darauf weiter. Bald war ich mir sicher, dass niemand hinter mir her war. Also fuhr ich ins Zentrum von Ost-Berlin. Ich bog in die Karl-Marx-Allee ein, fuhr am berühmten Kino International vorbei, wo offenbar gerade eine

Vorstellung zu Ende gegangen war. Auf der rechten Straßenseite sah ich das Café Moskau, vor dem mehrere Staatslimousinen parkten, und dachte an den Abend mit Blacky. Noch immer schien mich niemand zu verfolgen, auch später nicht, als ich den Strausberger Platz passiert hatte und in die Frankfurter Allee eingebogen war. Auf dem Mittelstreifen gab es dort einen breiten Parkplatz, der nur mäßig belegt war. Das war der ideale Platz, den Lada meines Bruders abzustellen. Also fuhr ich links auf den Parkplatz, wo weit und breit kein Mensch zu sehen war. Ich zog den Zündschlüssel ab und steckte ihn in meinen weißen Arztkittel, der auf dem Beifahrersitz lag. Dann nahm ich eine weiße Plastiktüte, die als Erkennungszeichen dienen sollte, vom Rücksitz. Um sie zu beschweren, hatte ich meinen Rasierapparat hineingesteckt, sonst nichts. In meinem Portemonnaie steckte außer ein bisschen Geld nur der Personalausweis, sonst trug ich nichts bei mir, keine Urkunden, keine Zeugnisse, keine Dokumente. Als ich auf meine Armbanduhr schaute, war es 19.50 Uhr. Ich weiß nicht mehr, ob ich ein Stoßgebet gen Himmel schickte, aber wahrscheinlich war es so. Ich stieg aus und nahm die weiße Plastiktüte in die rechte Hand. Die Türen verriegelte ich von innen, zuletzt schlug ich die Fahrertür zu. Dann lief ich stadtauswärts Richtung Frankfurter Tor und bog 19.59 Uhr in die Koppenstraße ein. Das ist eine kleinere Querstraße, die damals relativ dunkel und wenig belebt war. Zunächst konnte ich niemanden sehen, doch dann lief ein dunkelhäutiger Mann, wohl ein Afrikaner, direkt auf mich zu. „In welche Richtung wollen Sie gehen, mein Herr?“, fragte er mich. Ich war zunächst erstaunt, dass ich es mit einem Afrikaner zu tun hatte, antwortete aber gemäß der Absprache: „In Richtung Tiergarten.“ Er nickte und bedeutete mir, ihn zu begleiten. Schon nach wenigen Schritten erreichten wir ein großes Auto, einen richtigen amerikanischen Straßenkreuzer, der mit laufendem Motor am Straßenrand wartete. Auf dem Beifahrersitz saß ein ebenfalls dunkelhäutiger Mann. Wortlos öffnete der Mann, der mich angesprochen hatte, den riesengroßen Kofferraum, der mit Decken ausgepolstert war und in den ich mich problemlos hineinlegen konnte. Dann schloss sich die Klappe über mir, und ich lag im Dunklen. Jetzt war es entschieden, gab es kein Zurück mehr. Ich hatte nichts mehr in der Hand, musste alles nehmen, wie es kam. Als der Wagen anfuhr, überfiel mich Panik. Ich beruhigte mich mit dem Gedanken, dass ich in spätestens einer halben Stunde wissen würde, wie und wo ich die nächsten Jahre verbringen würde: entweder als Arzt im Westen oder als Häftling im Stasi-Knast.

Die Schwarzen hatten ziemlich laute Musik angestellt, es waren Pop- und Countrysongs, wahrscheinlich von einer Kassette. Nach ungefähr zehn Minuten hielt der Wagen an. Eine Tür klappte, vermutlich war der Beifahrer ausgestiegen. Nach weiteren zehn Minuten hielt das Auto erneut, die Musik wurde ausgestellt, stattdessen hörte ich Stimmen. Manches konnte ich verstehen. „Sie sind aber oft in der DDR", sagte jemand von draußen, wahrscheinlich der Kontrolleur an der Grenze. „Das geht Sie gar nichts an", antwortete der Fahrer. Dann passierte ziemlich lange nichts. Mir brach der Schweiß aus, und ich rechnete jeden Moment damit, dass jemand die Kofferraumklappe öffnen und mich entdecken würde. Doch dann fuhr der Wagen wieder an, allerdings nur langsam, um einige Meter weiter wieder zu halten. Offenbar mussten wir mehrere Kontrollpunkte passieren. Diesmal ging die Kontrolle flotter, es wurde auch nicht viel gesprochen. Der Wagen fuhr erneut an, nun aber schneller. Hatten wir die Grenze passiert? War ich jetzt in West-Berlin, in der Freiheit?

Der Wagen bog irgendwo ein und hielt, aber die Kofferraumklappe öffnete sich nicht. Wieder hörte ich Stimmen, auch die von Blacky. Und ich bekam mit, dass es ums Geld ging. Der Afrikaner stellte

Nachforderungen, wollte auf einmal mehr. Schließlich sei ich Arzt und würde sicher bald gut verdienen. Es entwickelte sich ein richtiger Streit. „Ich kann ihn auch wieder zurückfahren, für mich ist das kein Problem“, drohte der Mann. Um Gottes Willen, dachte ich, was soll das werden? Schließlich einigten sie sich doch irgendwie, aber ich musste ausharren, denn erst sollte das zusätzliche Geld herbeigeschafft werden. In der Wartezeit ließ der Afrikaner niemanden an den Kofferraum heran. Mir kam es vor wie Stunden. Doch dann endlich durfte Blacky die Klappe öffnen, und ich kletterte heraus.

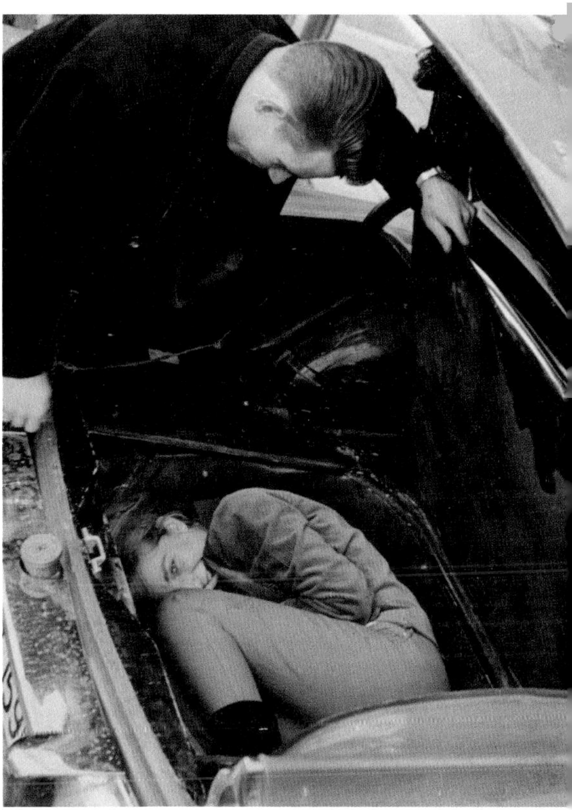

Diese nachgestellte Szene zeigt eine Flucht im Kofferraum eines Pkw.

Die frische Herbstluft war erquickend, der nächtliche Himmel wunderbar. Ich sah bunte Neonreklamen blinken, die Symbole des Westens. Ich nahm Blacky in den Arm und sagte: „Gott sei Dank!“ Als ich mich umdrehte, war der Schwarze mit seinem Amischlitten schon verschwunden. Neben Blacky standen noch zwei Männer, die offenbar auch zur Fluchthilfeorganisation gehörten, ein Zahnarzt und ein Augenarzt. Sie beglückwünschten mich, aber ich war nach der langen Zeit der Angst und Unsicherheit im Kofferraum ziemlich verstört. Im ersten Moment konnte ich mich gar nicht richtig freuen. Auf einmal stürzten alle möglichen Gedanken auf mich ein. Was hast du nur gemacht? War das wirklich richtig? Oder war es vielleicht nicht nur extrem leichtsinnig, sondern sogar ein Riesenfehler? Werde ich auch im Westen eine Karriere machen können? Werde ich überhaupt als Chirurg arbeiten dürfen? Klar war nur: Jetzt wurde alles anders. Es gab keinen Schritt zurück.

Wir gingen dann in ein nahes Restaurant, ein Steakhaus. Erst als wir dort saßen, fiel mir ein, dass ich schon lange nichts mehr zu mir genommen hatte. Hunger empfand ich trotzdem nicht. Ich war nur müde und gleichzeitig aufgewühlt. Übernachtet habe ich bei Blacky, die eine kleine Wohnung in Reinickendorf besaß. Aber schon beim Frühstück am nächsten Tag eröffnete sie mir, dass wir uns nicht mehr sehen dürften, das wäre für sie zu gefährlich. Sie half mir noch, die ersten Formalitäten zu klären. Das betraf vor allem das Finanzielle. Ich war nun ein freier Mann – ohne einen Pfennig Geld in der Tasche, dafür aber mit 50 000 D-Mark Schulden. „Mach dir keine Gedanken, dass hast du bald geregelt“, sagte sie mir und begleitete mich zu einer Filiale der Ärzte- und Apothekerbank, mit der der Kreditvertrag im Wesentlichen vorher schon ausgehandelt war. Ich unterschrieb viele Formulare, ohne deren Inhalt zu begreifen. Dann verabschiedete ich mich von Blacky. Ich habe sie nie wiedergesehen.

DECKNAME „TAUBE“

IM VISIER DES MFS

Die Kreisdienststelle Greifswald des Ministeriums für Staatssicherheit (MfS) befindet sich in der Domstraße 7 in einem unauffälligen Gebäude am Rande der historischen Innenstadt. Die Damen und Herren, die hier in den 1970er-Jahren täglich ein- und ausgehen, bemühen sich um Diskretion. Wer ihnen in der Stadt begegnet, hält sie für normale Büroangestellte, die in der Verwaltung irgendeines staatlichen Betriebs einer nicht besonders aufregenden Tätigkeit nachgehen. Nur sie selbst wissen es besser. Intern bezeichnen sie sich als Tschekisten, nach der Tscheka, dem am 20. Dezember 1917 auf persönliche Anweisung von Lenin gegründeten ersten sowjetischen Geheimdienst. Tscheka ist eine russische Abkürzung, sie steht für die der kommunistischen Partei direkt unterstehende Außerordentliche Allrussische Kommission zur Bekämpfung von Konterrevolution, Spekulation und Sabotage. Chef war der polnisch-russische Bolschewik Feliks Dzierzyński (1877–1926), dessen Büste bis zum Untergang des Kommunismus tausendfach auf den Schreibtischen der ostdeutschen Stasi-Mitarbeiter zu finden ist. Von Dzierzyński stammt der Ausspruch, ein Tschekist müsse „ein heißes Herz, einen kühlen Kopf und saubere Hände“ haben. Saubere Hände? Für die Mitarbeiter des MfS, das in der Bevölkerung schlicht Stasi genannt wird, ist das ein sehr dehnbarer Begriff. Nach Meinung von Erich Mielke (1907–2000), der seit 1957 den DDR-Geheimdienst leitet, heiligt der Zweck die Mittel. Damit ist seinen Untergebenen alles erlaubt. Überwachung, Nötigung, Erpressung, ja sogar Mord sind

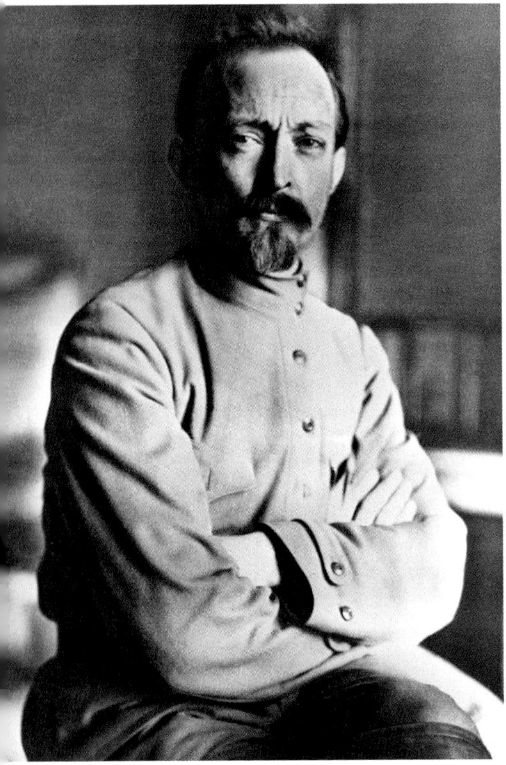

Feliks Dzierżyński, Gründer der Tscheka und Ikone der Stasi.

durch das „humanistische Ziel", die Arbeiter- und Bauernmacht zu schützen, grundsätzlich legitimiert. Ein Stasi-Mitarbeiter kann sich die Hände also gar nicht schmutzig machen. Nur muss sein Tun stets geheim bleiben.

Die Arbeit von Geheimdiensten ist überall auf der Welt eine unappetitliche Angelegenheit, unterliegt aber in Diktaturen besonderen Bedingungen. Da die Macht der Herrschenden durch nichts legitimiert ist, fürchten sie das eigene Volk und müssen es überwachen lassen. In der DDR herrscht die SED, und die Stasi versteht sich als „Schild und Schwert der Partei". In ihrem Selbstverständnis dient sie also nicht dem Staat, sondern der Partei, was in der Realität aber auf dasselbe hinausläuft. Zwischen 110 000 und 189 000 Inoffizielle Mitarbeiter (IMs) sind am Ende der DDR für die Stasi tätig. Dabei handelt sich um Menschen, denen man gewiss nicht Unrecht tut, sie als Spitzel zu bezeichnen. Sie erklären sich schriftlich bereit, konspirativ mit der Stasi zusammenzuarbeiten und Kollegen, Bekannte, Freunde und manchmal sogar Familienangehörige auszuforschen – wohlwissend, dass das für diese oft katastrophale Folgen hat. Als Stasi-IM berichten sie unter einem selbstgewählten Decknamen, treffen sich mit ihren Führungsoffizieren in konspirativen Wohnungen und neh-

men dort Aufträge entgegen. Was treibt Menschen, so etwas zu tun? Sicher auch materielle Vorteile, eine berufliche Förderung, die schnellere Zuteilung einer besseren Wohnung, eines Autos oder andere Privilegien, doch meist steht etwas anderes im Vordergrund: ideologische Verblendung, gepaart mit dem Gefühl, Macht über andere Menschen und deren Geschicke ausüben zu können. Und das betrifft nicht nur die mehr als 110 000 IMs, sondern mindestens ebenso die hauptamtlichen MfS-Angehörigen, die alle einen militärischen Dienstrang haben und von denen Ende 1989 etwa 91 000 auf der Gehaltsliste des DDR-Geheimdienstes stehen.

Die Kreisdienststelle Greifswald ist eine von insgesamt zehn derartigen Einrichtungen, die der Stasi-Bezirksverwaltung unterstehen. Diese ist in einem Komplex von DDR-typischen Plattenbauten in Dummersdorf untergebracht, etwa zehn Kilometer südöstlich von Rostock entfernt. Im Lauf von 40 Jahren DDR haben die Geheimdienstler im Bezirk Rostock 3,3 Kilometer Schriftgut angesammelt, 4000 Mikrofilmrollen und

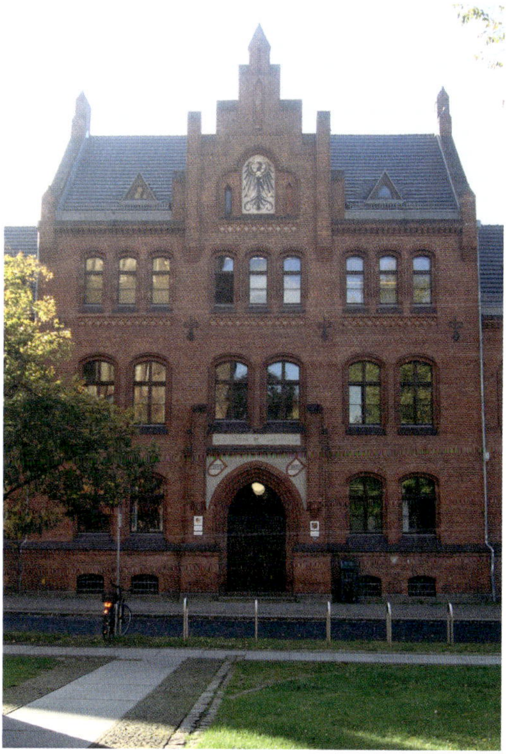

Die Kreisdienststelle der Stasi in der Greifswalder Domstraße 7.

48 000 Dokumente auf Mikrofiche sowie 1 170 000 Karteikarten, auf denen persönliche Daten verzeichnet sind, darunter auch Deck- und Klarnamen eines ganzen Heeres von Inoffiziellen Mitarbeitern.

Ein Teil der Unterlagen wird in der Außenstelle in Görslow bei Schwerin aufbewahrt, auch Teichmanns Akte. 1995 besucht er die ehemalige Geheimdienstzentrale. Ein Mitarbeiter begrüßt ihn und führt ihn in den Lesesaal, wo die Akte bereitliegt.

Sie umfasst mehr als 1500 Seiten. Es sind verschiedenste Dokumente: Beobachtungsberichte, Informationsberichte, Maßnahmepläne, abgefasst in dem für die Stasi typischen bürokratischen Stil. Wolfgang Teichmann stellt fest, dass einige Passagen abgedeckt sind. Dort sind Rechte unbeteiligter Dritter tangiert, erklärt ihm der Behördenmitarbeiter. Die Namen und Dienstränge der hauptamtlichen Mitarbeiter werden genannt, die IMs erscheinen in der Akte aber nur unter ihren Decknamen. Wolfgang Teichmann notiert sie, um sie später in dem Formular für die „Klarnamenermittlung" einzutragen. Bei manchen IMs wäre das gar nicht nötig, Wolfgang Teichmann erkennt sofort, wer sich hinter einigen Decknamen verbirgt. Bei anderen ist das nicht möglich, hier wird er manche Überraschung erleben. Die Stasi-Akte gibt Auskunft darüber, wie der Geheimdienst das eigene Leben nicht nur überwacht, sondern auch beeinflusst hat. So wird im Nachhinein auch manches Rätsel gelöst. Zum Beispiel die Frage, warum der junge Arzt zunächst nicht in ein unbefristetes Arbeitsverhältnis übernommen wurde. In einer am 1. April 1974 verfassten „Information" heißt es:

„So wurde der Arzt Wolfgang TEICHMANN vorerst in ein befristetes Arbeitsverhältnis genommen, obwohl der T. von Prof. R. (Anm.: Prof. Richard Reding) gefördert wurde. Aber es wird eingeschätzt, dass der T. damals nicht in ein unbefristetes Arbeitsverhältnis genommen wurde, weil die Sektionsleitung mit Rückendeckung der Parteileitung

der APO (Anm: Abteilungsparteiorganisation) Chirurgie den Prof. R. damit treffen wollte."

Es ging also gar nicht um ihn selbst, sondern nur darum, im Zuge einer parteiinternen Intrige seinem Chef zu schaden. Allerdings ist der Stasi auch klar, dass Wolfgang Teichmann ohne die Chance auf eine seinen Fähigkeiten entsprechende berufliche Karriere über kurz oder lang doch mit dem Gedanken spielen würde, die DDR zu verlassen.

Unter dem Verdacht steht er schließlich schon seit Jahren.

Ist es Zufall, gar ein Missverständnis oder aber das geschärfte Misstrauen der unauffälligen Greifswalder Tschekisten, das zur frühzeitigen Beobachtung des jungen Mediziners Wolfgang Teichmann führt? Eigentlich ist er dafür gar nicht prädestiniert, er ist beileibe kein Staatsfeind, geht zwar zu Weihnachten in den Greifswalder Dom, engagiert sich aber sonst kaum für die Kirche. Sein einziges Interesse besteht eigentlich darin, ein guter Mediziner zu werden. Er lernt Tag und Nacht, arbeitet viel mehr, als er eigentlich muss, und verhält sich damit geradezu vorbildlich. Dass er das politische Spiel nicht mitmacht, nicht in die SED eintritt und „gesellschaftliche Tätigkeit" nur im absolut unerlässlichen Maß ausübt, reicht eigentlich für eine Stasi-Beobachtung nicht aus. Wollte der Geheimdienst alle DDR-Bürger überwachen, die sich so verhalten, wäre er schon personell weit überfordert. Was ist es also, was die Stasi schon frühzeitig misstrauisch werden lässt? Es ist die Idee der Republikflucht.

Aber wie wenig reicht schon aus, um ins Visier der Stasi zu geraten! Zu diesem Zeitpunkt plant Teichmann noch nichts Konkretes, es sind nicht mehr als ein paar vage Ideen, vielleicht irgendwann mal die DDR zu verlassen. Aber schon eine unbedachte Äußerung im Gespräch kann in der DDR enorme Folgen haben. Wem alles hat er von der Idee erzählt, möglicherweise irgendwann über die Ostsee in den Westen zu fliehen? Einer Freundin, einem Freund am Strand von Lub-

min? Unzählige DDR-Bürger werden bei ihrem Ostsee-Urlaub auf den gleichen Gedanken gekommen sein und diesen beim abendlichen Bier weitergesponnen haben, ohne dass jemals ein konkreter Plan daraus wurde. Doch wenn die Stasi von solch einem, im Grunde genommen harmlosen Gespräch erfährt, wenn irgendein Zuträger seinem Führungsoffizier darüber berichtet, dann setzt sich das Räderwerk des Geheimdienstes in Gang, dann wird ein Vorgang daraus, der für die Bespitzelten fatal enden kann, im Zweifelsfall im Stasi-Knast.

Der 23. September 1971 ist ein sonniger Spätsommertag. In der Stasi-Kreisdienststelle Greifswald spannt Oberleutnant Gronau ein DIN-A4-Blatt mit drei Durchschlägen in die elektrische Schreibmaschine und tippt einen Maßnahmeplan ein, für den er sich zuvor umfangreiche Notizen gemacht hat.

Der entscheidende Hinweis ist nicht aus Greifswald oder Rostock gekommen, sondern von einem IM „Henny", der in der Bezirksverwaltung (BV) Potsdam erfasst ist. In dem Papier heißt es:

„Entsprechend der Mitteilung von der Abtlg. II der BV Potsdam, dass Dr. Teichmann und Dr. Maskow (Anm.: Teichmanns Kommilitone und Kollege Gerhard Maskow) der Chirurg.-Klinik Greifswald mit Hilfe von Küstenfischern aus Lubmin Greifswald über die 3-Meilen-Zo und dann mittels eines Faltbootes auf ein westliches Linienschiff zu warten, um somit eine RF (Anm.: Republikflucht) gemeinsam vorzunehmen.

Aufgrund des konkreten Hinweises werden die genannten Personen nach Paragraph 213 StGB bearbeitet. Ziel der op.-Bearbeitung muss sein den Nachweis für strafrechtliche Handlungen zu erarbeiten."

Der Plan umfasst insgesamt 21 Maßnahmen, die sich von Ende September bis kurz vor Weihnachten 1971 erstrecken sollen. Dabei wird das persönliche und berufliche Umfeld der Verdächtigen genauestens untersucht, Persönlichkeitsbilder und Charakterstudien wer-

den erstellt, Vorlieben und Hobbys erfasst. Zahlreiche hauptamtliche Stasi-Mitarbeiter und jede Menge IMs überwachen nahezu rund um die Uhr die beiden jungen Ärzte und versuchen herauszubekommen, wie weit die Fluchtpläne bereits gediehen sind.

Aber Maskow und Teichmann bekommen nichts davon mit, ahnen nichts von der aufwendigen und teuren Überwachungsaktion, die sie durch eine unbedachte Äußerung in Gang gesetzt haben und die schließlich ergebnislos abgebrochen wird.

Die große Überwachungsaktion vom Herbst 1971 hat zwar keinerlei Beweise erbracht, aber die Stasi bleibt misstrauisch. Hierbleiben oder weggehen? Wahrscheinlich haben sich die meisten DDR-Bürger irgendwann diese Frage gestellt. Schon als Rettungsschwimmer schaut Wolfgang Teichmann am Strand von Lubmin auf den Greifswalder Bodden und überlegt sich, wie er das Land verlassen könnte. Konkrete Pläne sind das nicht, vielmehr Fantasien und Träume, die wohl fast jeder DDR-Bürger hat, der sich in dem engen Land eingesperrt und permanent bevormundet fühlt. Teichmann ist nicht dabei, als am 5. März 1972 im Leipziger Schauspielhaus Volker Brauns Drama „Die Kipper" uraufgeführt wird, er hätte aber einer zentralen Aussage dieses bemerkenswerten Stücks sicher nicht widersprochen. Darin bezeichnet der Arbeiter Paul Bauch die DDR als „das langweiligste Land der Erde". Mehr noch als die Langeweile ärgert den jungen Arzt die auf Inkompetenz gegründete Herrschaft der Partei: Die wirkliche Macht übt in jedem DDR-Betrieb und damit auch in jeder Klinik nicht der Chef aus, sondern der Parteisekretär. Ohne die Zustimmung des Abgesandten der SED ist auch der ärztliche Direktor einer Klinik letztlich machtlos.

Will er diese politische Gängelung wirklich ein ganzes Berufsleben lang akzeptieren und ertragen? Oder wäre es nicht viel besser, in die Bundesrepublik zu gehen, wo es diese politische Bevormundung nicht gibt? Dort könnte er seinen Beruf auch gewiss mit weit größerem Erfolg ausüben als in der DDR. Solche Gedanken hat Teichmann 1972, als er noch an der Chirurgischen Klinik der Ernst-Moritz-Arndt-Universität Greifswald arbeitet.

Konkrete Fluchtpläne sind das aber noch immer nicht, sondern eigentlich nicht viel mehr als Träumereien. Und da spielt dann schon der Gedanke an die Fischerboote eine Rolle. Während man in der Ostsee nicht einmal mit der Luftmatratze über die Begrenzungsbojen für Schwimmer hinausfahren darf, bewegen sich die Berufsfischer mit ihren Kuttern ziemlich ungehindert. Könnte man vielleicht mit einem dieser Fischerboote entkommen? Die Lubminer Fischer kennt er schließlich gut, möglicherweise würde sich einer von ihnen auf ein solches Abenteuer einlassen. Irgendwann erzählt der junge Arzt das auch seiner Freundin Blacky, ohne sich weiter Gedanken darüber zu machen.

Dafür machten sich die unauffälligen Herren von der Greifswalder MfS-Kreisdienststelle umso mehr Gedanken über die mögliche Flucht des jungen Mediziners. Am 12. Oktober 1972 bekommt ein Stasi-IM „Agnes Martha" den folgenden Auftrag:

„Der IM hat in der nächsten Zeit drei Wochen Urlaub. In dieser Zeit wird er zweimal am Tag, vormittags und nachmittags, Kontrollgänge in der Nähe des Bungalows vom Zahnarzt Dr. Lorenz und Teichmann in Lubmin unternehmen. Er wird dort Beobachtungen anstellen, Fahrzeugnummern registrieren und Personen, die er in den Bungalows und den dazugehörigen Grundstücken gesehen hat, beschreiben.

Der IMV (Anm.: IM, der unmittelbar an der Bearbeitung und Entlarvung im Verdacht der Feindtätigkeit stehender Personen mitarbeitet) wird täglich dazu einen Bericht anfertigen, auch dann, wenn er keine Personen gesehen hat.

Der IMV ‚Agnes Martha' hat die Boote des Fischers Fritz Mörke selbst gebaut. Dieses wurde zum Anlass genommen, um die Bootsanle-

geplätze der Fischer in Lubmin aufzusuchen, um festzustellen, ob Fritz Mörke das von ihm gebaute Boot noch besitzt und damit noch fährt. Dabei wird er den derzeitigen Zustand der Boote ermitteln und beschreiben. Der IMV wurde beauftragt, den Mitarbeiter sofort anzurufen, wenn er sieht, dass Personen von den besagten Grundstücken sich in Boote begeben oder Boote beladen bzw. besteigen und auf den Bodden hinausfahren."

Der ganze Aufwand ist aber vergebens, denn Wolfgang Teichmann denkt gar nicht daran, Kontakt zu einem der Fischer aufzunehmen und mit einem Boot zu fliehen. Das sehen einige Personen aus dem Umkreis allerdings anders, wie aus einem späteren Stasi-Dokument hervorgeht:

„Gen. Prof. Dr. R. (Anm.: Richard Reding) schätzt heute ein, dass zum damaligen Zeitpunkt und in den folgenden Monaten Dr. T. bereit gewesen wäre, bei entsprechenden Möglichkeiten und folgender fehlender Perspektive, die DDR zu verlassen. Durch den Einfluss seines Vaters und sein Bemühen hätte er von konkreten Handlungen in dieser Richtung Abstand genommen. Nach längeren Auseinandersetzungen und neuentstandenen Einsichten sowie dem Arbeitsverhalten von Dr. T. hätte man sich jetzt dazu entschlossen, Dr. T. in ein unbefristetes Arbeitsverhältnis zu übernehmen. Außerdem erhielt Dr. T. ein Thema zur Promotion B. (Anm.: DDR-Bezeichnung für Habilitation), an dem er zurzeit sehr intensiv arbeitet. Gen. Prof. Dr. R. schätzt ein, dass augenblicklich keine akute Gefahr für ein illegales Verlassen der DDR durch Dr. T. bestände, ohne jedoch dafür absolut zu garantieren." Am Ende des insgesamt sieben Seiten langen Schriftstücks ist dann folgendes Resümee zu lesen: „Nach eingehender Diskussion zur Gesamtsituation um Dr. T. schätzt Prof. Dr. R. ein, dass er all seinen persönlichen Einfluss auf ihn ausüben wird, um etwaige Aktivitäten nach Paragraph 213 StGB (Anm.: Republikflucht) auszuräumen. Er hat die Absicht, bei seiner Berufung nach Rostock bzw. Berlin Dr. T. als einzigen engeren

Mitarbeiter mitzunehmen, ihm eine gesicherte Perspektive zu bieten und damit fest an die DDR zu binden."

Doch auch weiterhin sind in Teichmanns Stasi-Akten eine Fülle von absurden Aktionen dokumentiert, die ihm damals nicht auffallen. Ist es der Genosse Thiele, MfS-Major und Leiter der Kreisdienststelle Greifswald, der auf die merkwürdige Idee kommt, Wolfgang Teichmann als „Taube" zu bezeichnen? Decknamen sind Teil des konspirativen Spiels der Stasi, für die Verschleierung und Geheimhaltung zum Tagesgeschäft gehört. Dabei treibt die Hinwendung zur Ornithologie seltsame Blüten, wie der „Operativplan für die Absicherung von B-Maßnahmen (Anm: akustische Überwachung in geschlossenen Räumen) zur VAO (Anm.: Vorlaufakte operativ) Karzinom" vom 7. August 1975 zeigt. Darin werden als „Personen, die unter Kontrolle gehalten werden müssen" genannt: Dr. med. W. Teichmann, Deckname: „Taube", seine Ehefrau E. Teichmann unter dem Decknamen „Sperber" und das Ehepaar Prof. Liewehr unter dem Decknamen „Star". An der minutiös geplanten Überwachungsaktion, die sich auf Prof. Kraußolds Lubminer Wochenendgrundstück (Am Waldwinkel 2) bezieht, sind 13 MfS-Mitarbeiter beteiligt, die über drei „PKW mit Sprechfunk" und vier Handfunksprechgeräte verfügen. Um das Grundstück verwanzen zu können, muss sichergestellt sein, dass sich dort in der Nacht vom 13. zum 14. August 1975 niemand aufhält. Die Überwachung von Teichmann übernehmen vier Personen, vier weitere kümmern sich um seine Ehefrau Evelyn. In Lubmin selbst sind vier Tschekisten im Einsatz (ein Leutnant und drei Oberleutnants), die über zwei Autos und mehrere Sprechfunkgeräte verfügen. Da die Stasi nichts dem Zufall überlässt, hat sie auch für den Fall, dass womöglich unerwartet jemand das Wochenendhaus betreten will, vorgesorgt. Unter der Rubrik „Legende" heißt es: „Verfolgung eines bewaffneten Verbrechers – als Kriminalpolizei ausgeben."

Aber so weit kommt es nicht, offenbar kann „die Maßnahme“ im August 1975 störungsfrei ausgeführt werden. Allerdings wieder ohne Ergebnis.

Als Teichmann 1976 Oberarzt und Dozent in Rostock wird, denkt er kaum noch an Flucht – bis es zur Wiederbegegnung mit der ehemaligen Freundin Blacky im Ost-Berliner Café Moskau an der Karl-Marx-Allee kommt. Bis heute gibt diese Geschichte Wolfgang Teichmann Rätsel auf, denn auch aus der Stasi-Akte lässt sich nicht alles klären. Klar ist nur, dass Gerhild Henoch, alias Blacky, Anfang der 1970er-Jahre Teichmann bespitzelt und dabei auch über dessen vage Fluchtpläne berichtet hat. Sie war IM Henny, sie ist es, die ihn 1971 und 1972 bei der Stasi angezeigt und damit die ersten großen Überwachungsaktionen ausgelöst hat. Dass ausgerechnet sie ihm später erfolgreich zur Flucht verhilft, wirft natürlich Fragen auf. Tut sie das mit Wissen oder sogar im Auftrag des MfS? Vielleicht auf Initiative der Hauptverwaltung Aufklärung (HVA), die vielleicht eigene Pläne hat, von denen die Genossen in Greifswald und Rostock nichts wissen? Dazu finden sich in den Akten keinerlei Hinweise. Im Gegenteil: Die Stasi wird durch die Flucht im Herbst 1977 völlig überrascht. Hat Blacky, die selbst unter ziemlich undurchsichtigen Umständen in den Westen gegangen ist, die Seiten gewechselt? Oder geht es ihr am Ende nur darum, durch die Organisation der Flucht etwas Geld zu verdienen?

Die erste Nacht nach seiner Flucht hat Wolfgang Teichmann in Gerhild Henochs West-Berliner Wohnung verbracht, sie danach aber nie wieder getroffen. Darauf hat sie bestanden, da weitere Treffen zu gefährlich seien. Danach verlieren sich ihre Spuren, alle späteren Recherchen bleiben ohne Ergebnis. Heute glaubt Wolfgang Teichmann, dass Gerhild Henoch schon längere Zeit nicht mehr am Leben ist.

Wenn Stasi-Opfer später ihre Akten lesen, erfahren sie oft Dinge, die sie nie für möglich gehalten hätten: Das betrifft Verrat, Neid und

Missgunst, aber auch andere, durchaus positive Charakterzüge. So ist zwar in einem am 16. November 1977 gegebenen Bericht des IMV „D. Hochmuth" über die Reaktionen von Ärzten und Schwestern „auf das ungesetzliche Verlassen der DDR durch Dr. Teichmann" zu lesen:

„Nach Bekanntwerden des ungesetzlichen Verlassens der DDR durch Dr. Teichmann wurde in vielen Diskussionen eindeutig, dass die Mehrheit aller Ärzte und Schwestern die Tat des T. verurteilen, als ‚unfaires Verhalten' bezeichnen und ihm besonders vorwarfen, als Arzt seine Patienten im Stich gelassen zu haben. Die Handlung des Dr. Teichmann wurde mit Unverständnis aufgenommen, da er an der Klinik eine gesicherte Existenz und Perspektive hatte." Allerdings heißt es an späterer Stelle auch: „Stationsschwester Dagmar Stange freute sich unheimlich, dass T. es geschafft hat. Sie warnte die anderen Schwestern vor unbedachten Äußerungen und forderte sie auf, ‚das Maul zu halten'."

Durch seine Flucht hat sich Wolfgang Teichmann zwar dem unmittelbaren Zugriff der Stasi entzogen, aus dem Blick gerät er dem DDR-Geheimdienst dadurch aber nicht. Zunächst versucht die Stasi sogar, ihn zur Rückkehr zu bewegen. Dafür instrumentalisiert man Teichmanns Vater, den NDPD-Funktionär Günter Teichmann. Schon nach wenigen Tagen erhält dieser einen absolut außergewöhnlichen Dienstreiseauftrag: Er fährt nach West-Berlin, um seinen Sohn zur Rückkehr zu bewegen. Es werde ihm nichts geschehen, er könne seine Tätigkeit an der Rostocker Uniklinik völlig bruchlos fortsetzen, da seine Flucht durch die freiwillige Rückkehr völlig ohne Konsequenzen bleiben würde.

„Mein Vater sagte mir das alles, allerdings ohne sich besonders viel Mühe zu geben, mich wirklich zu überzeugen. Wahrscheinlich hat auch er nicht wirklich daran geglaubt, dass ich nach meiner Rückkehr unbehelligt bleiben würde", erinnert sich Wolfgang Teichmann,

dem aber ein anderer Satz seines Vaters in Erinnerung geblieben ist: „Er sagte mir: ‚Was erwartest du eigentlich von deinem Leben? Du hast einen wunderbaren Beruf als Arzt, den du auch im Osten ausleben kannst.' Das gab mir sehr zu denken. Eigentlich wollte ich doch nur ein guter und erfolgreicher Chirurg werden. Musste ich dafür wirklich in den Westen gehen?" Viel Zeit zum Grübeln bleibt ihm nach dem Abschied vom Vater, der nun unverrichteter Dinge zurück nach Greifswald reisen muss, allerdings nicht. Denn das neue Leben im Westen ist zunächst mit einer Menge Bürokratie verbunden. Am 3. November 1977 meldet er sich in der Bundesnotaufnahmestelle in der Marienfelder Allee, wo er viele Auskünfte geben und Fragen beantworten muss. Wenn er jetzt per Zug oder mit dem Auto in die Bundesrepublik fahren wollte, würde er schon am Grenzübergang verhaftet, denn am 10. November 1977 fertigt das Kreisgericht Rostock-Stadt einen Haftbefehl aus. „Er wird beschuldigt, in der Zeit vom 24. zum 25.10.1977 die DDR ohne staatliche Genehmigung nach Berlin-West verlassen zu haben." Als Vergehen wird Paragraph 213, Absatz 1 des Strafgesetzbuchs der DDR angegeben. Schließlich händigen ihm die West-Berliner Beamten einen bundesdeutschen Personalausweis und ein Flugticket für die Pan Am aus. Bald darauf sitzt der junge Arzt aus Greifswald in einer Boeing 737 der amerikanischen Fluggesellschaft, die ihn von dem erst zwei Jahre zuvor eröffneten Flughafen Tegel nach Hamburg-Fuhlsbüttel bringt.

„Die Taube ist weggeflogen", hätte die Stasi notieren und ihre Akten damit schließen können, doch dafür fehlen dem Genossen Thiele von der Kreisdienststelle Greifswald und seinen Rostocker und Berliner Kollegen zwei wichtige Charakterzüge: nämlich Selbstironie und Humor. Geschlossen hat die Stasi die Akte Wolfgang Teichmann im November 1977 keineswegs, wie er viele Jahre später feststellen wird.

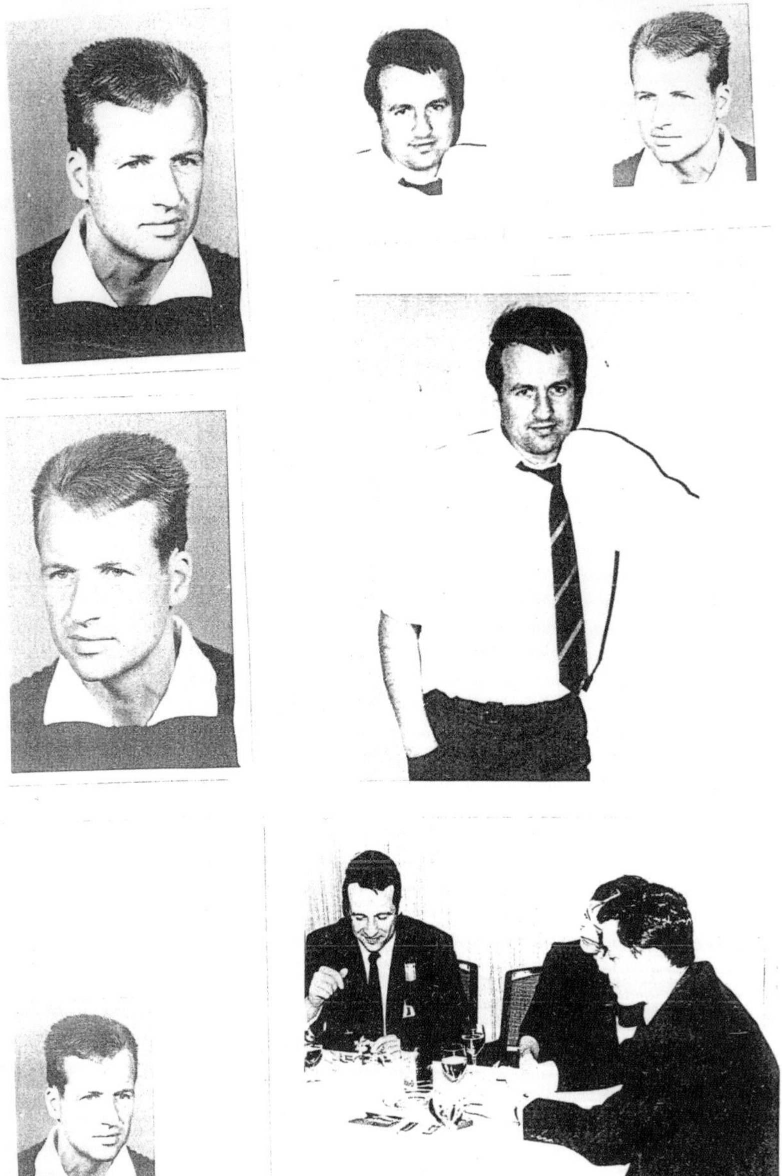

Teichmanns Fahndungsfotos in seiner Stasi-Akte.

VON BILLSTEDT NACH BLANKENESE

NEUANFANG IM WESTEN

Mehr als 16 Jahre waren vergangen, seit ich kurz vor dem Bau der Mauer West-Berlin zum letzten Mal besucht hatte. In dieser Zeit hatte sich die Stadt enorm verändert, war moderner, schicker und vor allem bunter geworden. Überall sah ich grelle Werbung, nachts blinkten Leuchtreklamen; und der Verkehr auf den breiten Straßen wirkte weltstädtisch. Mir kam es vor, als sei West-Berlin in den vergangenen anderthalb Jahrzehnten noch großzügiger und heller geworden, die DDR im Vergleich dazu noch enger und dunkler. Aber viel Zeit für solche vergleichenden Betrachtungen blieb mir nicht, denn nachdem ich mit Blacky die nachträglichen Formalitäten meiner Flucht geregelt und mich für immer von ihr verabschiedet hatte, musste ich mich schnellstens offiziell bei den Behörden melden.

Das Verfahren absolvierte ich im Notaufnahmelager Marienfelde, wo ich mich am 3. November 1977 meldete. Dort bekam ich einen Laufzettel in die Hand gedrückt, auf dem fünf Punkte abzuarbeiten waren. Das Aufnahmeverfahren begann mit einer „Vorprüfung A", dann folgten der „Aufnahmeausschuss", die Ländereinweisung, schließlich die „Vorprüfung B" und abschließend die polizeiliche Meldung. Da die Schwester meines Schwagers in Neukölln wohnte, musste ich nur eine Nacht im Notaufnahmelager verbringen und konnte den Rest der Zeit bei meinen Verwandten übernachten. Also

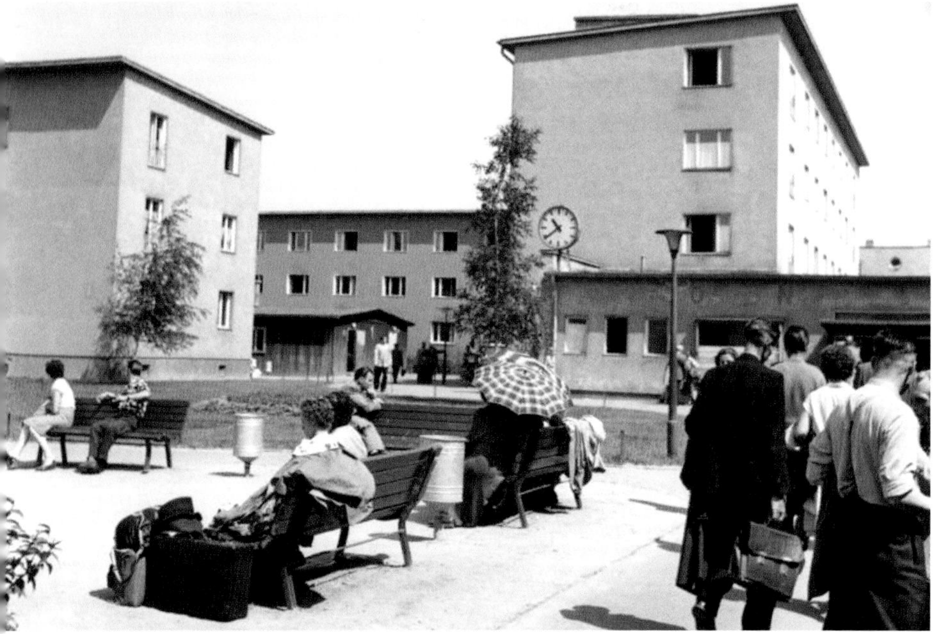

Das Notaufnahme-Lager in Berlin-Marienfelde.

fuhr ich täglich mit der U-Bahn von der Neuköllner Delbrückstraße zur Marienfelder Allee, um die vielen Fragen der Behörden zu beantworten. Das waren nicht nur deutsche Beamte, sondern auch Mitarbeiter der amerikanischen, britischen und französischen Besatzer. Die interessierten sich eigentlich nur für zwei Dinge: Ob man Auskunft über Militärstützpunkte oder besondere Armee-Bewegungen in der DDR Auskunft geben könne und auf welche Weise man geflüchtet sei. In beiden Fällen konnte ich nicht viel beitragen, denn über Militärstützpunkte wusste ich kaum etwas, und über die Umstände der Flucht sollte ich nicht sprechen. Dieses Stillschweigen war Teil der Abmachung mit den Fluchthelfern, die aus Sicherheitsgründen so diskret wie möglich auftreten wollten. Sicher hatte ich in diesen Tagen auch mit Geheimdienstmitarbeitern zu tun, aber wirklich bewusst war mir das nicht, zumal sie sich nicht als solche vorstellten. Dass ich kaum Auskunft geben konnte, war anscheinend kein Problem, es gab keine drängenden Nachfragen. Mir kam das Ganze eher wie ein ziemlich formales bürokratisches Verfahren vor. Zum Glück dachte man an Praktisches. Ich besitze bis heute ein inzwischen vergilbtes Formular, auf dem nicht nur protokolliert ist, an welchem Tag ich in welchem Zimmer vorgesprochen habe, sondern auch was man mir damals aushändigte. Unter dem Datum vom 28. Oktober 1977 ist vermerkt: „Taschengeld, einmalig 20,– DM". Und am 2. November erhielt ich demnach von der Hilfsorganisation „Friedlandhilfe" folgende Sachspende: „1 Kulturbeutel, 2 Unterhosen, 1 Schlafanzug, 2 Paar Socken, 1 Anzug, 1 Pulli".

Schon am 4. November erhielt ich die Bescheinigung, dass meinem „Antrag auf Erteilung einer Aufenthaltserlaubnis gemäß Paragraph 1 des Notaufnahmegesetzes" stattgegeben worden sei. Jetzt musste ich nur noch darauf warten, ausgeflogen zu werden. Dass ich nicht dauerhaft in West-Berlin bleiben, sondern nach Hamburg gehen wollte, stand von Anfang an fest. Als Norddeutscher würde ich mich dort wahrscheinlich eher einleben können als in Bayern oder Baden-Württemberg. Außerdem wohnte in Hamburg-Billstedt eine meiner Cousinen, wo ich die ersten Tage unterkommen konnte. Ich hatte mit Ingrid Grüning, der Tochter einer Schwester meiner Mutter, telefoniert und von ihr die Zusage, dass ich zumindest die ersten Tage in ihrer Wohnung übernachten könnte.

Mitte November 1977 bekam ich das Ticket für den Flug von Berlin nach Hamburg ausgehändigt. Das war die einzige Möglichkeit, denn wäre ich mit dem Zug gefahren, hätten mich die DDR-Behörden natürlich schon an der Grenze verhaftet. Also fuhr ich mit der U-Bahn und einem Koffer, der für meine wenigen Besitztümer ausreichte, zum damals gerade erst drei Jahre alten Flughafen Tegel, der mir enorm modern und weltstädtisch vorkam. Der Flug mit der Boeing 737 der PAN AM war viel komfortabler als der Trip, den ich ein paar Jahre zuvor mit einer Iljuschin der Interflug nach Bulgarien unternommen hatte. In Hamburg-Fuhlsbüttel holte mich meine Cousine ab und nahm mich mit in ihre kleine Wohnung in Billstedt. Natürlich wusste ich, dass das nur eine eher kurzfristige Übergangslösung sein konnte, aber zumindest war ich erst einmal untergekommen. Und am Anfang hatte ich ja noch gar keine Vorstellung, wie es mit mir und meinem Leben im Westen konkret weitergehen würde.

Zum Glück war ich nicht ganz auf mich allein gestellt, sondern hatte Freunde, die sich für mich einsetzten. Bereits in meinen ersten Tagen in West-Berlin hatte mich mein aus Greifswald stammender Freund Jürgen Eggert besucht. Er hatte ursprünglich mit mir Medizin studiert, war aber schon bald aufgrund seiner „negativen Einstellung zur sozialistischen Gesellschaftsordnung" in die Fänge der Stasi geraten und mehrfach inhaftiert worden. Da er später nicht

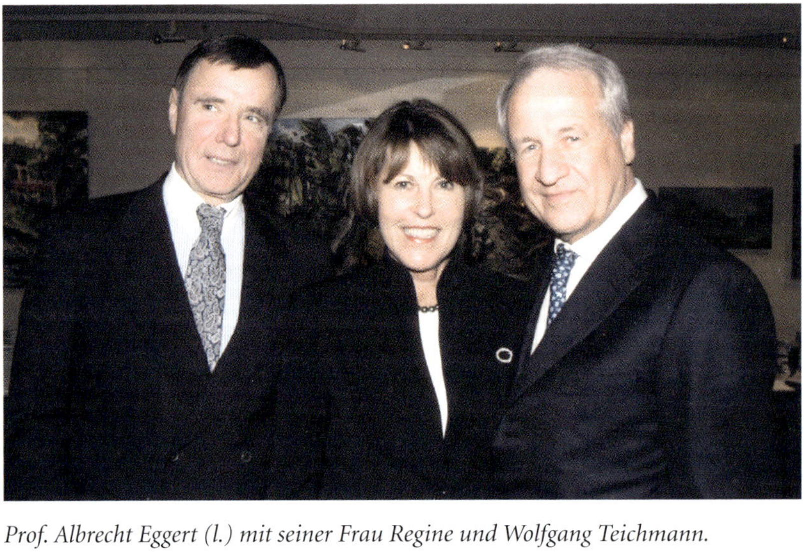

Prof. Albrecht Eggert (l.) mit seiner Frau Regine und Wolfgang Teichmann.

mehr an einer staatlichen Universität studieren durfte, absolvierte er am kircheneigenen Katechetischen Oberseminar in Naumburg ein Theologiestudium, bevor die DDR-Behörden den notorischen „Staatsfeind“ 1975 endlich seinen Ausreiseantrag bewilligten und ihn in den Westen ziehen ließen. Nun war er im schleswig-holsteinischen Hohenstein als Gemeindepfarrer tätig. Auch sein Bruder Albrecht lebte inzwischen im Westen und arbeitete als Chirurg im Allgemeinen Krankenhaus Altona. Albrecht Eggert hatte gute Beziehungen zur Klinikleitung, bei der er sich für mich einsetzte. Und da gerade ein Oberarzt aus Altona wegging, um Chef in Husum zu werden, bekam ich schon nach ein paar Tagen dessen Stelle und war für die gesamte Aufnahme zuständig. Albrecht Eggert wurde später ein erfolgreicher Chef und Professor für Chirurgie in Reinbek. Offiziell angefangen habe ich im Januar 1978. Sobald ich die Zusage aus Altona hatte, verließ ich die Wohnung meiner Cousine und bezog ein Zimmer im Schwesternwohnheim auf dem Gelände des Altonaer Krankenhauses.

Ich bin zwar in einer Kleinstadt geboren und aufgewachsen, habe deren Enge und Überschaubarkeit aber immer als belastend empfunden. Wenn ich in Greifswald über den Markt ging, sah ich immer bekannte Gesichter, wurde gegrüßt, habe gegrüßt und war immer irgendwie unter Kontrolle. Schon in Rostock schätzte ich es, außerhalb der Klinik anonym zu sein und auf der Straße nicht erkannt zu werden. Und in Hamburg war das natürlich noch in viel stärkerem Maß der Fall. Die Stadt hat mir auf Anhieb gefallen. Ich fand Hamburg ausgesprochen schön, aber auch modern und weltläufig. Die allgegenwärtige Nähe zum Wasser, der Hafen mit den vielen Schiffen, die Alster, die mitten im Zentrum einen großen See bildet, das alles hat mich enorm beeindruckt. Faszinierend fand ich natürlich den allgemeinen Wohlstand und das Überangebot an Waren und die

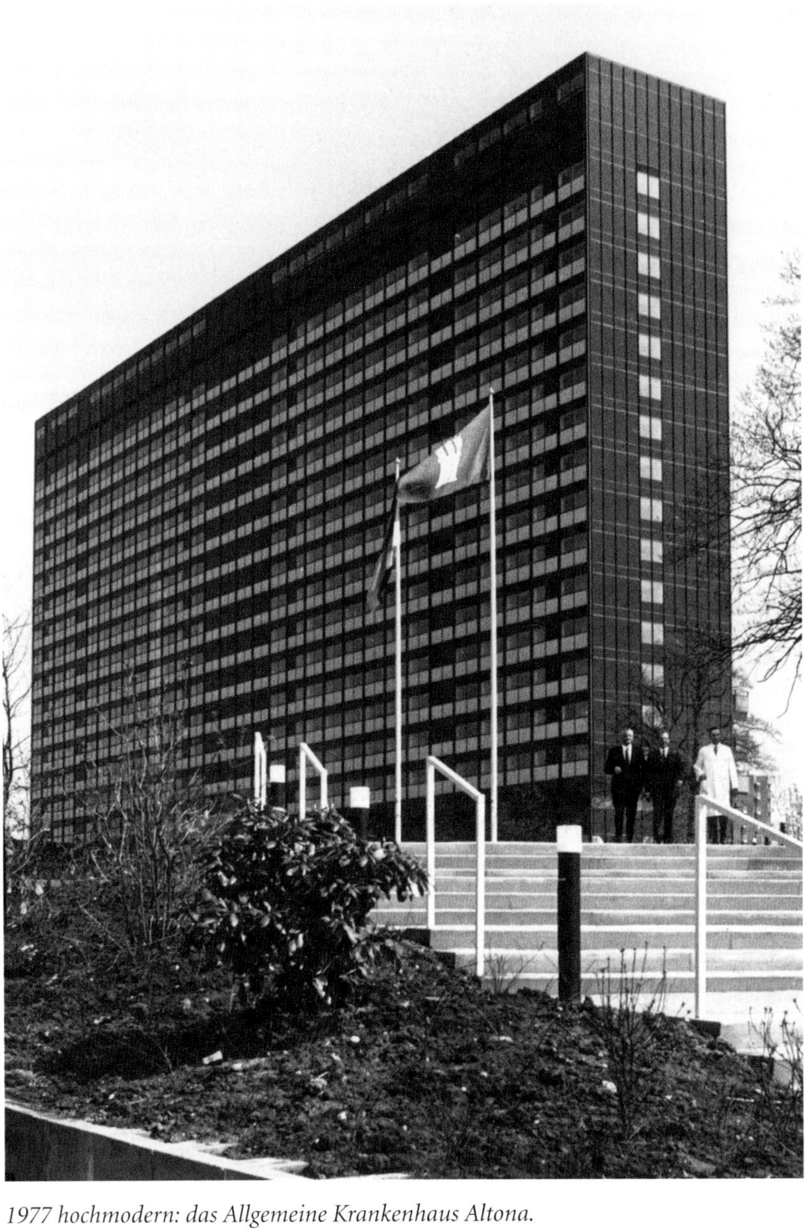

1977 hochmodern: das Allgemeine Krankenhaus Altona.

Selbstverständlichkeit, mit der die Menschen das alles betrachteten. Würde ich hier meinen Platz finden? Würde ich mithalten können mit den perfekten Westdeutschen, die all diesen Wohlstand geschaffen hatten? Es gab am Anfang Momente des Selbstzweifels, die sich in einem dumpfen Gefühl eines unspezifischen Unwohlseins äußerten. Erst mit der Zeit begriff ich, dass vieles, was mir am Anfang so makellos und perfekt erschien, letztlich nur Fassade war und dass die Menschen hier auch nur mit Wasser kochten, das aber oft ziemlich geschickt zu verbergen wussten.

Einiges an den Sitten und Gebräuchen der Westdeutschen fand ich am Anfang ziemlich fremd und gewöhnungsbedürftig. Zum Beispiel die Frage nach der Wohngegend. Wenn ich Billstedt angab, galt das irgendwie als unpassend für einen Arzt, der in einem solchen Arbeiterwohngebiet nichts zu suchen hatte. Ich kann mich erinnern, dass ich völlig ratlos war, als ich mir am Wochenende einen Pullover gekauft hatte und anschließend von Kollegen gefragt wurde, wel-

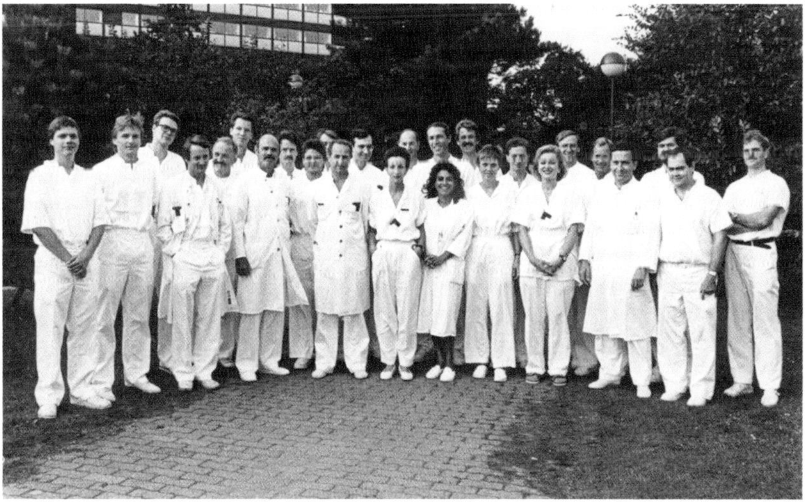

Das Team der Chirurgen in Altona in den 1980er-Jahren.

che Marke das sei. Ich wusste erst gar nicht, was damit gemeint sein könnte. Aber letztlich ging es ja immer ums Geld, das im Westen eine ungleich größere Rolle spielte als in der DDR, wo man mit Geld viel weniger anfangen konnte.

Aber immerhin, schon wenige Wochen nach meiner Ankunft in Hamburg arbeitete ich nun im Allgemeinen Krankenhaus Altona an der Paul-Ehrlich-Straße in Othmarschen. Die heutige Asklepios Klinik Altona war damals ein hochmoderner, erst 1970 vollendeter Gebäudekomplex. Die Rahmenbedingungen wirkten vorzüglich, alles war vorhanden und alles war viel moderner als im Universitätskrankenhaus Eppendorf (UKE). Trotzdem hatte ich am Anfang ein Problem damit, erstmals nicht an einem Universitätskrankenhaus zu arbeiten. In der DDR war die Hierarchie immer ganz klar: Es gab zwar eine ganze Reihe von größeren und kleineren Kliniken in unterschiedlicher Trägerschaft, aber die Spitze bildeten die Universitätskliniken. Hier wurden nicht nur Patienten behandelt, hier wurde eben auch geforscht und gelehrt, stets mit den besten zur Verfügung stehenden Rahmenbedingungen. Dass das im Westen durchaus anders war, musste ich erst einmal begreifen und zur Kenntnis nehmen. Aber immerhin: Altona war damals nicht nur das modernste Krankenhaus in Hamburg, sondern stand sogar bundesweit an der Spitze. Das UKE bestand noch überwiegend aus Altbauten und erinnerte mich fatal an Greifswald, selbst die Rostocker Uniklinik erschien mir im Vergleich dazu moderner.

In Altona wurde ich wirklich mit offenen Armen aufgenommen. Alle waren freundlich zu mir, alle schätzten mich, und eigentlich hätte es gar nicht besser laufen können. Ich merkte bald, dass mein operatives Repertoire viel breiter gefächert war, als man das hier üblicherweise erwartete. Radikale Magen-, Bauchspeicheldrüsen- oder Speiseröhrenkrebsoperationen, die mir aus Rostock enorm vertraut waren, machte man hier so gut wie gar nicht, obwohl das doch ein Haus der Maximalversorgung war. Man war hier viel defensiver eingestellt, allerdings mit recht wechselnden Erfolgen. Je radikaler man bei bestimmten Krebsarten vorgeht, desto risikoreicher verlaufen zwar die Operationen, doch die Erfolgsaussichten sind eben zugleich deutlich höher als bei einem nur defensiven Vorgehen. Entscheidend dabei ist, ob es zu Komplikationen kommt oder nicht. Und natürlich kommt es jeweils darauf an, wie weit der Tumor schon fortgeschritten ist. Ich stand sicher unter genauer Beobachtung, denn die Kollegen wollten wissen, was ich tatsächlich konnte. Ich habe mich einerseits diplomatisch verhalten und bin bescheiden aufgetreten, konnte aber andererseits mein Können in der täglichen Arbeit gut unter Beweis stellen. Und so dauerte es nicht lange, bis ich mir einen Ruf als guter Operateur erarbeitet hatte. Ich bin wirklich dankbar dafür, dass man mir damals vertraut hat und mir die Chancen gab, die ich dann nutzen konnte.

Gerade in der ersten Zeit war meine familiäre Situation noch ziemlich ungeklärt, denn schließlich war ich ja verheiratet. Meine Frau hatte ich bewusst nicht in meine Fluchtpläne eingeweiht, einerseits, um sie nicht zur Mitwisserin zu machen, andererseits spielte sie just zu dieser Zeit mit dem Gedanken, sich von mir scheiden zu lassen. Trotzdem wollte ich sie nicht einfach sitzenlassen, sondern ihr die Chance bieten, zu mir nachzukommen. Wichtig war mir auch, ihre Familie nicht zu beschädigen, zumal ich meinen Schwiegervater fachlich und persönlich außerordentlich schätzte. Ob es für uns in Hamburg eine gemeinsame Zukunft geben könnte, das würde sich später erweisen. Schon unmittelbar nach der Flucht hatte ich sie angerufen und ihr gesagt, dass ich sie nachholen wolle, was ganz in ihrem Sinn war. Doch es schien am Anfang beinahe aussichtslos zu sein. Auf Empfehlung von Freunden wandte ich mich in dieser

Sache an den West-Berliner Anwalt Jürgen Stange, der sich gemeinsam mit seinem Ost-Berliner Kollegen Wolfgang Vogel um den Freikauf von Häftlingen und die Ausreise von DDR-Bürgern kümmerte und enge Beziehungen zum Bundesministerium für innerdeutsche Beziehungen unterhielt. Anfang 1978 flog ich daher von Hamburg nach West-Berlin, wo mich Stange in seiner Kanzlei empfing, mir aber unmissverständlich und recht unfreundlich klarmachte, dass er keine Chance sehe, meine Frau in den Westen zu bekommen. Ziemlich rotzig empfahl er mir, mich besser scheiden zu lassen und neu zu heiraten.

Ganz anders verhielt sich Berthold Beitz, dem ich brieflich um Hilfe bat. Beitz war damals schon eine lebende Legende. Er stammte aus dem vorpommerschen Dorf Zemmin, war aber in Greifswald aufgewachsen und fühlte sich seiner Heimatstadt lebenslang verbunden. Während des Zweiten Weltkriegs hatte er als Chef einer Ölgesellschaft in der Ukraine zahlreichen Juden das Leben gerettet, in der Nachkriegszeit baute er die Firma Krupp zu einem Weltkonzern aus. Aufgrund seines Einflusses und seiner umgänglichen Art unterhielt er nicht nur exzellente Beziehungen in die bundesdeutsche Politik, sondern auch zu

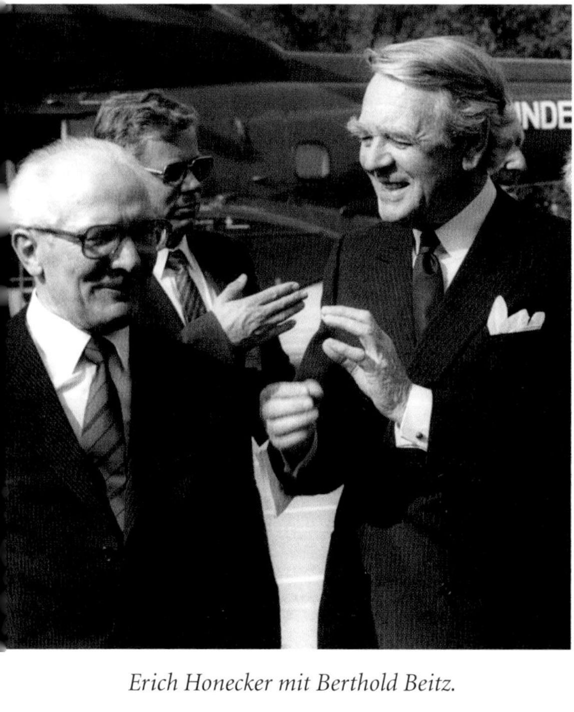

Erich Honecker mit Berthold Beitz.

DDR-Spitzenfunktionären wie Günter Mittag und Erich Honecker. Beitz antwortete mir sofort und versprach, sich für mich einzusetzen. Greifswalder müssten doch zusammenhalten, schrieb er – und meinte das wirklich. Bald darauf fand ich ein Schreiben von Anwalt Stange im Briefkasten, der mich zu einem Gespräch nach West-Berlin einlud. Und das verlief in einer völlig anderen Atmosphäre.

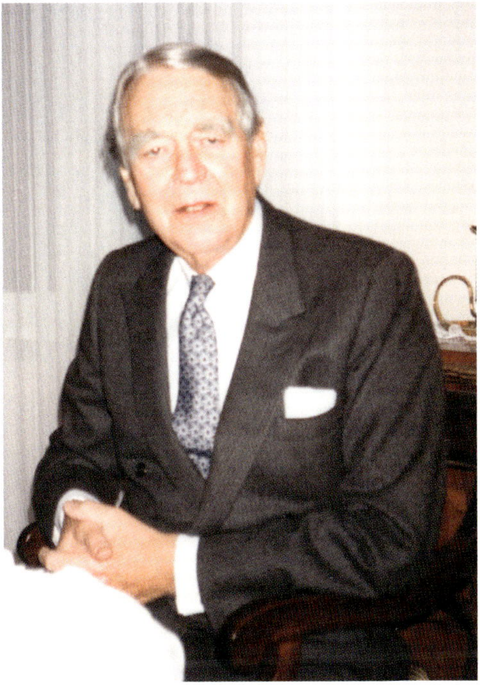

Krupp-Manager Berthold Beitz.

„Warum haben Sie mir denn nicht gesagt, dass Sie Herrn Beitz so gut kennen? Das ändert doch alles.“ Beitz hätte seine Beziehungen nach Ost-Berlin spielen lassen und enormen Druck gemacht. Daher dürfe ich damit rechnen, meine Frau innerhalb der nächsten sechs Monate in Hamburg begrüßen zu können.

Und so war es dann. Als sie Anfang 1979 eintraf, gab ich mein Zimmer im Altonaer Schwesternwohnheim auf und bezog mit ihr eine großzügige Vier-Zimmer-Wohnung am Blankeneser Hessepark. Das war nun in den Augen meiner Kollegen endlich standesgemäß, aber auch wirklich eine Wohnung, in der man sich wohlfühlen konnte. Meine Frau musste zunächst noch ihre Facharztausbildung am UKE abschließen, stieg dann aber schnell in eine gutgehende

Hautarztpraxis ein, die sie später sogar selbst übernehmen konnte. Leider verschärfte sich gleichzeitig ihr Alkoholproblem, unter dem sie schon in Greifswald gelitten hatte, immer mehr. Einen Entzug wollte sie nicht machen, sie hätte alles im Griff, behauptete sie, obwohl das Wunschdenken war. Als die Situation 1980 immer mehr eskalierte, schien eine Trennung aus meiner Sicht unausweichlich. Sie willigte sofort ein und hatte bald darauf eine neue Beziehung, einen Rosenkrieg haben wir uns jedenfalls nicht geliefert.

So hatte ich den Kopf frei, mich um meine Habilitation zu kümmern. Die Anerkennung von Promotion und Approbation war kein Problem gewesen, mit der Habilitation verhielt es sich etwas anders. Den Wert der Arbeit selbst zog zwar niemand in Zweifel, aber die Rahmenbedingungen seien im Westen etwas anders. Man müsse eine besonders hohe Zahl von wissenschaftlichen Publikationen vorweisen, bevor man eine Habilitation abschließen könne. In der DDR gab es viel weniger Publikationsmöglichkeiten, eigentlich hatten wir nur das Zentralblatt für Chirurgie. In der Bundesrepublik konnte man dagegen in zahlreichen Fachblättern veröffentlichen, wobei es gängige Praxis war, ein und dieselbe Arbeit mit nur leichten Veränderungen in verschiedenen Zeitschriften zu publizieren. Oft waren an den Artikeln eine ganze Anzahl von Autoren beteiligt, auch wenn sie in Wahrheit nicht besonders viel dazu beigetragen hatten. Aber mit diesem Verfahren gelang es relativ schnell, die nötige Anzahl von Publikationen vorzuweisen. Obwohl ich ja in einem nichtuniversitären Bereich arbeitete, dauerte es nur ungefähr eineinhalb Jahre, bis ich die formalen Voraussetzungen erfüllte. So konnte ich meine Habilitation 1979 zum zweiten Mal verteidigen – diesmal auf bundesdeutschem Niveau, was inhaltlich allerdings keine Rolle spielte. Jetzt war ich sozusagen auch wissenschaftlich im Westen angekommen und akzeptiert.

DIE SACHE MIT DEM REISSVERSCHLUSS

EINE IDEE, DIE SCHULE MACHT

„*Es war nicht alles schlecht*", dieser äußerst fragwürdige Satz, der oft zur Entschuldigung oder Relativierung einer Diktatur gebraucht wird, erwies sich meiner Erfahrung nach zumindest in einer Hinsicht als durchaus zutreffend: Die medizinische Ausbildung war in der DDR, auch im Vergleich zu der in der Bundesrepublik, ohne Zweifel sehr gut. Das wurde mir schon zu Beginn meiner ärztlichen Tätigkeit im Altonaer Krankenhaus bewusst. Hier waren natürlich die technischen Bedingungen ungleich besser als in Rostock oder Greifswald, aber das dort erlernte „Handwerkszeug" erwies sich als exzellent. Gerade zu dieser Zeit entwickelte sich die Computer- und Ultraschall-Technik dynamisch, worauf ich mich schnell einstellen konnte. Oft war es so, dass ich durch meine klinische Erfahrung schon Dinge festgestellt hatte, die durch die neuen Techniken dann erhartet werden konnten. Manchmal wunderten sich meine Kollegen, wenn ich nach der Untersuchung eines Patienten zu ihnen sagte: „Ich brauche hier keine zusätzliche computerunterstützte Untersuchung, denn ich weiß genau, was der Patient hat."

Ich fand in Altona schnell Anerkennung und habe nie erlebt, dass man meine Kompetenz aufgrund meiner DDR-Herkunft in Zweifel gezogen hätte. Nur stellte sich mit der Zeit eine Art „wissenschaftliche Entzugserscheinung" ein. Bisher hatte ich immer an einer Universitätsklinik gearbeitet, mit der Möglichkeit medizinwissenschaftlicher Forschung, doch das spielte naturgemäß im Allgemeinen Krankenhaus Altona kaum eine Rolle. Im Zusammenhang mit der geforderten „Wiederholung“ meiner Habilitation musste ich zwar möglichst viele wissenschaftliche Arbeiten veröffentlichen, wobei ich manchmal mit Kollegen, wie dem ebenfalls aus Greifswald kommenden Albrecht Eggert, zusammenarbeiten konnte. Doch das reichte mir nicht aus, daher suchte ich nach einem Thema, mit dem ich mich forschungsmäßig profilieren konnte.

Das ergab sich schließlich aufgrund der schlechten Ergebnisse, die ich im klinischen Alltag bei der Bauchfellentzündung, der Peritonitis, beobachten musste. Wenn sich das Bauchfell (Peritoneum) durch Eiter entzündete, hatten die Patienten oft nur geringe Überlebenschancen. Bei bestimmten Verläufen gab es Mortalitätsraten von 80 bis 90 Prozent. Das war, wie ich bald erfuhr, keineswegs nur in Altona so, sondern überall ein großes Problem. Ich fragte mich immer wieder, ob man diesen Patienten nicht doch irgendwie helfen konnte. Zum Beispiel, wenn man sie nach der Operation in Narkose belassen und die Wunde im Bauchraum jeden Tag beobachten, säubern und versorgen würde. Dieses Verfahren habe ich Etappenlavage genannt, also das etappenweise Waschen oder Spülen der Wunden im Bauchraum. Das Problem besteht darin, dass der Bauch sehr entzündlich ist und sehr unter Druck steht, da viele Organe geschwollen sind. Anfangs habe ich den Bauch nach der OP nicht ganz geschlossen, sondern mit Hilfe einer Drahtplattenkonstruktion ein wenig offen gelassen, sodass ich am Folgetag nicht wieder schneiden musste. Aber wirklich befriedigend war das noch nicht. Schon bald wurde mir klar, dass ich ein neuartiges Verschluss-System brauchte.

Und irgendwann hatte ich eine Idee, die allerdings ein bisschen merkwürdig anmutete. Ich fragte mich, ob es nicht möglich wäre, den Patienten einen Reißverschluss in den Bauch zu nähen. Damit ließe sich der Bauchraum nach der OP wieder verschließen, man könnte ihn aber täglich problemlos wieder öffnen, sodass es möglich würde, ihn regelmäßig zu spülen.

Ein Reißverschluss im Bauch? Wäre ich damit an die Öffentlichkeit gegangen, hätte man mich vermutlich für verrückt erklärt. Und bevor man so etwas überhaupt an Patienten hätte vornehmen können, wäre eigentlich die Einschaltung einer Ethikkommission nötig gewesen, die ganz sicher auf Tierversuchen bestanden hätte. Nur Tiere, das war mir klar, hätten einen Fremdkörper am Bauch garantiert nicht akzeptiert, sondern mutwillig entfernt. Auf offiziellem Wege wäre die Idee also von vornherein chancenlos gewesen. Ich war mir aber sicher, dass damit unendlich viele Menschenleben gerettet werden könnten. Deshalb wandte ich mich an meinen Chef, Prof. Hartwig Kirschner, zu dem ich ein sehr vertrauensvolles Verhältnis hatte. Im Blick hatte ich Patienten mit einer inkurablen Trias. Sie hatten nicht nur eine Bauchfellvereiterung, hinzu kamen auch noch ein Nieren- und ein Lungenversagen. Die Überlebenschancen dieser Patienten waren leider minimal.

Vor allem deshalb gab Hartwig Kirschner mir das Okay für ein in der Tat ziemlich verwegenes Projekt. Ich kann mich noch gut erinnern, wie ich irgendwann im Jahr 1979 zum Jungfernstieg fuhr und ins Alsterhaus ging, Hamburgs nobelstes Kaufhaus. Ich fuhr mit dem Fahrstuhl in die Kurzwarenabteilung und wandte mich an eine freundliche Verkäuferin, die sich sicher ein wenig über mich gewundert haben wird. „Ich brauche Reißverschlüsse, die einen möglichst breiten Saum haben“, sagte ich der jungen Frau, die nach und nach ihr gesamtes Sortiment vor mir ausbreitete. Da der Bauch nach der Operation unter starker Spannung steht, benötigte ich eben Reißverschlüsse mit sehr breitem Saum, weil ich dadurch schon eine ge-

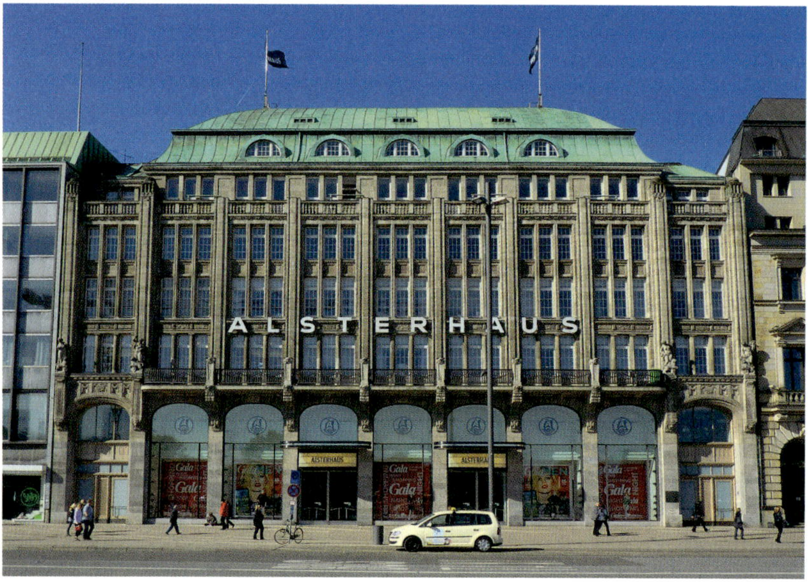

Hier kaufte Teichmann die Reisverschlüsse: das Alsterhaus in Hamburg.

wisse Entlastung erreichen würde. „Wofür wollen Sie das eigentlich haben?", fragte mich die Verkäuferin etwa irritiert, worauf ich natürlich keine richtige Antwort geben konnte. Ich druckste also rum, und als sie fragte, ob es vielleicht um ein Zelt ginge, sagte ich: „Ja, so etwas Ähnliches."

Ich kaufte 20 Stück, brachte sie mit in die Klinik und ließ sie sterilisieren. Dann habe ich sie zehn Patienten mit einer inkurablen Trias eingenäht. Das hat erstaunlich gut geklappt. Wichtig war vor allem, dass der sehr verletzliche Dünndarm geschont wird. Deshalb wird der Dünndarm mit einer dünnen Folie gegen Verletzungen geschützt, die wir dank des Reißverschlusses nun täglich wechseln konnten. Durch den problemlos möglichen Zugang zum Bauchraum stellten wir nach und nach fest, dass die entzündliche Flüssigkeit immer weniger wurde und die Schwellungen zurückgingen.

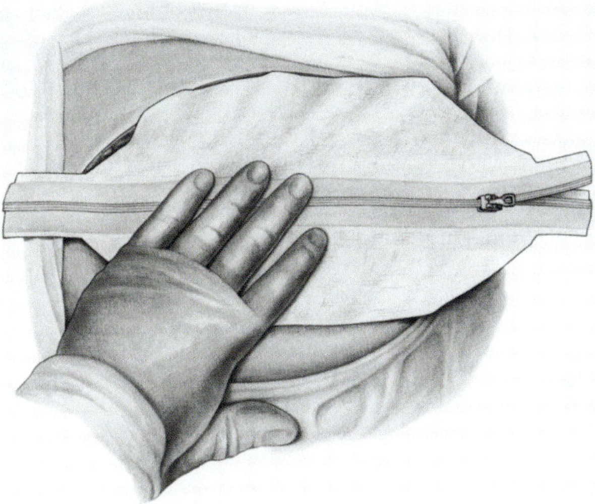

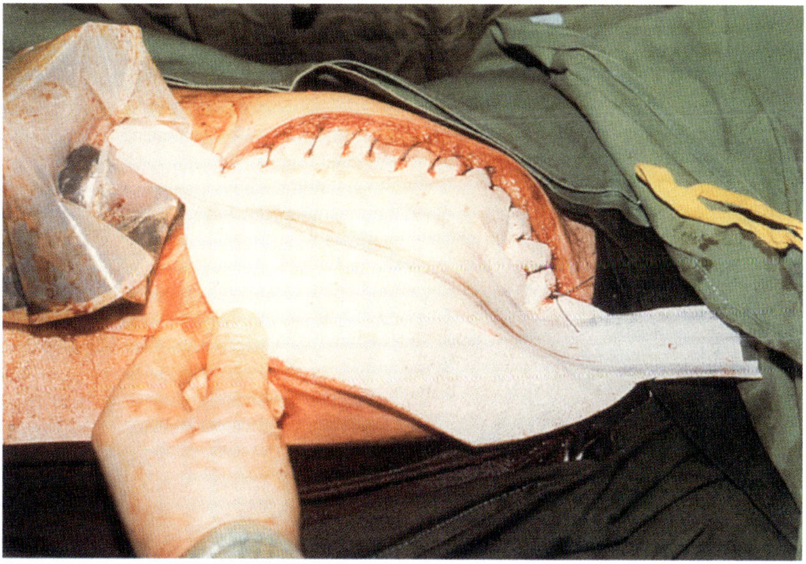

Schematische Darstellung und Originalfoto vom „Schienengleitverschluss“, wie Teichmanns Verfahren in der Fachsprache genannt wurde.

Gleich das erste Resultat war ebenso überraschend wie beglückend: Von den zehn Patienten, die wir behandelt hatten, überlebten acht. Jetzt wusste ich, dass meine Idee funktionierte. Allerdings mussten einige Details noch verbessert werden. Ich brauchte Reißverschlüsse mit Säumen von jeweils 30 bis 40 Zentimetern Breite. Da so etwas im Handel nicht erhältlich war, ging ich zur Firma Ethicon in Norderstedt, die zu dem Medizintechnik-Konzern Johnson & Johnson gehört. Denen erklärte ich, dass ich Reißverschlüsse mit breiten Säumen bräuchte, die aus einem mit Polyethylen beschichteten Filzgeflecht bestünden. Es sollte auch kein eigentlicher Reißverschluss, sondern vielmehr ein Schiebeverschluss aus Plastik sein. Schon bald wurden diese Teile dann nach meinen Anweisungen hergestellt. Leider bin ich zu spät auf die Idee gekommen, sie mir patentieren zu lassen. Das hatte die Firma vorab schon ohne mein Wissen veranlasst. Als ich nachfragte, sagte man nur: „Seien Sie doch zufrieden, schließlich bleibt Ihnen der Ruhm."

Doch danach sah es am Anfang gar nicht aus, denn zunächst reagierten viele meiner Kollegen äußerst skeptisch. Nachdem ich meiner Sache wirklich sicher war, habe ich einen besonders schweren Fall dokumentiert und ihn 1980 bei der Wintertagung der Vereinigung Nordwestdeutscher Chirurgen in Hamburg vorgestellt. Das war spektakulär, und ich bekam viel Beifall, es gab aber auch Skepsis. „Geben Sie zu, ein bisschen Glück haben Sie bei der Sache schon gehabt", sagte ein Kollege zu mir. Viele meinten wohl, es sei ein Sonderfall gewesen, der sich kaum verallgemeinern ließe. Nachdem ich aber etwa 50 Patienten erfolgreich behandelt hatte, veröffentlichte ich einen Artikel in dem Fachblatt Der Chirurg – Zeitschrift für alle Gebiete der operativen Medizin. Darauf gab es wirklich heftige Reaktionen, die zum Teil geradezu vernichtend waren. Spezialisten aus München, aus Ulm, aber auch aus dem Ausland, etwa aus Frankreich, äußerten sich teilweise extrem negativ. Das war eigentlich nicht verwunderlich bei einer so extremen Veränderung der Traditionschirurgie. Trotzdem war dieser Gegenwind für mich ziemlich unangenehm, vor allem weil er auch in dem wirklich unfairen Vorwurf gipfelte, ich würde „Tierversuche mit Menschen“ machen.

Natürlich habe ich mich damals auch rechtlich in einer gewissen Grauzone befunden, doch andererseits waren die Vorgehensweisen und deren rechtliche Grenzen noch nicht stringent geregelt. Heute wäre eine solche Idee dagegen völlig chancenlos, weil nicht genehmigungsfähig.

Das ist natürlich bedauerlich, wenn man an die Erfolge denkt, an die Tatsache, dass damit zahllose Menschenleben gerettet werden konnten. Und diese positiven Ergebnisse haben letztlich nicht nur meinen Kopf gerettet, sondern auch mein wissenschaftliches Renommee. Auf einmal war ich ein berühmter Chirurg, der auch von der nichtmedizinischen Öffentlichkeit wahrgenommen wurde. Ein Jahr später haben auch niederländische Ärzte ähnliche Verfahren entwickelt. Wir in Hamburg haben jeden Tag den Bauchraum unserer Patienten versorgt, die Niederländer haben es jeden zweiten Tag gemacht und damit ähnlich gute Ergebnisse erzielt. Aber bevor sich eine solche neue Methode in der medizinischen Praxis wirklich durchsetzt, dauert es oft mehrere Jahre. Ich musste damals zahllose Vorträge halten und immer wieder belegen und beweisen, dass meine Methode wirklich erfolgreich ist und die Überlebenschancen der Patienten tatsächlich enorm erhöht. Hinzu kommt, dass es ein sehr hoher Aufwand ist, die Patienten täglich neu zu operieren. Das erwies sich auch für die Klinik als finanzielle Belastung, denn abrechnen ließ sich der Mehraufwand am Anfang noch nicht. Da unsere Erfolgschancen aber so groß waren, bekamen wir immer mehr Patienten aus anderen Krankenhäusern überwiesen, die dann in Altona erfolgreich, aber eben auch sehr kostenintensiv behandelt wurden. Der Höhepunkt war ein kleiner Junge aus Münster, der per Hubschrauber ins AK Altona gebracht werden sollte. Allerdings wurde mir die Behandlung aus Kostengründen untersagt. Daraus entstand eine Mediengeschichte, die der NDR groß herausbrachte. In dem Fernsehbeitrag habe ich mich geäußert und gesagt, dass ich dem Kind helfen könne, es aber nicht dürfe. Auch der für Finanzen zuständige geschäftsführende Direktor wurde befragt, hatte aber keinen leichten Stand. Der Junge wurde übrigens mehrfach operiert und konnte das Krankenhaus gesund verlassen. Allerdings blieb mein Verhältnis zur Klinikleitung angespannt.

Zum Glück änderte sich mit der Einführung des sogenannten DRG-Systems (Diagnosis Related Groups) der Abrechnungsmodus. Von nun an wurde jeder Beatmungstag dem Krankenhaus hoch vergütet, und mit meiner Therapie, die bis dahin ein großer Kostenfaktor war, konnte die Klinik auf einmal viel Geld verdienen. Jetzt waren auch die Kaufleute im Klinikmanagement hochzufrieden, und ich hatte quasi freie Hand. Spätestens jetzt hatte sich meine Idee durchgesetzt. Dies zeigte sich auch an einem immer größeren Interesse von Patienten aus dem Ausland.

SORRY, MY ENGLISH IS NOT SO GOOD

DAS JAHR IN DEN USA

Das Bildungssystem der DDR war vor allem naturwissenschaftlich ausgerichtet. Die musische Bildung wurde ebenso vernachlässigt wie der Fremdsprachenunterricht. Es gab zwar ab der fünften Klasse obligatorischen Russischunterricht, trotzdem beherrschten die meisten DDR-Bürger die Sprache des „großen Bruders" eher schlecht als recht. Das lag sicher auch an der Methodik des Unterrichts, in dem man zwar viel über Lenin und den Obersten Sowjet erfuhr, aber kaum lernte, wie man in einer Kneipe ein Bier bestellt. Die Freundschaft zwischen DDR- und Sowjetbürgern wurde zwar immer wieder feierlich beschworen, doch ging es dabei nicht um persönliche Begegnungen und Gespräche jenseits von politischen Ritualen. Mit anderen Worten: Die Menschen sollten sich gar nicht verstehen, sonst hätten sie auf falsche Gedanken kommen können. Trotzdem habe ich an der Schule und später auch an der Uni ganz gut Russisch gelernt, weil es mir leichtfiel und ich die Sprache mochte. Das kam mir bei meinem Studienaufenthalt in Vilnius und Moskau zugute. Aber schon dort merkte ich, dass Englisch immer wichtiger wurde. Auch ich hatte zwar ab der neunten Klasse am Englischunterricht teilgenommen, aber viel lernen konnte ich dabei leider nicht. Vor allem fehlte mir natürlich jede Sprachpraxis, denn im Gegensatz zu meinen westdeutschen Altersgenossen war es mir nicht möglich, englischsprachige Länder zu bereisen.

Als Oberarzt in Altona wurden die fehlenden Englischkenntnisse für mich zunehmend zum Problem. Zunächst war das noch eher theoretisch, wenn ich von meinen Kollegen hörte, wie selbstverständlich sie sich in Englisch ausdrückten. Meistens hatten sie einige Zeit in Großbritannien oder den USA gelebt, im Schüleraustausch oder während des Studiums. Auch auf Kongressen und Tagungen wurde schon damals ganz selbstverständlich Englisch gesprochen, auch viele Publikationen waren auf Englisch. Ich schämte mich für meine mangelnde Sprachkenntnis und versuchte, sie, soweit es ging, zu verbergen. Aber manchmal ging das eben nicht, zum Beispiel, wenn ich in der Notaufnahme mit englischsprachigen Patienten zu tun hatte. Ich erinnere mich an einen Fall aus meiner Anfangszeit in Altona: Da wurde ein schwer verletzter Seemann eingeliefert, den ich aufnehmen musste. Als ich ihn beim besten Willen nicht verstand, sagte eine der Schwestern zu mir: „Herr Doktor, darf ich Ihnen helfen? Ich kann dolmetschen."

Sogar alle Schwestern konnten Englisch, nur ich konnte es nicht. Das musste ich ändern, unbedingt. Mit meiner Methode der Etappenlavage war ich in der Chirurgenszene der Bundesrepublik schon recht bekannt geworden, doch nun bekam ich immer häufiger auch Anfragen zu Vortragsreisen ins Ausland. Doch dafür hätte ich in Englisch referieren müssen, wozu ich einfach nicht in der Lage war.

Also nahm ich Englischunterricht an der Berlitz-School, stellte aber schon bald fest, dass das nicht ausreichen würde. Mir war klar, dass ich nur durch einen längeren Auslandsaufenthalt sprachlich fit werden könnte. Ein Jahr in den USA würde mir nicht nur die dringend notwendigen Englischkenntnisse bringen, sondern auch den Kompetenznachweis in der beruflichen Biografie, der für die meisten meiner Kollegen selbstverständlich war. Eine Arbeitserlaubnis für die USA würde ich nicht bekommen, aber vielleicht könnte ich an verschiedenen Krankenhäusern hospitieren. Mit diesem Anliegen wandte ich mich an die Firma Bayer in Leverkusen, die an meinen Forschungen interessiert war. Bayer war auch bereit, meinen Studienaufenthalt ein bisschen zu sponsern, den größten Teil habe ich aber selbst bezahlt. In den ersten Jahren habe ich sehr viel gearbeitet und sehr wenig Geld ausgegeben, daher konnte ich mir das leisten. Zu dieser Zeit hatte ich auch die Kosten meiner „Republikflucht" längst abgezahlt. In Altona war man auch bereit, mich für ein Jahr zu beurlauben, mit der Zusage, meine Stelle anschließend wieder antreten zu können.

Hinzu kam aber noch eine persönliche Konstellation, die sich günstig auswirken sollte. Da ich seit 1980 geschieden war, lebte ich wieder allein. Einige Zeit später wurde ich während des Dienstes zu einem Notfall an die Gynäkologische Klinik gerufen. Dort hatte es bei einer Operation Komplikationen gegeben, die einen versierten Chirurgen erforderlich machten. Und während dieser OP lernte ich die Gynäkologin Marion Muntau kennen. Sie war zwar jung, aber trotzdem schon eine versierte Ärztin. Sie stammte auch aus einem Arzthaushalt, ihr Vater hatte eine gutgehende gynäkologische Praxis in Hamburg, unweit vom Klosterstern. Marion und ich verstanden uns auf Anhieb, wir trafen uns von nun an häufiger und waren bald ein Paar.

„Würdest du für ein Jahr mit mir nach Amerika gehen?" Sie war zunächst etwas verblüfft, zumal sie gar nicht wusste, wie sie das finanzieren könnte. „Ich brauche dich dort, weil du im Gegensatz zu mir perfekt Englisch sprichst und mir dort helfen kannst. Ich finanziere auch den Aufenthalt", sagte ich ihr, ohne sie groß überreden zu müssen. Zum Glück hatte ich in Hamburg den amerikanischen Biochemiker John Wood kennengelernt, der mir eine dreimonatige Hospitation in Long Beach bei Los Angeles organisierte. Alles Wei-

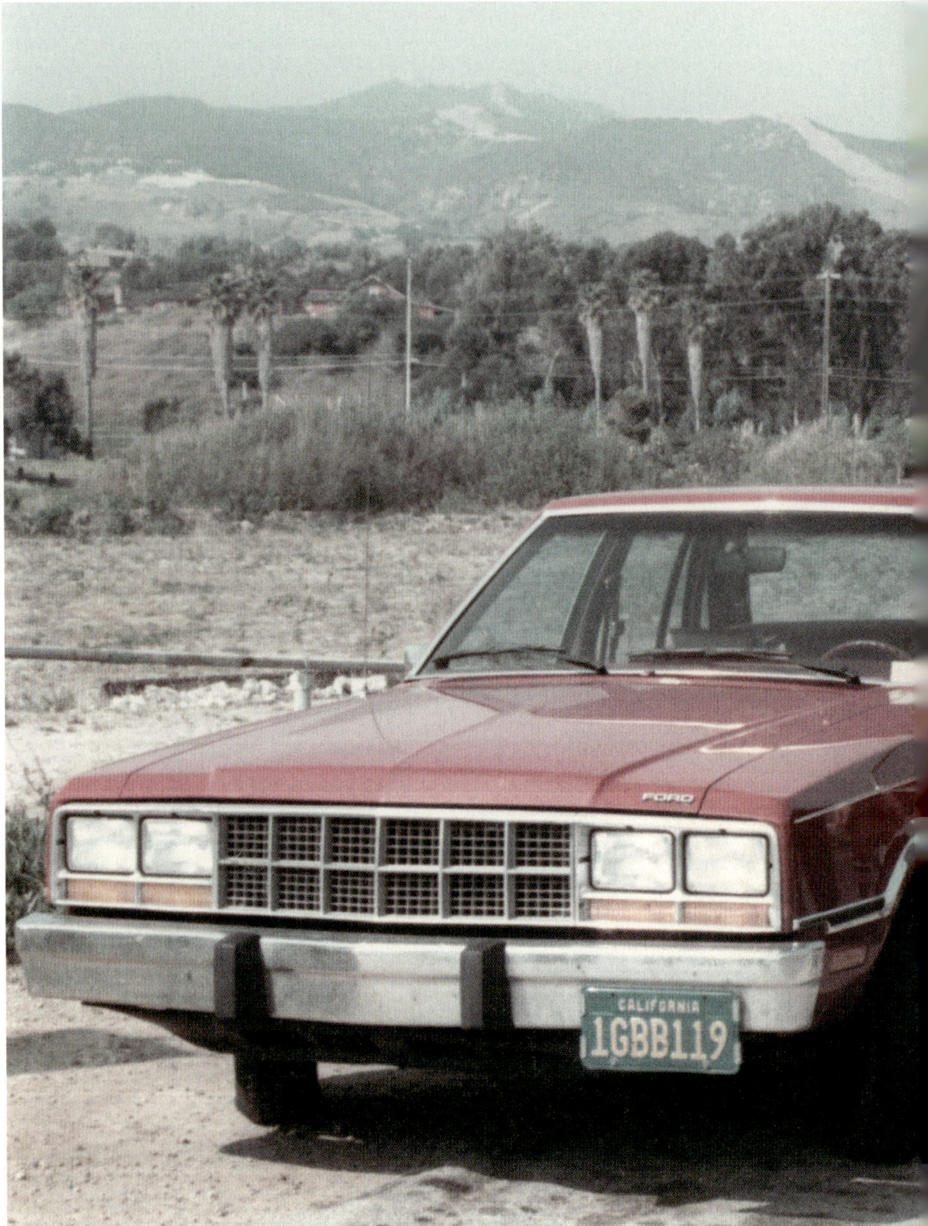
FORD
CALIFORNIA
1GBB119

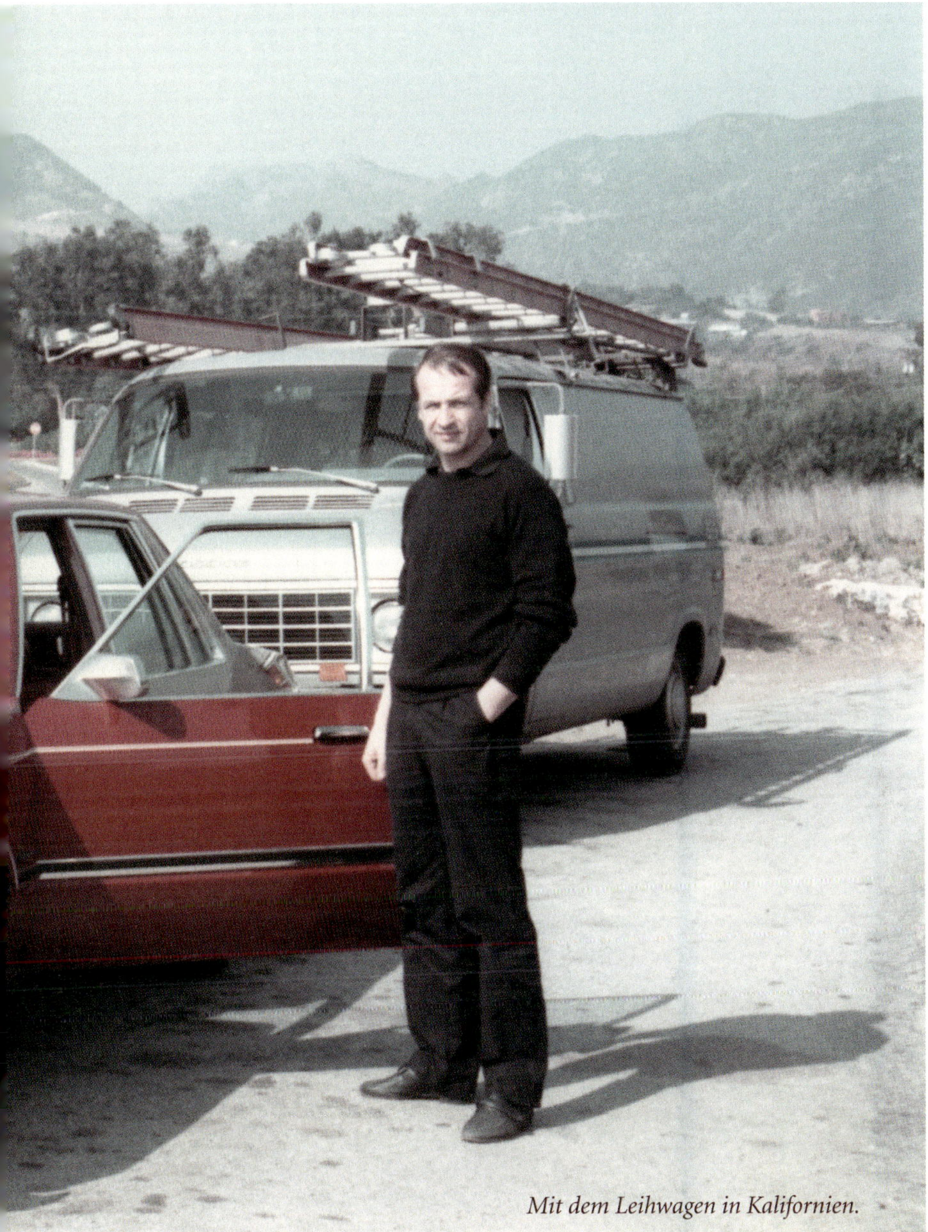

Mit dem Leihwagen in Kalifornien.

tere würde sich dann vor Ort ergeben. Also flogen Marion und ich Ende Januar 1984 mit einem Jumbo der Lufthansa erst einmal nach New York, wo eine Tante von ihr lebte. Der Flug erschien mir endlos, zum ersten Mal hatte ich jetzt das Gefühl, ganz weit weg in die Fremde zu gehen. Wir landeten in New York auf dem Flughafen JFK, wo alles riesig war. Untergekommen sind wir in einem billigen Hotel in Manhattan. Ich kam aus dem Staunen nicht heraus, sah fassungslos die Wolkenkratzer, den Verkehr, das laute Treiben der Menschen, die sich so selbstbewusst und so selbstverständlich in dieser Welt bewegten, die ich nur aus dem Kino kannte. So faszinierend das auch alles war, es machte mir auch Angst. Der Besuch bei der Tante war nett, aber in der Erinnerung wird er überlagert von der ersten Begegnung mit dieser grellen, lauten, riesigen und dabei enorm faszinierenden Metropole. Vielleicht war es der Blick des ehemaligen DDR-Bürgers, der mir die sozialen Kontraste immer wieder vor Augen führte: auf der einen Seite die homeless people, die selbst auf der vornehmen 5th Avenue die Mülltonnen nach Essbarem durchsuchten, auf der anderen Seite die mondänen Wohnpaläste der Reichen am Central Park, die von Security Guards bewacht wurden.

Der nächste Kulturschock kam eine Woche später, als wir aus dem winterlichen New York an die Westküste nach Los Angeles flogen. Dort war Anfang Februar Hochsommer, was ich zunächst kaum glauben konnte. Wir hatten ein Zimmer direkt am Strand von Long Beach gemietet, konnten im Meer baden und wunderbare Strandspaziergänge unternehmen. Natürlich mussten wir uns auch einen Leihwagen besorgen, ohne den man in LA gar nicht zurechtkäme. Aber das Auto fand ich erstaunlich günstig.

Jeden Morgen um 8 Uhr brachte mich Marion zum Veterans Administration Hospital in Long Beach, wo ich ab jetzt hospitieren durfte. Um 16 Uhr holte sie mich dann wieder ab. Da es sich um ein

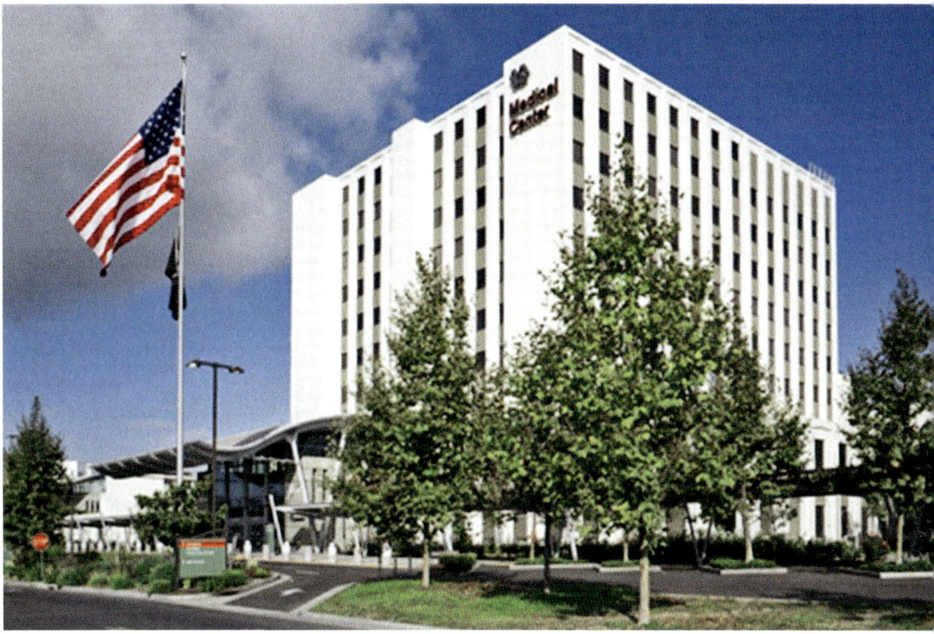

Blick auf das Veterans Administration Hospital in Long Beach.

Militärkrankenhaus mit besonderen Restriktionen handelte, durfte sie selbst dort noch nicht hospitieren. Aber auch für mich waren die ersten vier Wochen geradezu traumatisch. Die amerikanischen Kollegen waren zwar überaus freundlich und bemühten sich sehr um mich, aber ich verstand meistens nur Bahnhof. Und wenn ich doch mal etwas verstand, beteiligte ich mich trotzdem nicht am Gespräch, weil ich Angst hatte, mich nicht richtig ausdrücken zu können. Eines Tages, als Marion mich am Nachmittag abholte, war ich so weit, den ganzen Aufenthalt abzubrechen. „Ich schaffe das einfach nicht mit dem Englisch, ich blamiere mich nur. Es wird überhaupt nicht besser“, klagte ich völlig verzweifelt. Zum Glück hat sie mir Mut gemacht und mich wieder motiviert. Auf ihren Rat hin blieb ich eine Woche zu Hause und habe fast rund um die Uhr amerikanisches Fernsehen gesehen: Nachrichten, Spielfilme, Talkshows. Dabei lernte ich eine Menge Redewendungen kennen, die ich mir einprägte und später ins Gespräch einfließen ließ. Ich sagte: „Get your act together“ oder „It’s not rocket science“ – und war beglückt, dass mich die Kollegen auf einmal verstanden und ich mich an der Konversation beteiligen konnte. Und nun verstand ich immer mehr, wenn auch noch längst nicht alles.

Natürlich hatte ich meinem Chef Dr. Yuler von meiner Reißverschlussmethode und den Erfolgen berichtet, die wir damit in Hamburg erzielten. Er war fasziniert und machte mir kurz darauf den Vorschlag, darüber auf einer Fachveranstaltung in Los Angeles zu sprechen. Aber Sprechen war ja genau das, wovor ich Angst hatte. Also druckste ich herum und sagte ihm, dass ich mich noch nicht in der Lage sehen würde, einen Vortrag auf Englisch zu halten. „Na ja, kommen Sie aber trotzdem mal mit“, sagte Yuler aufmunternd.

Obwohl ich natürlich mit sehr gemischten Gefühlen zu der Veranstaltung nach Los Angeles fuhr, lief es hervorragend. Und das lag an dem Ehrengast, dem Chirurgen Michael DeBakey (1908–2008). Er war wirklich weltberühmt, hatte amerikanische Präsidenten von Kennedy bis Nixon operiert, aber auch ausländische Staatschefs wie den Schah von Persien oder Tito und jede Menge andere Prominente – von Marlene Dietrich und Frank Sinatra bis hin zu Aristoteles Onassis. Als Yuler mich ihm als deutschen Kollegen aus Hamburg vorgestellte, war er hocherfreut, denn er liebte Hamburg. Wir konnten sogar Deutsch sprechen, was ihn mir gleich noch sympathischer machte. Er erzählte mir von seiner Ehefrau, der Hamburger Schauspielerin Karin Fehlhaber, die er 1975 in der Hansestadt geheiratet hatte. Und damit nicht genug: Vor dem Krieg hatte er in Heidelberg studiert und zwar ausgerechnet bei Martin Kirschner, dem Vater meines Chefs in Altona.

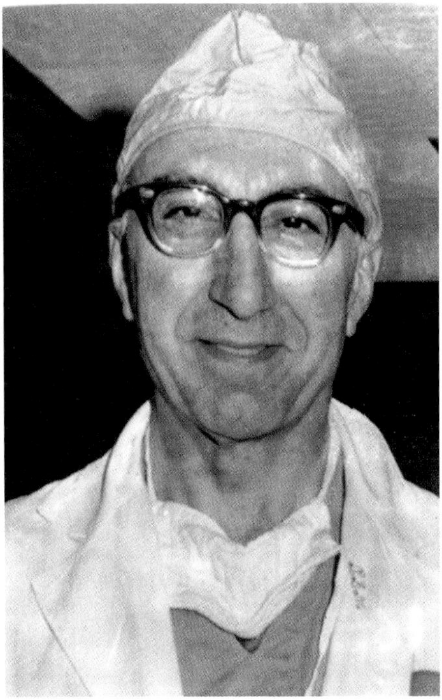

Der Chirurg Michael DeBakey.

Und während wir noch freundlich plauderten, kam Prof. Yuler wieder auf mich zu, legte mir die Hand auf die Schulter und sagte: „Kollege Teichmann, haben Sie sich nicht so. Gehen Sie einfach nach vorn, erzählen Sie von Ihrer Reißverschlussmethode und zeigen Sie die Fotos. Sie werden sehen, das läuft alles hervorragend." Und so war es dann auch. Als ich spürte, wie groß das Interesse der etwa 100 Zuhörer war, verlor ich die Scheu und konnte auf einmal frei sprechen. Und wenn mir tatsächlich mal ein Wort oder ein englischer Begriff fehlte, sprang mir Michael DeBakey bei und übersetzte. Wahrscheinlich gibt es in der Medizingeschichte nur wenige Ärzte, die jemals einen so prominenten Dolmetscher hatten.

Kurz danach bekam ich eine Einladung, einen Vortrag an der renommierten Uniklinik in Baltimore zu halten. Eigentlich wollte ich das vorsichtshalber ablehnen, aber Marion machte mir wieder Mut und half mir, den Vortrag schriftlich auszuarbeiten. Nun musste ich ihn nur noch auswendig lernen. Wir flogen nach Washington, nahmen uns ein Hotel und lernten die amerikanische Hauptstadt mit ihren Sehenswürdigkeiten kennen. Da Baltimore nur etwas mehr als 60 Kilometer nordöstlich von Washington liegt, nahmen wir einen

Leihwagen. Marion fuhr, und ich saß daneben und hielt die ganze Strecke über probeweise meinen Vortrag.

Trotzdem schlug mir das Herz bis zum Hals, als ich die Aula betrat und vorgestellt wurde. Gleich am Anfang entschuldigte ich mich für mein schlechtes Englisch, doch die Atmosphäre war überaus freundlich und positiv. Das sei überhaupt kein Problem, schließlich seien fast alle Amerikaner oder deren Vorfahren irgendwann mal eingewandert. Sie würden mich ganz sicher verstehen. Es lief auch alles gut, ich war enorm erleichtert und außerdem völlig überrascht, dass man mir ein Honorar von 1000 Dollar gab. Ich fand das großartig, dass ich das erste Mal im Leben nur durch Reden Geld verdient hatte. Spätestens jetzt hatte ich meine Scheu überwunden, Englisch zu sprechen.

Wenig später war unser Aufenthalt in Long Beach beendet. Durch die freundliche Vermittlung eines Radiologen bekam ich eine Hospitanten-Stelle in San Francisco. Mit der Klinik war alles geklärt, allerdings hatten wir noch keine Unterkunft. Als ich mich während des Fluges mit Marion darüber unterhielt, ob wir uns erst einmal um ein Hotelzimmer kümmern sollten, mischte sich ein anderer Passagier ein. Er kenne eine gute Wohnungsvermietung in der Stadt und könne das auch vermitteln. Alles klappte hervorragend, und so bekamen wir eine schöne kleine Wohnung in einem angenehmen Viertel, die auch noch preisgünstig war.

Die chirurgische Klinik lag direkt neben der Golden Gate Bridge. Aus meinem Zimmer in der Klinik eröffnete sich ein unglaublich schöner Blick auf die Bucht und die Brücke. Überhaupt war San Francisco ein enormes Erlebnis. Wenn wir mit unserem Leihwagen auf den steil hinauf- und gleich wieder steil hinabführenden Straßen unterwegs waren, kamen wir uns vor wie im Kino. Wir hatten alles schon einmal gesehen, doch jetzt durften wir es

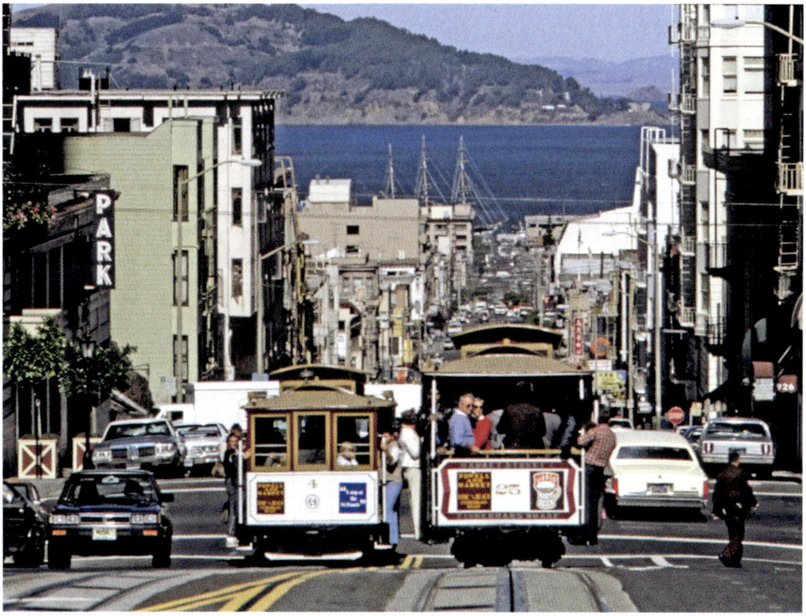

San Francisco in den 1980er-Jahren.

tatsächlich erleben. Wir fuhren über die Golden Gate, machten am Vista Point halt und waren fasziniert von dem großartigen Blick über die Bucht auf die Stadt. Oft fuhren wir weiter in den charmanten Künstlerort Sausalito oder erkundeten das Weinbaugebiet im Napa Valley.

Ich erinnere mich noch an einem Abend, als wir in Sausalito in einem schönen Restaurant mit Blick auf die Skyline von San Francisco saßen und es plötzlich stockdunkel wurde. Ich dachte erst, es hätte einen Stromausfall gegeben, doch die Kellner lachten nur und sagten, dass das die Wolken seien. Tatsächlich hatte eine düstere Wolkenfront alles verdunkelt, doch gleich darauf war alles wieder hell. Dieses Wetterphänomen ist in San Francisco keine Seltenheit, nur wusste ich das bis dahin nicht.

Auch fachlich hat mir die Stadt an der Bay viel gebracht, denn hier war die Qualität der Chirurgie überdurchschnittlich gut. Dort gab es einen Kollegen, der Thomas Shrok hieß und fantastisch operiert hat, besonders bei Bauchspeicheldrüsenkrebs mit schwierigen Verläufen.

Ihm konnte ich auch erklären und zeigen, wie wir den Rest der Bauchspeicheldrüse versorgen. Nicht der Dünndarm wurde genutzt, sondern wir haben den Rest der Bauspeicheldrüse in die Magenhinterwand eingepflanzt. Das hatte ich von meinem Lehrer Richard Reding in Rostock gelernt. Mit meinem Freund Prof. Albrecht Eggert haben wir diese Operation als Erste in der Bundesrepublik praktiziert und auch publiziert. Erst danach wurde sie zunehmend in Deutschland und anderen Ländern akzeptiert. Auch Shrok fand diese Idee interessant, ob er sie später aufgegriffen hat, entzieht sich meiner Kenntnis.

Grundsätzlich waren die amerikanischen Kollegen immer sehr bereitwillig, mir alles zu zeigen und alles zu erklären. Ich konnte auch an allen wissenschaftlichen Sitzungen und Fortbildungsveranstaltungen teilnehmen. Andererseits hatte ich dann auch immer die Gelegenheit, über meine eigenen Forschungen zu sprechen, natürlich vor allem über meine Peritonitis-Behandlung. In San Francisco stimmte einfach alles, sowohl fachlich als auch persönlich. Es war so schön, dass ich mir sogar vorstellen konnte, dort zu bleiben, was natürlich überhaupt nicht zur Debatte stand.

Nach einem knappen halben Jahr zogen wir dann schweren Herzens nach Minneapolis weiter. Dort lebte und arbeitete Prof. John Wood, den ich schon aus Hamburg kannte und der mir mit seinen Beziehungen den Aufenthalt eigentlich erst ermöglicht hatte. Besonders interessant war für mich die Begegnung mit einem Prof. Richard Simmons, der ein weltweit geschätzter Experte für Bauchinfektionen war. Am Anfang war er recht unnahbar, ich konnte ihn zunächst kaum in Ruhe sprechen. Doch als ich ihn näher kennenlernte, von meiner Methode der Etappenlavage berichtete und die entsprechenden Fotos zeigte, war er sehr interessiert. Auf einmal fragte er mich: „Wie viel Geld wollen Sie für die Bilder haben?“ Ich glaubte erst, ihn missverstanden zu haben. Aber er bestätigte sein Anliegen, denn er wolle auf Tagungen darüber sprechen und die Bilder zeigen. Ich war ziemlich enttäuscht und sagte ihm, dass sie nicht verkäuflich seien. „Okay, dann eben nicht“, meinte er, „aber vielleicht können Sie bei uns einen Vortrag über Ihre Methode halten.“ Das habe ich dann auch mit Erfolg gemacht. Inzwischen wurde ich auch versierter, und meine sprachlichen Probleme verschwanden immer mehr.

Wir haben damals in Minnetonka gelebt, einer 13 Kilometer westlich von Minneapolis gelegenen Kleinstadt am Ufer des Lake Minnetonka. Das war früher Indianergebiet, wo ursprünglich die Dakota lebten, die ich nur aus Karl-May-Büchern kannte. Prof. Wood hatte dort ein Haus, in dem wir zu Gast waren. Interessanterweise war Wood mit einer deutschen Frau verheiratet, die wie ich aus Greifswald stammte. Sie hieß Karin Schallreuter, und ich hatte sogar mit ihr gemeinsam die Erweiterte Oberschule (EOS) besucht. Ihr Schicksal war wirklich dramatisch: In den 1970er-Jahren plante sie, gemeinsam mit ihrem Mann und den beiden Kindern in den Westen zu fliehen. Sie wurde aber an die Stasi verraten, kam in den Knast und die Kinder wurden in Heime gegeben. Die Untersuchungshaft sei das Schlimmste gewesen, was sie je erlebt habe, sagte sie mir später. Erst nach längerer Zeit wurden sie und ihre Familie von der Bundesregierung freigekauft und konnten in den Westen gehen. Ihre Ehe hat nicht gehalten, sie wurde im Westen geschieden. Als sie in Hamburg als medizinisch-technische Assistentin arbeitete, lernte sie John Wood kennen, der ihr nahelegte, doch noch Medizin zu studieren. Sie tat dreierlei: Erstens studierte sie Medizin, zweitens heiratete sie John Wood und drittens wurde sie eine weltberühmte Dermatologin, wobei sie in der Forschungsarbeit mit ihrem Ehemann kooperieren konnte. Gemeinsam haben sie enorme Erfolge in der Bekämpfung der Weißfleckenkrankheit (Vitiligo) erreicht. Und nun war die Ex-Greifswalderin Karin quasi unsere Gastgeberin in Minnetonka.

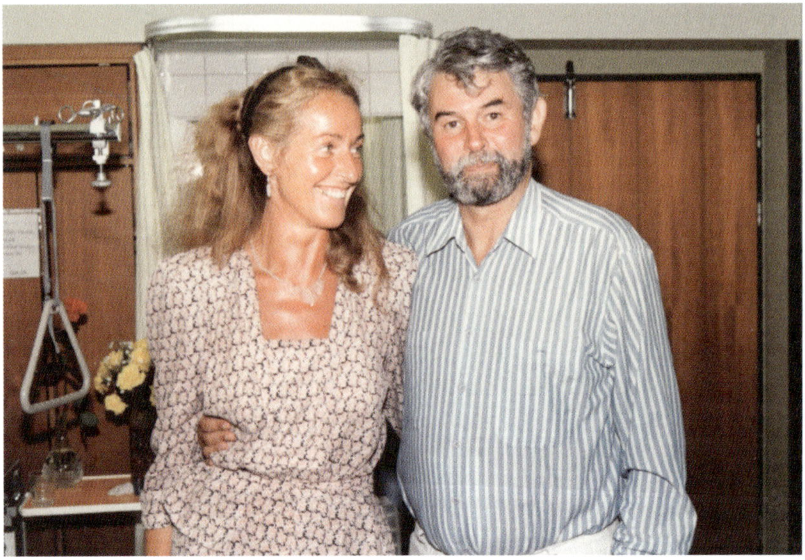

Prof. Karin Schallreuter mit ihrem Mann Prof John Wood.

An der Klinik in Minneapolis gab es auch für Marion die Möglichkeit, in der Gynäkologie zu hospitieren. Ich hatte viel Kontakt zu dem Chirurgen und Onkologen Theodor Grage, mit dem ich mich auch persönlich recht gut verstand. Eines Tages sagte er zu mir: „Du, in der Gynäkologie hospitiert eine junge Ärztin, die auch aus Hamburg kommt. Willst du die nicht mal kennenlernen?“ Ich wusste natürlich, dass das Marion war, behauptete aber, kein Interesse an einer

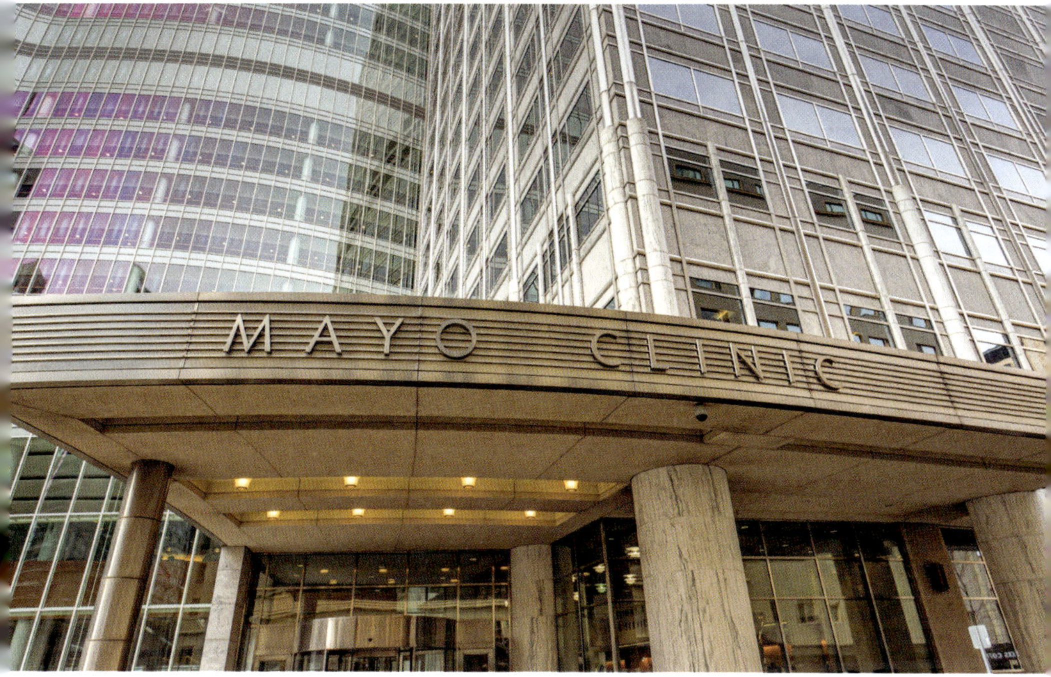

Die Mayo Clinic in Rochester.

Begegnung mit ihr zu haben. Da die Amerikaner extrem prüde waren, hätten viele Kollegen es vermutlich nicht gebilligt, dass ich mit Marion zusammenlebte, obwohl wir noch nicht verheiratet waren. Für John Wood war das natürlich kein Problem. An freien Tagen und an den Wochenenden haben wir mit ihm und Karin viel gemeinsam unternommen, waren zum Beispiel am Lake Minnetonka angeln oder gingen im Minnehaha Park spazieren, wo man die berühmten Wasserfälle am Unterlauf des Minnehaha Creek sehen kann.

Am Ende des Aufenthalts ging ich noch einige Wochen an die Mayo Clinic nach Rochester, was ebenfalls dicht bei Minneapolis liegt. Fachlich war das spannend, und die Klinik war auch interessiert an mir, nachdem ich dort einen Vortrag gehalten hatte. Später bekam ich dort sogar ein Jobangebot. Man suchte einen „Komplikationschirurgen", wie sie es nannten. Die Bezahlung wäre hervorragend gewesen, allerdings hätte mir auch von heute auf morgen gekündigt werden können – was für mich als ehemaligen DDR-Bürger nur schwer vorstellbar war. Aber konnte ich mir überhaupt vorstellen, auf Dauer in den USA zu leben? Als mich das ein amerikanischer Kollege mal fragte, sagte ich: „Wenn ja, dann nur in New York oder San Francisco." Worauf er schmunzelnd antwortete: „Wer dort Fuß fassen will, muss entweder reich geerbt haben, homosexuell oder jüdisch sein." Das traf auf mich alles nicht zu.

Aber zu dieser Zeit wusste ich schon, dass ich in Altona sehr wahrscheinlich als Klinikdirektor Nachfolger von Prof. Hartwig Kirschner werden könnte. Ein deutscher Kollege, der an der Mayo Clinic arbeitete, sagte mir: „Wenn ich noch einmal die Wahl hätte zwischen

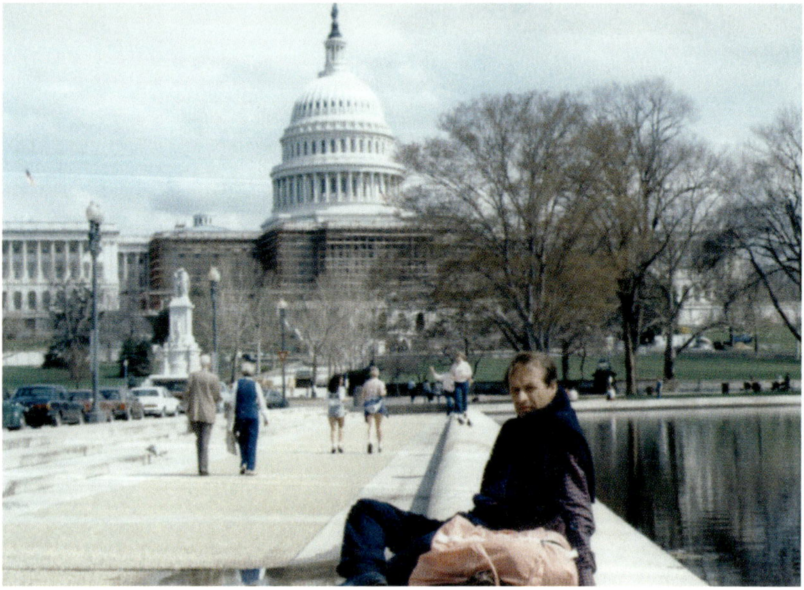

Wolfgang Teichmann 1984 vor dem Kapitol in Washington.

dem hiesigen Job und einer Stelle an einem Unikrankenhaus oder einem Haus der Maximalversorgung in Deutschland, würde ich mich immer für Deutschland entscheiden. Fachlich ist alles gleich, aber das Kulturangebot in den USA kann außerhalb der großen Metropolen niemals mit dem in Deutschland konkurrieren.“

Als wir im November 1984 nach Deutschland zurückkehrten, hatte ich viele wichtige Erfahrungen gemacht und fühlte mich gegenüber meinen westdeutschen Kollegen viel sicherer. Ich war leitender Oberarzt in Altona und lebte fortan mit Marion zusammen. An eine Heirat haben wir aber zunächst nicht gedacht, vor allem ich fühlte mich dazu noch nicht in der Lage. Meine gescheiterte Ehe und die Scheidung lagen ja noch nicht allzu lange zurück und belasteten mich noch immer. Hinzu kam, dass ich mir angesichts meiner beruflichen Anforderungen ein Familienleben kaum vorstellen konnte. Der Arbeitstag begann schon morgens um sieben mit der Visite, dann folgten Stunden im Operationssaal, und abends kam ich oft nicht vor 22 Uhr nach Hause. Andererseits war ich bald Mitte 40 und wollte eigentlich nach vorn schauen. Als Marion dann unerwartet schwanger wurde, war das für uns der Anstoß, nun doch zu heiraten. Heute wäre das vielleicht anders gewesen, aber damals spielte die gesellschaftliche Konvention noch eine ganz andere Rolle.

Die Eheschließung fand am 12. Juni 1985 im Altonaer Rathaus statt, einem schneeweißen neoklassizistischen Prachtbau dicht an der Elbe. Ursprünglich hatte sich darin der Bahnhof der 1844 eröffneten Altona-Kieler Eisenbahn befunden, als Altona noch die zweitgrößte Stadt im Dänischen Gesamtstaat war. Die Historienbilder im Kollegiensaal, in dem die Stadtverordnetenversammlung tagt, erinnern noch heute daran, dass meine Wahlheimat Altona bis 1867 zu Dänemark gehört hat. Auf eine kirchliche Trauung hatten wir verzichtet, obwohl wir beide der evangelischen Kirche angehö-

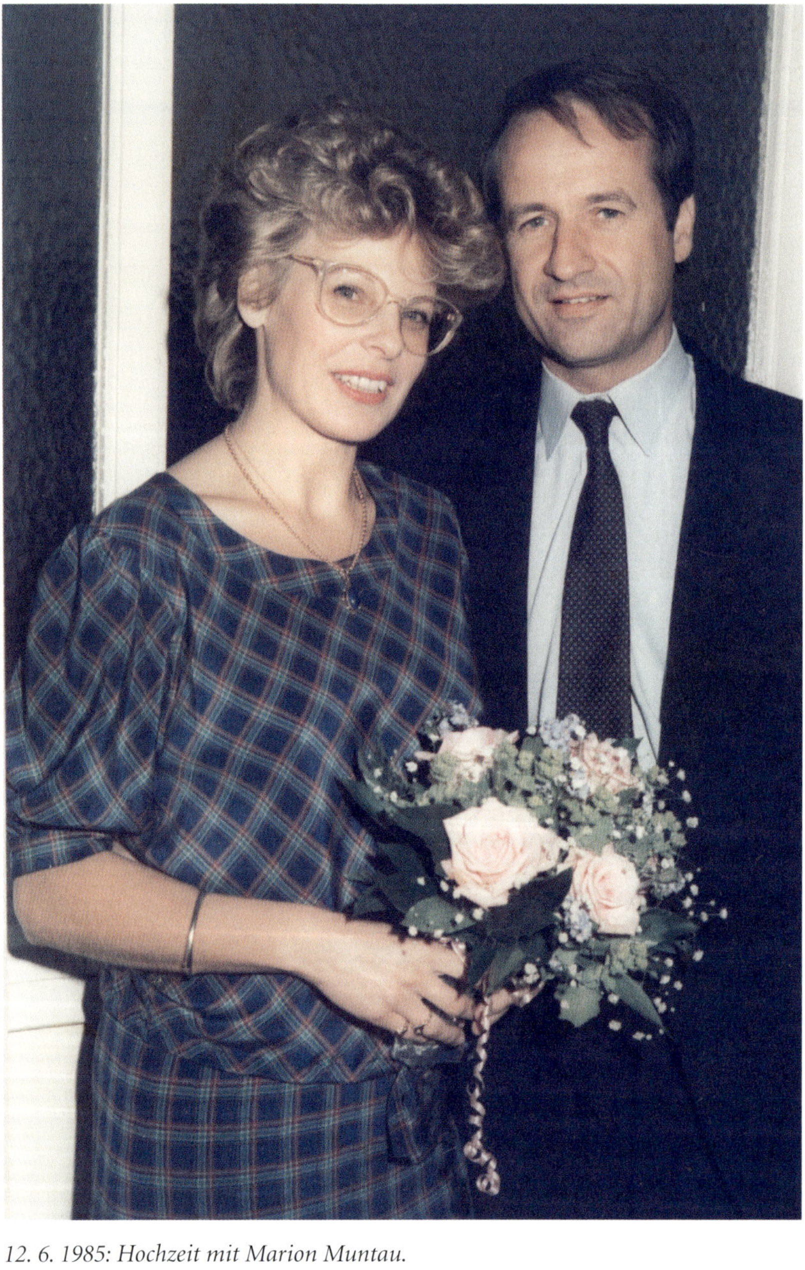

12. 6. 1985: Hochzeit mit Marion Muntau.

ren. Angesichts meiner Scheidung wollte ich damals einfach nicht in einer feierlichen Zeremonie vor dem Altar den berühmten Bibelspruch aus dem Matthäusevangelium hören: „Was Gott nun zusammengefügt hat, das soll der Mensch nicht scheiden!“ Inzwischen ist mir aber der Gedanke gekommen, dass wir die kirchliche Trauung vielleicht sogar noch nachholen könnten, nach fast 35 Jahren Ehe.

Nach der standesamtlichen Eheschließung fuhren wir mit mehreren Autos nach Schloss Tremsbüttel, das in einer idyllischen Waldlandschaft auf halbem Weg zwischen Hamburg und Lübeck liegt. Mit seinen Türmchen und Erkern, den Stuckdecken, alten Gemälden und schweren Ledersesseln erinnert das im späten 19. Jahrhundert errichtete Herrenhaus an ein Märchenschloss. Hier konnten wir mit unseren Familien und nur wenigen Freunden ein schönes und unbeschwertes Fest feiern und auf unsere gemeinsame Zukunft als Familie anstoßen. Marion verzichtete natürlich auf Alkohol, da sie schon im sechsten Monat schwanger war. Das schönste Hochzeitsgeschenk für mich war die Tatsache, dass meine Eltern dabei sein konnten. Meine Schwester und mein Bruder leider nicht, sie hatten keine Reisegenehmigung bekommen.

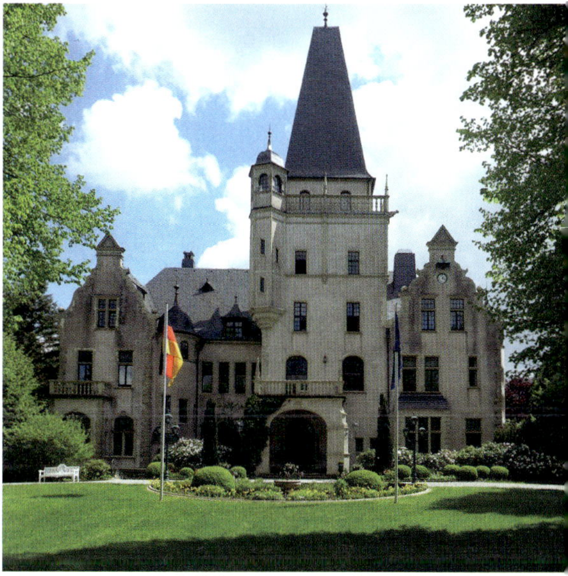

Gefeiert wurde im Schloss Tremsbüttel.

VOR DER GROSSEN ZEITENWENDE

NEUE PERSPEKTIVEN

Der 11. März 1985 war für mich ein normaler Arbeitstag, dem ich keine besondere Bedeutung beimaß. Seit ein paar Monaten waren Marion und ich zurück in Hamburg, ich hatte meine alte Funktion am Altonaer Krankenhaus übernommen und freute mich, wieder mit meinen vertrauten Kollegen zusammenzuarbeiten. Als ich an diesem Montag mit dem Auto von unserer Wohnung in Othmarschen zur Klinik nach Altona fuhr, hörte ich in den Nachrichten, dass in Moskau ein neuer Parteichef gewählt worden war. Der Name Michail Gorbatschow sagte mir natürlich nichts. Bemerkenswert schien mir nur, dass der neue Mann an der Spitze der KPdSU mit 54 Jahren geradezu jugendlich erschien. Dass an diesem Tag eine radikale Zeitenwende eingeläutet wurde, mit der nur

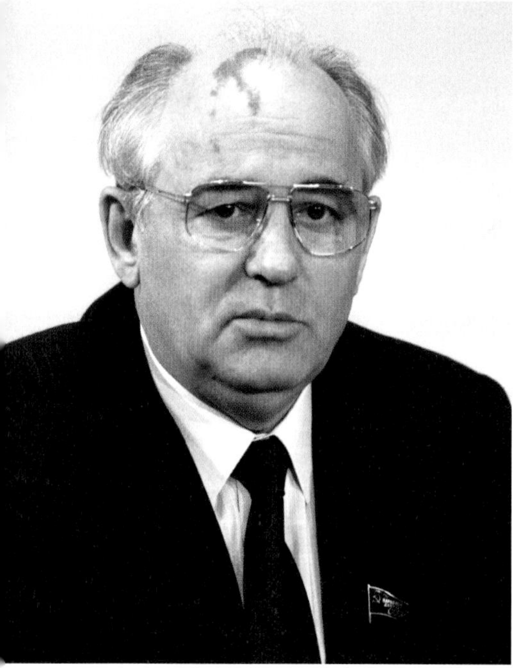

Hoffnungsträger Michail Gorbatschow.

vier Jahre später der Kalte Krieg zu Ende gehen würde, das konnte natürlich kein Mensch ahnen.

Im Moment schien der Kalte Krieg immer heißer zu werden. Nachdem die Sowjetunion ihre SS-20-Mittelstreckenraketen stationiert hatte, reagierte die NATO mit dem sogenannten Doppelbeschluss, der eine Nachrüstung im Westen vorsah. Dagegen regte sich in der Bundesrepublik heftiger Widerstand. Die Friedensbewegung brachte Hunderttausende zu Demos auf die Straße, trotzdem billigte der Bundestag im November 1983 die Stationierung von Pershing-II-Raketen und Cruise-Missile-Marschflugkörpern auf westdeutschem Gebiet. Die Stimmung war aufgeladen, und der Propagandakrieg zwischen Ost und West lief auf Hochtouren.

Viele Bundesbürger hielten damals einen Krieg für nicht unwahrscheinlich. Ich selbst glaubte aber nicht daran, auch wenn es für meine Zuversicht eigentlich keine rationalen Gründe gab. Außerdem dachte ich ohnehin wenig an die allgemeine politische Lage, sondern konzentrierte mich ganz auf meine tägliche Arbeit in der Klinik. Als Arzt Menschen zu helfen, ihnen oft in extremen Situationen das Leben zu retten, wurde für mich nie zur Routine, sondern verlieh meinen Alltag einen Sinn, der mich mit Genugtuung erfüllte.

Außerdem musste ich mich in dieser Zeit bereits auf meine künftige Leitungstätigkeit am AK Altona vorbereiten. Dass Prof. Kirschner, der 1986 in den Ruhestand treten würde, mich gern als seinen Nachfolger haben wollte, war mir bekannt. Aber diese Personalentscheidung lag natürlich nicht allein bei ihm, sondern wurde letztlich von der Gesundheitsbehörde und der Bürgerschaft entschieden. Als er die Klinik verließ, die damals noch zum Landesbetrieb Krankenhäuser gehörte, wurde ich zunächst kommissarisch Chef, während sich eine Findungskommission nach geeigneten Kandidaten umsah.

Selbstverständlich hatte ich mich beworben und wurde dabei auch von der Klinik unterstützt.

Als die Entscheidung 1987 fiel, wurde ich dann auch offiziell leitender Arzt der chirurgischen Abteilung in Altona. Allerdings gab es damals zwei Bauchchirurgie-Abteilungen, von denen die größere für Bauch- und Unfallchirurgie zuständig war, während eine kleinere für Bauch- und Gefäßchirurgie verantwortlich zeichnete. Aufgrund meiner Initiative wurden die Abteilungen dann neu strukturiert, von nun an gab es eigene Bereiche jeweils für Bauch-, Gefäß- und Unfallchirurgie. Ich übernahm die Leitung der Bauchchirurgie, die offiziell Allgemein- und Viszeralchirurgie hieß, war aber als Koordinator für alle drei Abteilungen organisatorisch verantwortlich. Fachlich blieben die Abteilungen jedoch selbstständig. Für das AK Altona erwies sich diese Umstrukturierung als vorteilhaft, weil die Klinik damit gegenüber dem Universitätskrankenhaus Eppendorf konkurrenzfähiger wurde.

Altona war auch ein akademisches Lehrkrankenhaus, was bis heute so ist. Daher gab es einen sehr engen Kontakt zur Universität. Alle Chefs haben neben ihrer täglichen chirurgischen Arbeit auch wissenschaftlich gearbeitet, waren an Studien beteiligt und haben selber viele Vorlesungen gehalten. So war auch ich nicht nur Chef in Altona, sondern auch Angehöriger der medizinischen Fakultät in Eppendorf. Ungeachtet dessen gab es im medizinischen Bereich ein ausgeprägtes Konkurrenzverhältnis zwischen diesen beiden großen Einrichtungen. Das erwies sich gerade in Hamburg, einer Stadt mit mehr als 50 chirurgischen Abteilungen, als überaus produktiver Wettbewerb, denn natürlich versuchte jede Abteilung, besser zu sein als die jeweils anderen.

Nach meiner Rückkehr aus Amerika hatte ich mich verändert, war angesichts meiner inzwischen guten Englischkenntnisse selbstbewusster geworden und hatte auch fachlich viel dazugelernt. Und ich hatte ganz unmittelbar erfahren, dass auch die hochgerühmten Amerikaner letztlich „nur mit Wasser kochen". Allerdings gab es dort auch wirkliche Spitzenchirurgie, etwa in San Francisco oder in der Mayo Clinic in Rochester, wo ich enorm viel hatte lernen können.

Das Leben in Hamburg empfand ich wieder als sehr angenehm, ich genoss das kulturelle Angebot der Großstadt, die durch die Nähe zum Wasser einen Charakter hatte, den ich als Norddeutscher besonders schätzte. Nach Greifswald konnte ich natürlich nicht fahren, doch da meine Eltern im Rentenalter waren, hatten sie die Möglichkeit, mich zu besuchen und dabei auch Marion kennenzulernen. Da meinem Bruder eine solche „Westreise" nicht möglich war, haben wir uns einmal in Prag getroffen. Ich hatte ihn gebeten, mir einige Unterlagen mitzubringen, was er allerdings letztlich nicht riskierte. Wahrscheinlich ist das auch gut so gewesen, denn – wie ich später meiner Stasi-Akte entnehmen konnte – wurden wir beide in Prag von der Stasi überwacht. Aber das fiel uns damals nicht auf, so konnten wir uns nach Jahren unbeschwert wiedersehen und verbrachten zwei angenehme Tage in der tschechischen Metropole, die ich schon als DDR-Bürger kennengelernt hatte. Prag war damals ein beliebter Treffpunkt zwischen Flüchtlingen oder Ausgereisten und deren DDR-Angehörigen. Ich hatte mich zuvor im innerdeutschen Ministerium in Bonn erkundigt, ob ich eine Reise in die CSSR riskieren könne oder damit rechnen müsse, dort verhaftet und an die DDR ausgeliefert zu werden. Der Beamte sagte mir damals: „Das machen sehr viele, auch solche, die die DDR illegal verlassen haben. Normalerweise passiert da nichts, aber garantieren können wir Ihnen das natürlich nicht." Ich hatte während des gesamten Aufenthalts in Prag kein Unsicherheitsgefühl. Dass die Stasi tatsächlich zeitweise eine Verhaftung ins Auge gefasst hatte, erfuhr ich glücklicherweise erst aus meiner Stasi-Akte.

Zu meiner Familie hatte ich regelmäßig Briefkontakt, auch gab es oft Telefonate. Aber natürlich haben wir uns dabei stets auf unverfängliche Themen beschränkt, denn selbstverständlich war uns bewusst, dass – trotz des gesetzlich verankerten Brief- und Fernmeldegeheimnisses – Briefe mitgelesen und Telefonate abgehört wurden. Trotzdem war es mir wichtig, von Zeit zu Zeit die Stimme meiner Eltern und meiner Geschwister zu hören.

Ich weiß noch, wie ich im September 1987 fassungslos vor dem Fernseher die Berichte über den Besuch von Staats- und Partei-

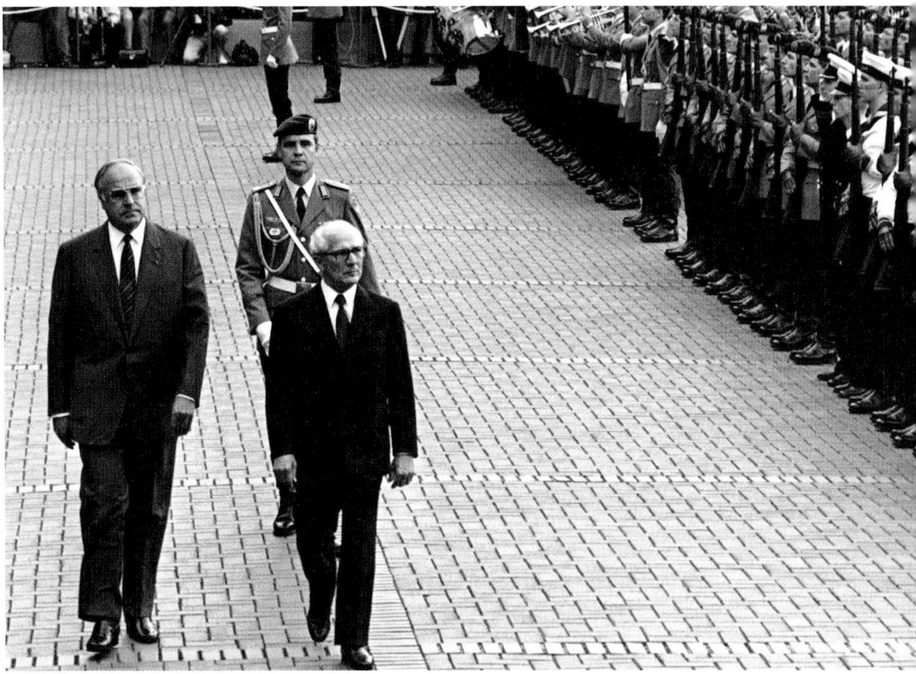

Bundeskanzler Helmut Kohl empfängt SED-Partei- und Staatschef Erich Honecker 1987 in Bonn.

chef Erich Honecker in Bonn verfolgte. Die Bundeswehr spielte die DDR-Hymne, und vor dem Kanzleramt und der Villa Hammerschmidt wehte die DDR-Flagge. Obwohl es am Abend des 7. September in der Godesberger Redoute kein Staatsbankett, sondern nur ein „gemeinsames Abendessen" gab, war die Bundesregierung Honecker für meinen Geschmack viel zu weit entgegengekommen. Wenigstens forderte Bundeskanzler Helmut Kohl den SED-Chef in seiner Rede auf, den Schießbefehl und die Mauer aus der Welt zu schaffen. Dass beides schon gut zwei Jahre später wirklich passieren würde, hat niemand geahnt. Wahrscheinlich am wenigsten Honecker selbst, der glaubte, nun am Ziel seiner Wünsche zu sein, obwohl er in Wahrheit unmittelbar vor dem Abgrund stand.

Aber die durch wirtschaftliche Zugeständnisse wie den ausgerechnet vom einstigen „Kommunistenfresser" Franz Josef Strauß eingefädelten Milliardenkredit erkauften „menschlichen Erleichterungen" zeigten Wirkung. Immer mehr DDR-Bürger unterhalb des Rentenalters durften nun besuchsweise in die Bundesrepublik reisen, wo sie mit eigenen Augen sahen, was ihnen das SED-Regime alles vorenthielt. Das wirkte sich, wie sich bald zeigen würde, auch positiv für meine Familie aus. Am 11. Oktober 1985 wurde unser Sohn Alexander geboren. Damals wohnten wir schon in Hamburg-Othmarschen, in einer schönen Wohnung in der Corinthstraße. Die Taufe fand aber erst im Sommer 1986 statt, nicht in Hamburg, sondern in der Kirche von Hohenstein in Schleswig-Holstein. Ausschlaggebend dafür war nicht die landschaftliche Schönheit dieses zwischen Oldenburg und Weißenhäuser Strand gelegenen Ortes, sondern die Tatsache, dass dort mein Schulfreund Jürgen Eggert als Pastor amtierte. Da er, wie ich schon erwähnt habe, zu meinen ältesten und engsten Freunden gehört, fand ich es schön und passend, dass er Alexander taufte.

Jürgen wurde in Memel, dem heutigen Klaipėda, gebworen und kam mit seiner Familie als Flüchtling nach Greifswald, wo wir gemeinsam zur Schule gingen und uns schon als Kinder anfreundeten. Sein Vater war Hausarzt in Greifswald, und so lag es nahe, dass auch Jürgen nach dem Abitur Medizin studierte. Seine Familie war in der evangelischen Kirche stark engagiert und gegen den SED-Staat eingestellt. Er selbst war schon als Kind und Jugendlicher ein Typ, der andere begeistern und mitreißen konnte, oft war er unser Anführer. Als Student fiel er den kommunistischen Sittenwächtern als Rock-'n'-Roll-Tänzer negativ auf, und auch sonst hielt er mit seiner Meinung nicht hinter dem Berg. Das hatte Folgen: 1961 verhaftete ihn die Stasi und inhaftierte ihn in Rostock, wo er monatelang verhört wurde. Das sprach sich in Greifswald in Windeseile herum, wir Kommilitonen und Freunde waren schockiert. In diesem Moment wurde uns klar, dass die Kommunisten nun Ernst machten, dass man bespitzelt wurde und ganz schnell eingesperrt werden konnte. 1962 verurteilte ihn das Bezirksgericht Rostock wegen „staatsgefährdender Propaganda und Hetze" zu fünf Jahren Zuchthaus. Nachdem er in Berufung gegangen war, wurde die Strafe auf drei Jahre reduziert.

Bis 1964 blieb er in Berlin-Hohenschönhausen, Bützow-Dreibergen und Berlin-Rummelsburg in Haft. Als er mich gleich nach seiner Entlassung in meinem Elternhaus in Greifswald besuchte, erschrak ich: Er war enorm gealtert, eingefallen, ausgemergelt und auch sonst von den unmenschlichen Haftbedingungen gezeichnet. Aber gebrochen hatten sie ihn nicht. Was er mir über seinen Gefängnisaufenthalt erzählte, konnte ich kaum glauben. In was für einem Staat leben wir eigentlich? fragte ich mich. Sein Studium durfte Jürgen natürlich nicht fortsetzen, er sollte sich vielmehr als Hilfspfleger in einem Krankenhaus in Berlin-Pankow „bewähren". Aber Jürgen wollte sich nicht „bewähren", er wollte weg, die DDR so schnell wie

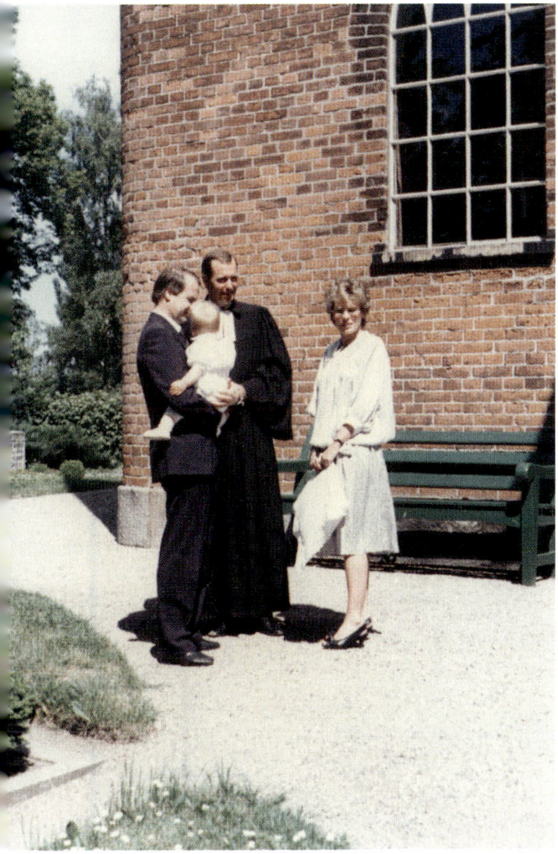

Pastor Jürgen Eggert tauft 1986 Alexander Teichmann in der Kirche von Hohenstein am Weißenhäuser Strand.

möglich Richtung Westen verlassen. Doch die Stasi hatte ihn im Visier und verhaftete ihn 1965 erneut. Sieben Monate blieb er in Untersuchungshaft, bis ihn das Stadtgericht von Groß-Berlin wegen „staatsfeindlicher Verbindungsaufnahme“ – als das konnte schon ein harmloser Verwandtenbrief in den Westen gelten – zu einem Jahr Haft verurteilte. Als er den Knast in Berlin-Rummelsburg endlich wieder verlassen durfte, war erst recht nicht daran zu denken, sein Medizinstudium fortzusetzen. Daher entschloss er sich, am Katechetischen Oberseminar in Naumburg und am Berliner Sprachenkonvikt Theologie zu studieren. Da das kirchliche Hochschulen waren, brauchte er keine staatliche Genehmigung für das Studium, das er 1972 mit dem ersten Theologischen Examen abschloss. Sein Gemeindevikariat trat er 1974 quasi in der Heimat an, nämlich im Badeort Lubmin am Greifswalder Bodden, wo ja auch unsere Familie ein Grundstück mit Wochenendhaus besaß. Ich erinnere mich noch gut, wie mich

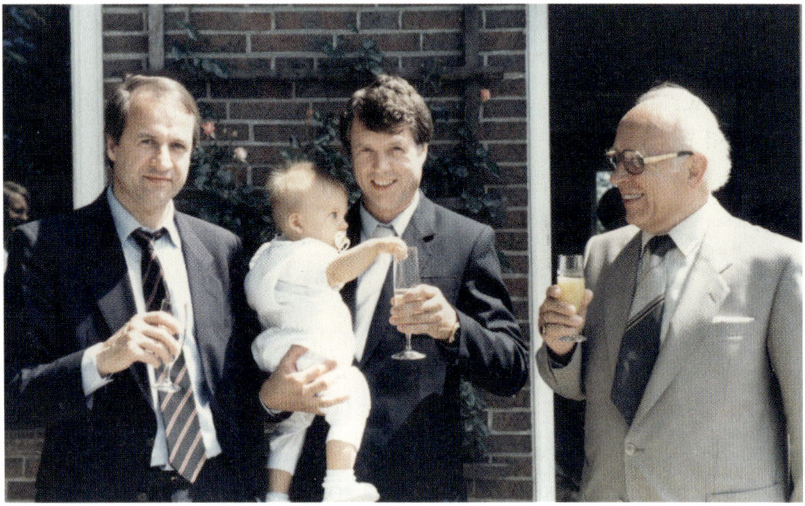

Zur Taufe durfte die Familie anreisen: rechts der Vater Günter, in der Mitte der Bruder Jürgen.

eines Tages in Lubmin Fischer auf der Straße ansprachen und sagten: „Du, geh mal in die Kirche. Dein Freund Jürgen Eggert redet sich gerade um Kopf und Kragen." Tatsächlich nutzte Jürgen die Kanzel in Lubmin nicht nur für die christliche Verkündigung, sondern auch dazu, Klartext über die Zustände in der SED-Diktatur zu sprechen. Natürlich rief das die Stasi auf den Plan, die diesmal aber davor zurückschreckten, den Pfarrer, der inzwischen auch Familienvater war, wieder einzusperren. Stattdessen wurden Jürgen und seine ganze Familie „aus der Staatsbürgerschaft der DDR entlassen", mit anderen Worten: Sie konnten in die Bundesrepublik ausreisen, wo Jürgen noch das 2. Theologische Examen ablegte und anschließend die Pfarrstelle in Hohenstein antrat. Wir haben den Kontakt nie verloren, und so besuchte mich Jürgen auch unmittelbar nach meiner Flucht in West-Berlin, und sein Bruder vermittelte mir, wie erwähnt, die Stelle in Altona.

Alexanders Taufe fand in der Hohensteiner Dorfkirche statt, anschließend haben wir alle gemeinsam im Gemeindehaus gegessen und gefeiert. An diesem Tag war mir richtig heimatlich zumute, nicht nur weil Jürgen Eggert den Gottesdienst hielt. Zu dem Anlass durften erstmals auch meine Schwester und mein Bruder in den Westen reisen, und so war meine Familie an diesem strahlenden Sommertag endlich wieder vereint. Die „menschlichen Erleichterungen", die die Bundesregierung der DDR-Führung mit viel Geld abgetrotzt hatte, kamen unserer Familie also ganz unmittelbar zugute.

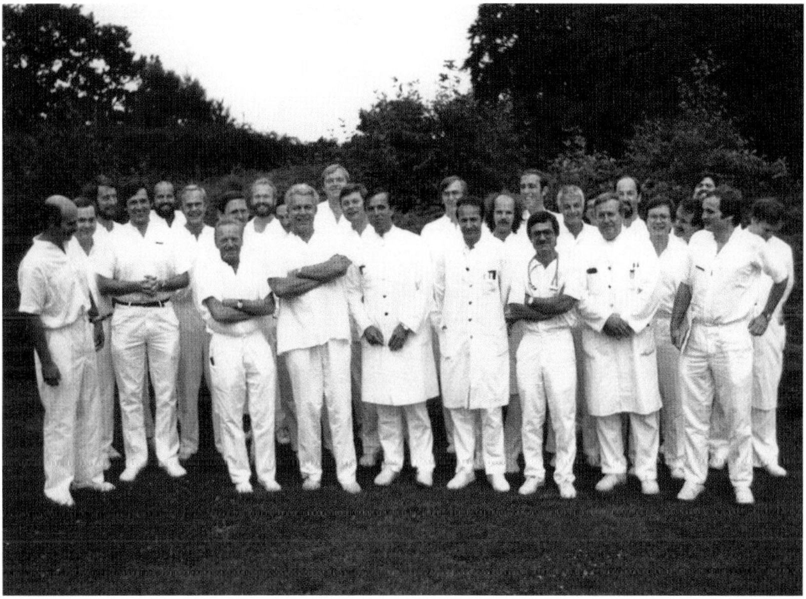

Die chirurgische Mannschaft des AK Altona mit Prof. Hartwig Kirschner und Dr. Konrad Lange 1983.

Beruflich forderte mich zunächst vor allem die organisatorische Umstrukturierung der Chirurgie in Altona heraus, aber dank hervorragender und sehr engagierter Mitarbeiter gelang das am Ende

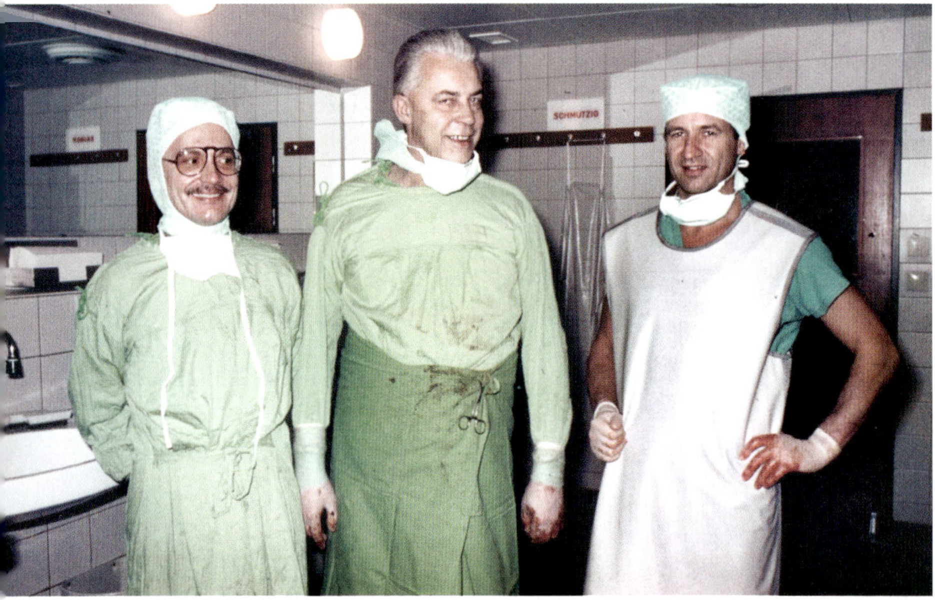

Bei der Arbeit: Die Chirurgen Dr. Stein, Prof. Kirschner und Dozent Teichmann in Altona.

doch recht gut. Schon 1986 hatte mich Richard Simmons zu einem Vortrag nach New Orleans eingeladen, als Gastredner auf einem Kongress zu sprechen. In meinem Vortrag „New Horizons in Peritonitis“ (Neue Horizonte in der Peritonitis-Behandlung) stellte ich alle Ergebnisse vor, die ich mit meiner Reißverschluss-Methode inzwischen erreicht hatte. Die Resonanz war geradezu überwältigend, mindestens 30 oder 40 Kongressteilnehmer stellten sich in einer Schlange vor dem Mikrofon an, um mir anschließend Fachfragen zu stellen. Sie fragten mir geradezu „Löcher in den Bauch“, wenn mir diese Formulierung als Bauchchirurg gestattet ist. Nach der Publikation in dem renommierten Fachblatt The Archives of Surgery wurde der Vortrag zu diesem Thema weltweit am meisten zitiert. Im Science Citation Index (SCI), einer wissenschaftlichen Zitationsdatenbank, rutschte ich ganz nach oben und galt damit nun als einer der bekanntesten Chirurgen auf diesem Gebiet.

Um unsere Abteilung bekannter zu machen, begann ich eine enge Zusammenarbeit mit dem Gastroenterologen Prof. Friedrich Hagenmüller, der sich vor allem um die Diagnostik kümmerte, während ich den chirurgischen Part übernahm. Gemeinsam haben wir völlig neue Wege der fachlichen Zusammenarbeit entwickelt, zum Beispiel mit dem Aufbau gemeinsamer Stationen, in denen die Patienten von uns beiden behandelt werden konnten, ohne verlegt werden zu müssen. Wir gehörten damals auch zu den Ersten, die

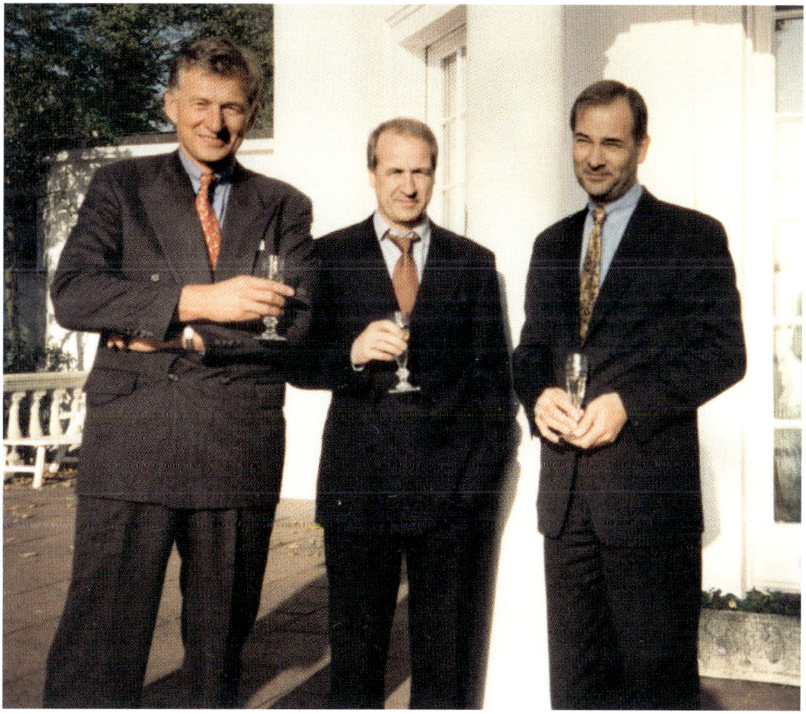

Zu Gast bei Cäsar Pinnau: Die Ärzte Prof. Volker Schumpelick, Wolfgang Teichmann und Fritz Hagenmüller (v.l.).

die Minimalinvasive Chirurgie (MIC) in Deutschland auf den Weg brachten. Dafür institutionalisierten wir in Hamburg internationale Fachtagungen, die bis heute jährlich stattfinden. Während ich auf dem MIC-Symposium für die Minimalinvasive Chirurgie zuständig war, organisierte Hagenmüller den sogenannten Endo Club Nord, einen Kongress für Endoskopie. Auf beiden Tagungen wurden Live-Operationen gezeigt und per Video meist ins Congress Centrum Hamburg (CCH) übertragen, was damals geradezu sensationell war: In unseren OP-Sälen führten international renommierte Ärzte Operationen durch, die ins Tagungszentrum übertragen wurden, wo die Teilnehmer direkt Fragen an den jeweiligen Operateur stellen konnten. Wir gehörten auch zu den Ersten in Deutschland, die das Da-Vinci-Operationssystem einführten, ein roboterassistiertes Chirurgiesystem, das von der amerikanischen Firma Intuitive Surgical entwickelt worden war. Dabei operiert der Chirurg den Patienten nicht mehr direkt, sondern bedient eine Konsole, während die eigentliche Operation von einem Robotersystem ausgeführt wird. Die Vorteile sind enorm, so wird ein mögliches Zittern der Hand des Operateurs automatisch ausgeglichen, außerdem hat man dank der Kamera eine 360-Grad-Sicht, die auf herkömmlichem Weg niemals erreicht werden könnte. Unter anderem lud ich den Chirurgen Guy-Bernard Cadière aus Brüssel ein, der zu dieser Zeit der weltweit führende „Roboter-Chirurg“ war.

Anfang 1988 geschah dann etwas, was ich niemals für möglich gehalten hätte: Eines Tages landete auf meinem Schreibtisch ein Brief, der mit DDR-Marken beklebt war. Auch das Logo des Absenders war mir wohlbekannt: Er trug das kreisrunde Emblem der Ernst-Moritz-Arndt-Universität Greifswald. Den Inhalt wollte ich zunächst kaum glauben, denn ich als ehemaliger Republikflüchtling wurde als „Sehr geehrter Herr Professor Teichmann“ tituliert und höflich eingeladen, auf einer Fachtagung in Greifswald einen Vortrag über meine Peritonitis-Forschung zu halten. Anlass war das 20-jährige Ordinariat meines ehemaligen Chefs Prof. Richard Reding. Eingeladen hatte mich ein Schüler von ihm, Prof. Dietmar Lorenz, der seit 1985 Chef der Chirurgie in Greifswald war.

Ich hatte allerdings vorher schon mehrfach Kontakt zu Reding gehabt, da er immer mal wieder zu Fachtagungen in den Westen reisen durfte. In den ersten zwei Jahren war er mir stets aus dem Weg gegangen. Er kam zum Beispiel regelmäßig zum Kongress der Deutschen Gesellschaft für Chirurgie, der immer im Frühjahr in München stattfindet. Ich hatte sogar Verständnis dafür, dass er damals wortlos an mir vorbeilief, denn natürlich musste er davon ausgehen, beobachtet zu werden. Als wir uns später auf einem Kongress in Saarbrücken trafen, kam er auf mich zu und fragte mich, ob wir uns mal aussprechen könnten. Das haben wir auch getan, und von da an schien unser Verhältnis einigermaßen bereinigt. Von nun an bemühte ich mich auch, ihn im Rahmen meiner Möglichkeiten zu unterstützen, und konnte ihm manchen Gefallen tun.

Prof. Lorenz hatte sich ganz gewiss in Berlin abgesichert und sich von höchster Stelle ein Okay geben lassen, bevor er den ehemaligen Republikflüchtling nach Greifswald einlud. Für die Parteileitung der Uni war diese Einladung trotzdem eine unglaubliche Zumutung, denn die Genossen sahen in mir natürlich nach wie vor den Verräter. Aber zähneknirschend mussten auch sie zustimmen. Mir ging alles Mögliche durch den Kopf, auch die Frage, ob das am Ende vielleicht eine Falle sein könnte. Ich fragte wieder im Bundesministerium für innerdeutsche Beziehungen in Bonn nach, wo man mich vollkommen beruhigte: „Keine Sorge, wenn Sie eine offizielle Einladung bekommen haben, besteht keinerlei Gefahr für Sie. Fahren Sie unbesorgt nach Greifswald.“

DECKNAME „ARZT“

OBSERVATION IN GREIFSWALD

Im ersten Moment traut Hauptmann Bohnsack vom Referat VIII/6 der Bezirksverwaltung Rostock des Ministeriums für Staatssicherheit seinen Augen kaum. Soll hier tatsächlich ein Verräter als offizieller Gast einer sozialistischen Universität in die DDR einreisen dürfen? Aber genau das geht aus dem Fernschreiben hervor, das eben aus der Stasi-Zentrale in der Berliner Normannenstraße eingegangen ist: Am 9. September 1988 soll Prof. Wolfgang Teichmann, wohnhaft in Hamburg/BRD, in der Chirurgischen Klinik der Ernst-Moritz-Arndt-Universität Greifswald einen Vortrag halten. Haben die Genossen vergessen, dass dieser Teichmann die DDR vor knapp elf Jahren illegal verlassen hat? Weiß der Teufel, wie ihm das gelungen ist. Bohnsack fordert die Akte an, in der obenauf der Haftbefehl liegt, der am 10. November 1977 ausgefertigt ist. Dort steht es schwarz auf weiß: „Der Dr. med. Teichmann, Wolfgang, geb. am 23. 06. 1941 in Greifswald, HW: Greifswald, Birnenweg 40, NW: Rostock, Leninallee 35, ist in Untersuchungshaft zu nehmen.“ Und dafür hätte man jetzt die Gelegenheit. Aber nein, die Berliner Genossen verlangen ausdrücklich nur seine genaue Beobachtung, die möglichst unauffällig sein soll.

Was nun geschieht, kann man sich ungefähr so vorstellen: Bohnsack schüttelt den Kopf, greift zum Telefon und wählt die MfS-Kreisdienststelle Greifswald. Dort meldet sich der Genosse Schmidt, der auch erst mal sprachlos ist. „Aber wieso, gegen den liegt doch ein Haftbefehl vor“, sagt er, aber Bohnsack bestätigt ihm ausdrücklich, dass der Verräter nicht verhaftet, sondern nur überwacht werden soll. Schmidt stöhnt und sagt den Standardsatz, den fast jeder DDR-Bürger schon mal ironisch verwendet hat: „Die Genossen werden sich schon was dabei gedacht haben." Dann werden die Details besprochen, zuerst muss Teichmann einen neuen Decknamen erhalten. Man einigt sich auf „Arzt", was nicht besonders originell, dafür aber eindeutig ist.

Schon seit dem späten Vormittag des 8. September 1988 stehen drei Wagen des MfS an der „Güst", wie die Stasi die Grenzübergangsstelle abkürzt, in Selmsdorf bereit, die auf „Arzt" warten. Gegen 14.30 Uhr

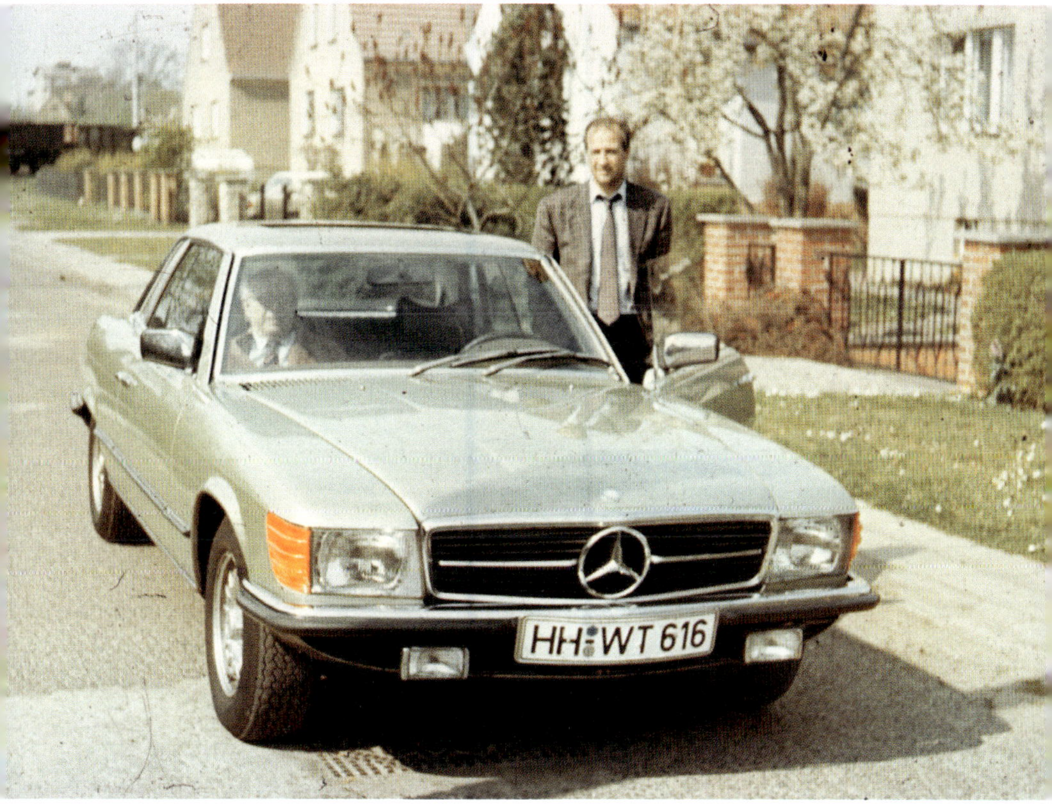

Mit diesem Mercedes fuhr Teichmann 1988 erstmals wieder nach Greifswald.

geben die Stasi-Kollegen von der Grenze die Daten des Pkw durch: „Typ: Mercedes, Farbe: Metallic-Grün, amtl. Kennzeichen: HH-WT 616“. Um 14.45 Uhr hat er die Grenzübergangsstelle verlassen und fährt auf der F 105 in Richtung Grevesmühlen. Nun beginnt die Observation, die minutiös dokumentiert wird: „15.03 h wurde der genannte Pkw auf der F 105 in Höhe der Ortschaft Gressow aus Richtung Grevesmühlen aufgenommen. Den Pkw fuhr Teichmann, W. Seine Ehefrau saß auf dem Beifahrersitz.“

Stundenlang bleiben die Stasi-Leute dem Mercedes nun auf der Spur, beobachten, wie das Ehepaar zunächst in Bad Doberan haltmacht und sich das Münster von außen ansieht, in Warnemünde einen Zwischenstopp in der Nähe des Hotels Neptun einlegt und dann noch einmal vor der Rostocker Uniklinik kurz anhält, aber im Auto sitzen bleibt. Dass die Bewacher das Ehepaar in Warnemünde für eine halbe Stunde aus den Augen verlieren, ist noch das Spannendste an dem Bericht. Ansonsten erfahren wir Details wie die geschätzte Größe von Marion Teichmanns Umhängetasche („ca. 30 x 30 x 15 cm“), immerhin aber auch, dass „Teichmann, W. außerhalb geschlossener Ortschaften mit einer Geschwindigkeit von ca. 110 bis 130 km/h fuhr. Innerhalb der Ortschaften hielt er sich an die vorgeschriebenen Geschwindigkeiten bzw. fuhr noch unter der zulässigen Höchstgeschwindigkeit.“ In Greifswald verfolgen die Geheimdienstler das Ehepaar, bis es um 19.03 Uhr Wolfgang Teichmanns Elternhaus im Birnenweg 40 erreicht. Sie registrieren noch, dass um 19.23 Uhr seine Schwester Rosalinde Kaminski und ihr Mann mit ihrem Wartburg-Tourist eintreffen, und beenden um 19.30 Uhr „auf Anweisung“ die Beobachtung.

Die Observation dauert allein an diesem Tag etwa fünf Stunden und bringt der Stasi keinerlei relevanten Erkenntnisse, aber daran sind die „Kämpfer an der unsichtbaren Front“ gewöhnt. Auch an den beiden nächsten Tagen beobachten sie Wolfgang Teichmann und seine

Ehefrau, deren Vorname in dem Bericht merkwürdigerweise nicht einmal auftaucht, auf Schritt und Tritt. Der Überwachungsstaat DDR tut hier seiner eigenen Routine Genüge, setzt reichlich Personal und Technik ein, produziert seitenweise Berichte und erreicht doch nichts. Die Verantwortlichen in der Kreisdienststelle Greifswald und der Bezirksdirektion Rostock atmen wahrscheinlich auf, als der Verräter und seine Ehefrau am 11. September 1988 endlich wieder die „Güst“ Selmsdorf erreichen und diese dann Richtung Lübeck passieren.

Nur ein Jahr später, im Herbst 1989, werden die Stasi-Genossen ganz andere Sorgen haben und sich wahrscheinlich nach den alten Zeiten zurücksehnen. Dann werden Hunderttausende DDR-Bürger das Land verlassen, und eine noch größere Zahl wird auf die Straße gehen. Und auf einmal wird die einst so mächtige Stasi zur Zielscheibe des Protestes, wer dabei ist, ob offiziell oder inoffiziell, hat auf einmal ein Problem. Die Staatsfeinde von einst werden sie zur Rechenschaft ziehen, und sie müssen mitansehen, wie das System, das sie mit höchst unsauberen Mitteln gestützt haben, vor ihren Augen zusammenbricht. Doch daran ist im September 1988 noch nicht zu denken.

MERKWÜRDIGE HEIMKEHR

SEPTEMBER 1988 IN GREIFSWALD

Als ich mich am Morgen des 8. September 1988 gemeinsam mit Marion in unseren Mercedes setze, kommt es mir fast unwirklich vor, dass ich die nächste Nacht in meinem Elternhaus im Greifswalder Birnenweg 40 verbringen werde. Wie wird es dort sein? Wie werden sich meine Bekannten und ehemaligen Kollegen verhalten? Das alles sind merkwürdige Vorstellungen, bei denen ich mich nicht besonders gut fühle. Auf der Fahrt bis zum Grenzübergang Lübeck-Schlutup sind wir beide recht angespannt, die Beamten vom Bundesgrenzschutz sind freundlich, wünschen uns lächelnd gute Fahrt. Dann passieren wir die Grenze und erreichen auf der DDR-Seite den Kontrollpunkt Selmsdorf. Zum ersten Mal sehe ich wieder DDR-Uniformen, ich bin nervös, wahrscheinlich steigt mein Blutdruck an. Ich reiche dem Grenzsoldaten unsere Pässe, der sie an den Schalter weitergibt, wo sie überprüft werden. Der Grenzer ist nicht unfreundlich, gibt sich sachlich und äußerst wortkarg. Nach vielleicht fünf Minuten bekommen wir die Pässe zurück, der Grenzsoldat sagt: „Herzlich willkommen in der Deutschen Demokratischen Republik. Gute Weiterfahrt."

Dass wir ab jetzt von gleich drei Autos verfolgt und observiert werden, erfahre ich erst aus meiner Stasi-Akte. Gleich nach der Grenze atme ich auf und fühle mich wieder wohler. Die weite mecklenburgische Landschaft ist mir vertraut, fühlt sich heimatlich an. Selbst die schlechten Straßen stören mich nicht. Oft fahren wir durch Alleen, deren Buchen, Lärchen und Linden sich wie grüne Dome über die schmale Fahrbahn wölben.

Wir machen einen kurzen Halt in Bad Doberan, wo ich Marion das berühmte Münster zeigen möchte, das aber leider geschlossen ist. Dann fahren wir weiter nach Rostock-Warnemünde und parken unweit vom Hotel Neptun. Dort war ich früher oft mit Prof. Reding zum Kaffeetrinken oder zu Kongressen, wo abends in der Bar im obersten Stockwerk das Dach zum „Tanz unter den Sternen“ geöffnet wurde. Jetzt gehen wir nur in den Intershop, um uns mit Geschenken für Freunde und Verwandte einzudecken: Kaffee, Zigaretten, Schokolade und Cognac. Danach zeige ich Marion noch kurz die Chirurgische Uniklinik, wo ich bis zu meiner Flucht gearbeitet habe. Gegen 19 Uhr erreichen wir schließlich mein Elternhaus in Greifswald, wo sich bald die ganze Familie versammelt.

Am nächsten Morgen, bei der Tagung in der Greifswalder Uniklinik, herrscht eine ganz merkwürdige Stimmung, die sich am besten mit dem Begriff „allgemeine Befangenheit“ beschreiben lässt. Ich begegne Kollegen, die ich früher gemocht habe, und solchen, die ich meist aus politischen Gründen nicht ausstehen konnte. Jetzt lächeln sie alle, wirken aber verkrampft und wissen eindeutig nicht, wie sie sich mir gegenüber verhalten sollen. Dürfen sie mir die Hand geben, oder wirkt das vielleicht schon zu vertraulich? Aber auch ich bin befangen und fühle mich nicht besonders wohl. Manchem Genossen, der mir früher absichtlich geschadet hat, würde ich gern meine Meinung sagen, aber natürlich lasse ich das. Schließlich bin ich hier Gast und außerdem in einem Staat, der mich immer noch als Feind betrachtet. Sollte ich es nicht als Triumph werten, dass mich die Uni Greifswald, meine Alma Mater, die sich mir gegenüber einst so schäbig verhalten hat, jetzt einlädt? Dass man den Staatsfeind auf einmal hofiert? Aber ich kann es nicht genießen, weil ich die Vergangenheit nicht vergessen kann, und so bin ich froh, als ich endlich ans Pult trete. Ich halte meinen Vortrag und zeige auch einen Film. Anschließend verschwinde ich schnell und gehe mit Marion nach Hause.

Am Tag darauf wird es angenehmer, da lade ich Freunde, Bekannte und Kollegen auf unser Familiengrundstück nach Lubmin ein, etwa 30 Personen. Mein Bruder hat ein Spanferkel besorgt, es gibt Fassbier, und die Stimmung wird mit der Zeit lockerer. Auch Richard Reding und seine Frau, Dietmar Lorenz und eigentlich fast alle meine alten Kollegen sind gekommen. Selbst die Genossen, die mir früher nach Kräften geschadet haben, sind auf einmal recht nett zu mir. Die Stimmung ist deutlich lockerer als am Vortag, aber natürlich hat die Stasi auch in Lubmin alles unter Kontrolle. Das spüre ich an diesem Abend zwar nicht, erfahre ich aber später aus den Akten.

Vor unserer Abfahrt habe ich Marion noch die Stätten meiner Kindheit gezeigt, den Laden der Eltern, mein erstes Zuhause, meine Schule, die Kirchen und die historischen Bürgerhäuser am Markt. Aber ich bin erschüttert über den Zustand meiner Heimatstadt, der sich im letzten Jahrzehnt noch einmal enorm verschlechtert hat. An den Fassaden blättert der Putz ab, viele Dächer sind undicht, und auf mehreren Straßen müssen Häuser abgestützt werden, weil sie sonst einstürzen würden. Viele sind in den letzten Jahren schon abgerissen und teilweise durch armselige Plattenbauten ersetzt worden. War das hier früher auch schon alles so grau wie heute? frage ich mich. Wahrscheinlich war es so, doch wenn man hier lebte und es nicht anders kannte, fiel es nicht auf. Doch jetzt empfinde ich es einfach als schrecklich und schäme mich gegenüber Marion fast ein wenig dafür.

Einer der wenigen Lichtblicke ist der Dom, der gerade saniert wird. Es ist ein Großprojekt, das in der DDR nicht nur Zustimmung findet, weil gleichzeitig viele historische Dorfkirchen buchstäblich in sich zusammenfallen. Es ist aber auch ein Politikum, denn die Sanierung wird dank der Initiative des ehemaligen Greifswalders Berthold Beitz zum Teil durch die Alfried Krupp von Bohlen und Halbach-Stiftung finanziert. Ich freue mich, dass der großartige, mehr als 700 Jahre alte gotische Backsteinbau ganz sicher nicht dem Verfall preisgegeben, sondern für die Zukunft erhalten wird. Ich sehe es als hoffnungsvolles Zeichen und soll damit, wie sich später zeigen wird, richtig liegen.

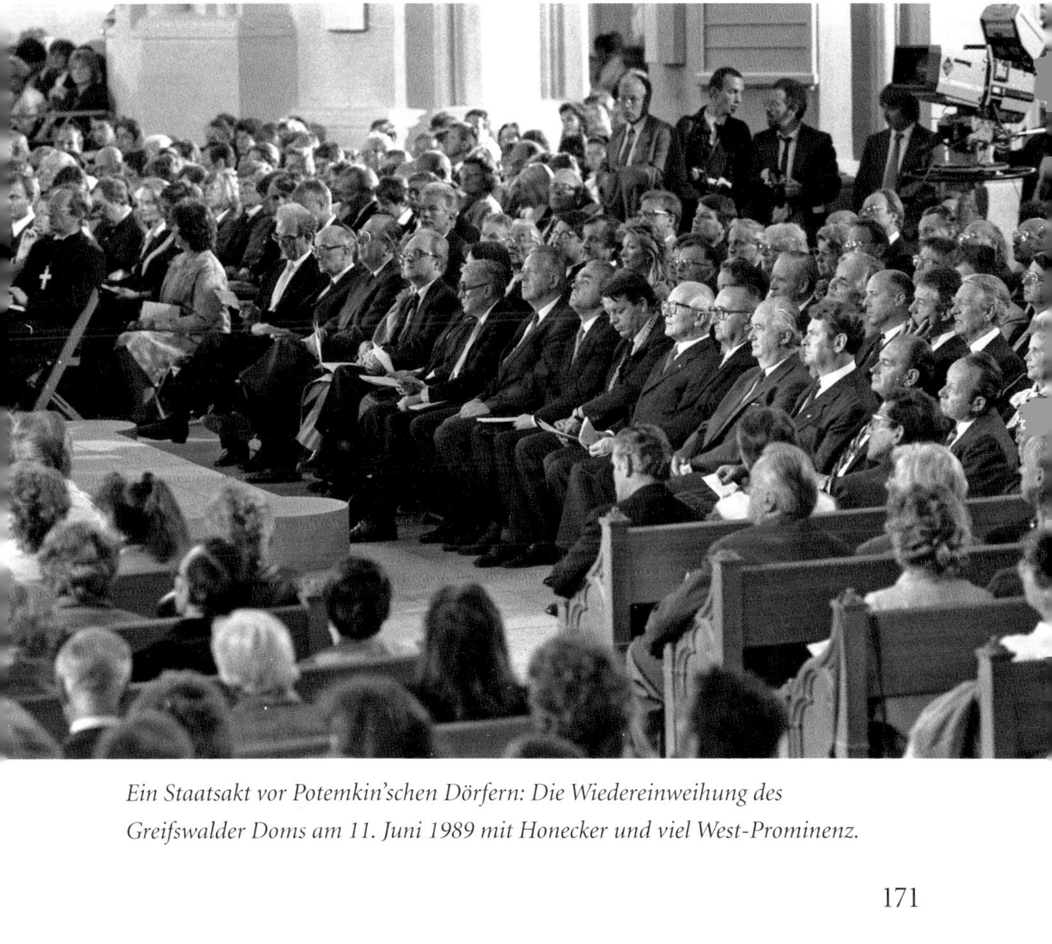

Ein Staatsakt vor Potemkin'schen Dörfern: Die Wiedereinweihung des Greifswalder Doms am 11. Juni 1989 mit Honecker und viel West-Prominenz.

Doch als ich an diesem Septembertag 1988 mit Marion durch meine alte Heimatstadt gehe, bin ich tieftraurig und völlig deprimiert. Wie wird Greifswald in zehn Jahren aussehen? Wie viel von der historischen Bausubstanz wird, abgesehen vom Dom, die allgemeine Verwahrlosung auf Dauer überstehen können? Werde ich meine Heimatstadt überhaupt noch einmal wiedersehen?

Als wir wieder im Auto sitzen und Richtung Lübeck fahren, legt Marion mir die Hand auf die Schulter und sagt: „Wolfgang, sei froh, dass du nicht mehr hier leben musst." Ich stimme ihr zu, auch wenn es nur ein halber Trost ist. Dass die Stadt wie das ganze Land zu diesem Zeitpunkt unmittelbar vor einer großen Veränderung stehen, die fast alles umwälzen und vieles radikal verbessern wird, haben wir damals nicht geahnt und nicht gespürt. Doch damit sind wir nicht allein, denn schließlich haben weder Politiker noch Geheimdienste die friedliche Revolution vom Herbst 1989 voraussagen können.

WIND OF CHANGE

WIE MEINE BEZIEHUNG ZU RICHARD REDING ZERBRACH

Im August 1988 hatte sich mein alter Freund Karl Otto Kagel telefonisch aus Lübeck bei mir gemeldet. Mit seiner Familie war ihm eine spektakuläre Flucht in den Westen gelungen. Kagel, den wir im Freundeskreis Otti nannten, war ursprünglich Chirurg und auch Schüler von Richard Reding gewesen, hatte sich aber später aus gesundheitlichen Gründen für einen Wechsel in die Radiologie entschieden. In Greifswald war er als Hochschullehrer tätig. Nun brauchte er für den Neuanfang im Westen Unterstützung, die ich gern leistete. Dank meiner Vermittlung bekam er einen Chefposten an der evangelischen Klinik in Hamm in Westfalen, wo er dann auch bis zu seiner Emeritierung tätig war. Unter dem Titel Geschenksendung, keine Handelsware hat er später ein Buch über sein Leben in der DDR und die Flucht geschrieben.

Eigentlich hätte ich das quasi als Vorzeichen der großen Wende verstehen können, aber ehrlich gesagt war ich viel zu beschäftigt, um wirklich zu begreifen, was sich da 1988 und vor allem im Lauf des Jahres 1989 in der DDR und im ganzen Ostblock zusammenbraute. Vordergründig änderte sich ja in meiner alten Heimat gar nichts, am 7. Mai fand die Kommunalwahl statt, die übliche Scheinwahl, bei der die Menschen außer der Zustimmung eigentlich keine Wahl hatten. Es gab nur zwei Möglichkeiten, sich dem SED-System zu verweigern: Entweder man strich jeden einzelnen Namen auf

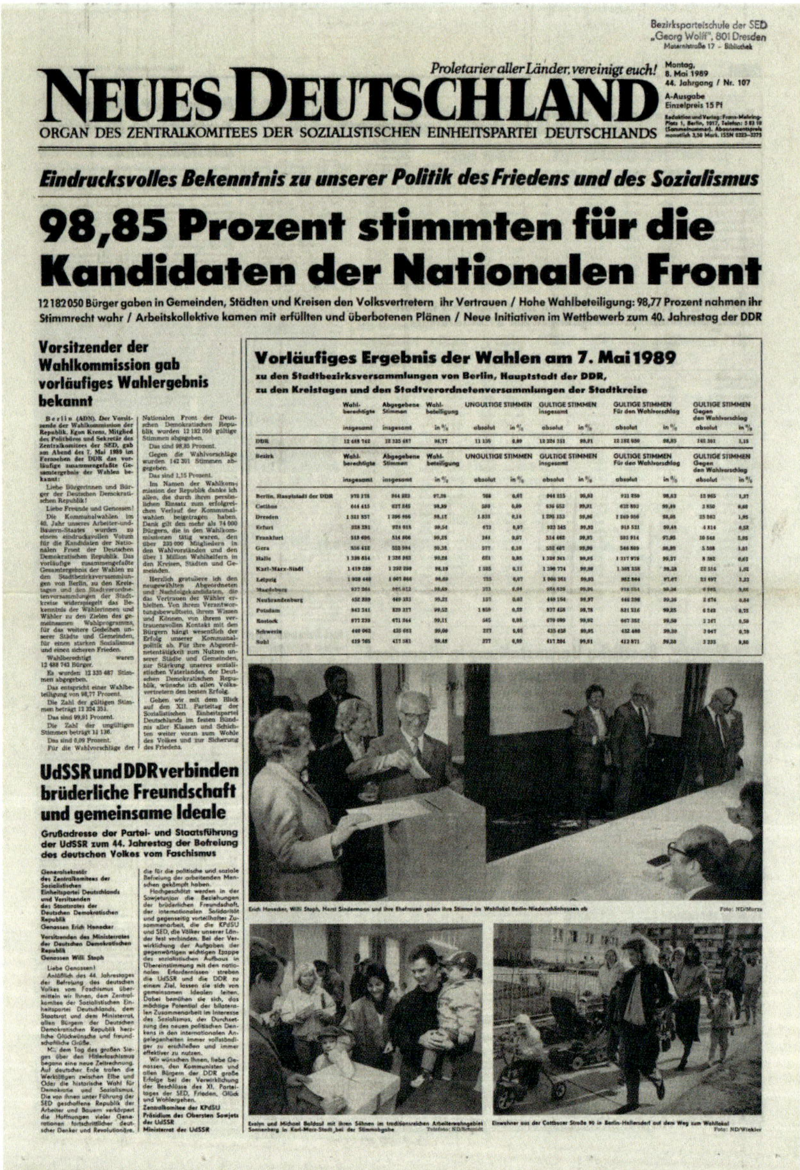

Bezirksparteischule der SED
„Georg Wolff", 801 Dresden
Maternistraße 17 – Bibliothek

Proletarier aller Länder, vereinigt euch!

NEUES DEUTSCHLAND

ORGAN DES ZENTRALKOMITEES DER SOZIALISTISCHEN EINHEITSPARTEI DEUTSCHLANDS

Montag, 8. Mai 1989
44. Jahrgang / Nr. 107
A-Ausgabe
Einzelpreis 15 Pf

Redaktion und Verlag: Franz-Mehring-Platz 1, Berlin, 1017, Telefon: 5 83 10 (Sammelnummer). Abonnementspreis monatlich 3,50 Mark. ISSN 0323-3375

Eindrucksvolles Bekenntnis zu unserer Politik des Friedens und des Sozialismus

98,85 Prozent stimmten für die Kandidaten der Nationalen Front

12 182 050 Bürger gaben in Gemeinden, Städten und Kreisen den Volksvertretern ihr Vertrauen / Hohe Wahlbeteiligung: 98,77 Prozent nahmen ihr Stimmrecht wahr / Arbeitskollektive kamen mit erfüllten und überbotenen Plänen / Neue Initiativen im Wettbewerb zum 40. Jahrestag der DDR

Vorsitzender der Wahlkommission gab vorläufiges Wahlergebnis bekannt

Berlin (ADN). Der Vorsitzende der Wahlkommission der Republik, Egon Krenz, Mitglied des Politbüros und Sekretär des Zentralkomitees der SED, gab am Abend des 7. Mai 1989 im Fernsehen der DDR das vorläufige zusammengefaßte Gesamtergebnis der Wahlen bekannt:

Liebe Bürgerinnen und Bürger der Deutschen Demokratischen Republik!

Liebe Freunde und Genossen!

Die Kommunalwahlen im 40. Jahr unseres Arbeiter-und-Bauern-Staates wurden zu einem eindrucksvollen Votum für die Kandidaten der Nationalen Front der Deutschen Demokratischen Republik. Das vorläufige zusammengefaßte Gesamtergebnis der Wahlen zu den Stadtbezirksversammlungen von Berlin, zu den Kreistagen und den Stadtverordnetenversammlungen der Stadtkreise widerspiegelt das Bekenntnis der Wählerinnen und Wähler zu den Zielen des gemeinsamen Wahlprogramms, für das weitere Gedeihen unserer Städte und Gemeinden, für einen starken Sozialismus und einen sicheren Frieden.

Wahlberechtigt waren 12 488 742 Bürger.

Es wurden 12 335 487 Stimmen abgegeben.

Das entspricht einer Wahlbeteiligung von 98,77 Prozent.

Die Zahl der gültigen Stimmen beträgt 12 324 351.

Das sind 99,91 Prozent.

Die Zahl der ungültigen Stimmen beträgt 11 136.

Das sind 0,09 Prozent.

Für die Wahlvorschläge der Nationalen Front der Deutschen Demokratischen Republik wurden 12 182 050 gültige Stimmen abgegeben.

Das sind 98,85 Prozent.

Gegen die Wahlvorschläge wurden 142 301 Stimmen abgegeben.

Das sind 1,15 Prozent.

Im Namen der Wahlkommission der Republik danke ich allen, die durch ihren persönlichen Einsatz zum erfolgreichen Verlauf der Kommunalwahlen beigetragen haben. Dank gilt den mehr als 74 000 Bürgern, die in den Wahlkommissionen tätig waren, den über 235 000 Mitgliedern in den Wahlvorständen und den über 1 Million Wahlhelfern in den Kreisen, Städten und Gemeinden.

Herzlich gratuliere ich den neugewählten Abgeordneten und Nachfolgekandidaten, die das Vertrauen der Wähler erhielten. Von ihrem Verantwortungsbewußtsein, ihrem Wissen und Können, von ihrem vertrauensvollen Kontakt mit den Bürgern hängt wesentlich der Erfolg unserer Kommunalpolitik ab. Für ihre Abgeordnetentätigkeit zum Nutzen unserer Städte und Gemeinden, zur Stärkung unseres sozialistischen Vaterlandes, der Deutschen Demokratischen Republik, wünsche ich allen Volksvertretern den besten Erfolg.

Gehen wir mit dem Blick auf den XII. Parteitag der Sozialistischen Einheitspartei Deutschlands im festen Bündnis aller Klassen und Schichten weiter voran zum Wohle des Volkes und zur Sicherung des Friedens.

Vorläufiges Ergebnis der Wahlen am 7. Mai 1989

zu den Stadtbezirksversammlungen von Berlin, Hauptstadt der DDR, zu den Kreistagen und den Stadtverordnetenversammlungen der Stadtkreise

	Wahlberechtigte insgesamt	Abgegebene Stimmen insgesamt	Wahlbeteiligung in %	UNGÜLTIGE STIMMEN absolut	UNGÜLTIGE STIMMEN in %	GÜLTIGE STIMMEN insgesamt absolut	GÜLTIGE STIMMEN insgesamt in %	GÜLTIGE STIMMEN Für den Wahlvorschlag absolut	GÜLTIGE STIMMEN Für den Wahlvorschlag in %	GÜLTIGE STIMMEN Gegen den Wahlvorschlag absolut	GÜLTIGE STIMMEN Gegen den Wahlvorschlag in %
DDR	12 488 742	12 335 487	98,77	11 136	0,09	12 324 351	99,91	12 182 050	98,85	142 301	1,15

Bezirk	Wahlberechtigte insgesamt	Abgegebene Stimmen insgesamt	Wahlbeteiligung in %	UNGÜLTIGE STIMMEN absolut	UNGÜLTIGE STIMMEN in %	GÜLTIGE STIMMEN insgesamt absolut	GÜLTIGE STIMMEN insgesamt in %	GÜLTIGE STIMMEN Für den Wahlvorschlag absolut	GÜLTIGE STIMMEN Für den Wahlvorschlag in %	GÜLTIGE STIMMEN Gegen den Wahlvorschlag absolut	GÜLTIGE STIMMEN Gegen den Wahlvorschlag in %
Berlin, Hauptstadt der DDR	972 175	944 883	97,20	568	0,07	944 315	99,93	931 250	98,63	12 965	1,37
Cottbus	644 415	637 245	98,89	590	0,09	636 655	99,91	632 805	99,40	3 850	0,60
Dresden	1 321 857	1 296 986	98,12	1 833	0,14	1 295 153	99,86	1 269 950	98,05	25 203	1,95
Erfurt	928 281	924 018	99,54	673	0,07	923 345	99,93	918 531	99,48	4 814	0,52
Frankfurt	518 696	514 806	99,25	344	0,07	514 462	99,93	503 914	97,95	10 548	2,05
Gera	556 412	552 984	99,38	577	0,10	552 407	99,90	546 899	99,00	5 508	1,01
Halle	1 330 614	1 326 982	99,28	621	0,05	1 326 361	99,95	1 317 979	99,37	8 382	0,63
Karl-Marx-Stadt	1 419 289	1 392 299	98,10	1 525	0,11	1 390 774	99,89	1 368 258	98,38	22 516	1,62
Leipzig	1 020 440	1 007 086	98,69	725	0,07	1 006 361	99,93	982 864	97,67	23 497	2,33
Magdeburg	927 264	925 012	99,69	373	0,04	924 639	99,96	[illegible]	99,36	[illegible]	[illegible]
Neubrandenburg	452 889	449 331	99,21	137	0,03	449 194	99,97	446 290	99,36	2 874	0,64
Potsdam	843 241	839 317	99,52	1 859	0,22	837 458	99,78	831 316	99,25	6 249	0,75
Rostock	677 239	671 344	99,11	545	0,08	670 699	99,92	667 352	99,50	3 347	0,50
Schwerin	440 062	435 683	99,00	227	0,05	435 458	99,95	432 400	99,30	3 047	0,70
Suhl	419 705	417 581	99,48	377	0,09	417 204	99,91	412 871	99,20	3 333	0,80

Erich Honecker, Willi Stoph, Horst Sindermann und ihre Ehefrauen gaben ihre Stimme im Wahllokal Berlin-Niederschönhausen ab Foto: ND/Murza

Evelyn und Michael Baldauf mit ihren Söhnen im traditionsreichen Arbeiterwohngebiet Sonnenberg in Karl-Marx-Stadt bei der Stimmabgabe Telefoto: ND/Schmidt

Einwohner aus der Cottbuser Straße 90 in Berlin-Hellersdorf auf dem Weg zum Wahllokal Foto: ND/Winkler

UdSSR und DDR verbinden brüderliche Freundschaft und gemeinsame Ideale

Grußadresse der Partei- und Staatsführung der UdSSR zum 44. Jahrestag der Befreiung des deutschen Volkes vom Faschismus

Generalsekretär des Zentralkomitees der Sozialistischen Einheitspartei Deutschlands und Vorsitzenden des Staatsrates der Deutschen Demokratischen Republik Genossen Erich Honecker

Vorsitzenden des Ministerrates der Deutschen Demokratischen Republik Genossen Willi Stoph

Liebe Genossen!

Anläßlich des 44. Jahrestages der Befreiung des deutschen Volkes vom Faschismus übermitteln wir Ihnen, dem Zentralkomitee der Sozialistischen Einheitspartei Deutschlands, dem Staatsrat und dem Ministerrat, allen Bürgern der Deutschen Demokratischen Republik herzliche Glückwünsche und freundschaftliche Grüße.

Mit dem Tag des großen Sieges über den Hitlerfaschismus begann eine neue Zeitrechnung. Auf deutscher Erde trafen die Werktätigen zwischen Elbe und Oder die historische Wahl für Demokratie und Sozialismus. Die von Ihnen unter Führung der SED geschaffene Republik der Arbeiter und Bauern verkörpert die Hoffnungen vieler Generationen fortschrittlicher deutscher Denker und Revolutionäre, die für die politische und soziale Befreiung der arbeitenden Menschen gekämpft haben.

Hochgeschätzt werden in der Sowjetunion die Beziehungen der brüderlichen Freundschaft, der internationalen Solidarität und gegenseitig vorteilhafter Zusammenarbeit, die die KPdSU und SED, die Völker unserer Länder fest verbinden. Bei der Verwirklichung der Aufgaben der gegenwärtigen wichtigen Etappe des sozialistischen Aufbaus in Übereinstimmung mit den nationalen Erfordernissen streben die UdSSR und die DDR zu einem Ziel, lassen sie sich von gemeinsamen Idealen leiten. Dabei bemühen sie sich, das mächtige Potential der bilateralen Zusammenarbeit im Interesse des Sozialismus, der Durchsetzung des neuen politischen Denkens in den internationalen Angelegenheiten immer vollständiger zu erschließen und immer effektiver zu nutzen.

Wir wünschen Ihnen, liebe Genossen, den Kommunisten und allen Bürgern der DDR große Erfolge bei der Verwirklichung der Beschlüsse des XI. Parteitages der SED, Frieden, Glück und Wohlergehen.

Zentralkomitee der KPdSU
Präsidium des Obersten Sowjets der UdSSR
Ministerrat der UdSSR

Die manipulierte Kommunalwahl am 7. Mai 1989 verschlechterte die Stimmung in der ohnehin schon instabilen DDR erheblich.

dem Wahlzettel durch, nur dann wurde es als Gegenstimme gezählt. Doch da es keinen Kabinen-Zwang gab, gehörte schon viel Mut dazu, überhaupt eine Wahlkabine zu betreten. Oder man ging eben gar nicht zur Wahl, was die SED als schärfste Form der Ablehnung empfand. Die Wahlbeteiligung lag bei 98,77 Prozent. Für den „Wahlvorschlag der Nationalen Front“ stimmten 98,85 Prozent, dagegen nur 1,15 Prozent. In Wahrheit waren es sehr viel mehr als die offiziell angegebenen 142.301 Menschen, die den Mut dazu gehabt hatten. Da Bürgerrechtler erstmals die Stimmenauszählung in vielen Wahllokalen kontrolliert hatten, konnten sie nachweisen, dass die Wahl flächendeckend gefälscht worden war.

Das alles erfuhr ich aus der Tagesschau, wo ich auch verwundert den Besuch des sowjetischen Parteichefs in Bonn verfolgte. Unglaublich, wie sympathisch dieser Gorbatschow wirkte, als er gemeinsam mit seiner charmanten Gattin Raissa im Juni 1989 Bonn besuchte. Was für ein Kontrast das war, gegenüber dem widerwärtigen Apparatschik Erich Honecker, der nur in vorgestanzten Formeln sprechen konnte, die er auch noch von Blatt ablesen musste. Trotzdem war mir noch nicht klar, dass die „Gorbi, Gorbi“-Rufe, die in Bonn, aber eben auch in Leipzig und Ost-Berlin zu hören waren, die Begleitmusik zum Ende des Kommunismus sein würden. Ehrlicherweise muss ich auch sagen, dass der „Wind of Change“ nun nicht gerade in meiner Heimatstadt Greifswald wehte, von wo aus mir meine Freunde und Verwandten damals nichts Außergewöhnliches mitteilten, sondern vor allem in Leipzig, Dresden und in Ost-Berlin.

Nur ein paar Tage nach dem Gorbatschow-Besuch in Bonn schnitten der ungarische Außenminister Gyula Horn und sein österreichischer Kollege Alois Mock an der österreichisch-ungarischen Grenze mit Bolzenschneidern ein Loch in den „Eisernen Vorhang“,

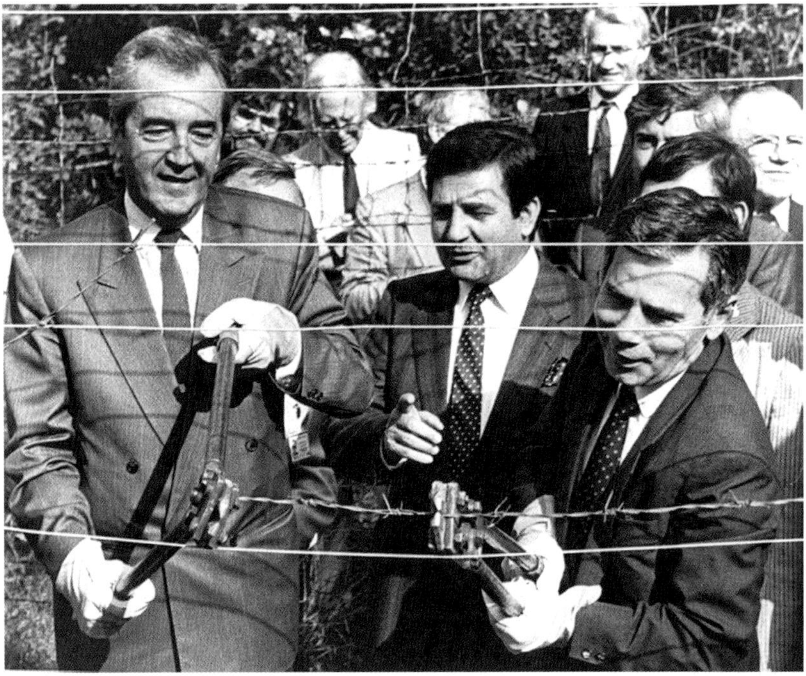

Der Anfang vom Ende des Eisernen Vorhangs: Am 27. Juni 1989 schnitten der ungarische Außenminister Gyula Horn und sein österreichischer Amtskollege Alois Mock das erste Loch in den Grenzzaun.

durch das fortan zahllose DDR-Bürger in den Westen flohen. Ganze Familien in Trabis suchten ihr Heil in der Flucht, und der SED schwante langsam, dass ihre Macht ins Rutschen geriet. Aber an der Rhetorik der Genossen ändert sich nichts. Während das Volk die bundesdeutschen Botschaften in Budapest und Prag stürmte, um die Ausreise zu erzwingen, wurden offiziell die Feiern zum 40. Jahrestag der DDR vorbereitet. Trotzdem war es mit der knapp 40-jährigen Friedhofsruhe vorbei, denn in Leipzig, Dresden, Plauen, Ost-Berlin und vielen anderen Städten gingen immer mehr Menschen auf die Straße. Nachdem am 9. Oktober in Leipzig etwa 75 000 Mutige gegen die SED demonstriert hatten, geriet den Genossen alles außer Kontrolle.

Sie hatten den Bogen eindeutig überspannt und waren auf einmal machtlos der Wut des eigenen Volkes ausgesetzt. Fasziniert und sprachlos verfolgte ich das Geschehen, das kein Mensch für möglich gehalten hätte, am Fernseher in unserer Wohnung in der Corinthstraße. Als die Mauer dann am 9. November fiel, holte ich am späteren Abend eine Flasche Champagner aus dem Kühlschrank und trank sie gemeinsam mit Marion auf unser aller Zukunft, in der sich nun vieles, wenn nicht gar alles ändern würde.

Schon am 10. November tauchten die ersten Trabis, Wartburgs und Ladas in Hamburg auf, begeistert genossen die DDR-Bürger die neue Freiheit und gleichzeitig fuhren viele Hamburger über

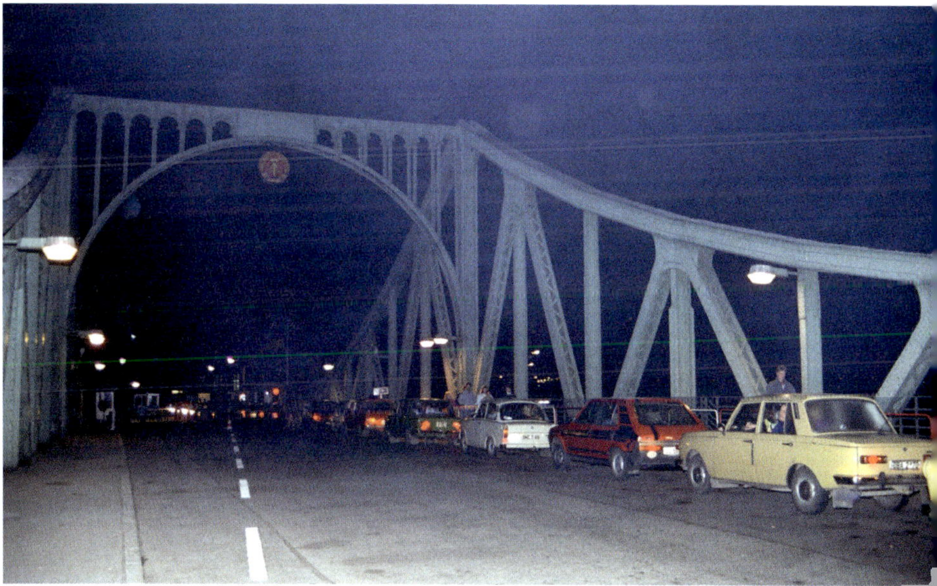

Mit dem Trabi in den Westen: Ab dem 10. November 1989 reisten die DDR-Bürger in Massen in die Bundesrepublik.

die Grenze, um den Osten kennenzulernen. Ich selbst bin in den ersten Tagen nicht rübergefahren, zumal ich ja schon zuvor wieder Kontakt zu meinen Eltern und meinen Geschwistern gehabt habe. Schon wenige Tage nach dem Mauerfall standen meine Schwester und mein Bruder vor der Tür, denen ich nun in Ruhe Hamburg zeigen konnte. Anders als manchen Ostdeutschen, die glaubten, dass nun in der DDR eine Art demokratischer Sozialismus aufgebaut werden könnte, war mir ab jetzt klar, dass es dazu auf gar keinen Fall kommen würde. Die Ostdeutschen wollten endlich so leben wie die Westdeutschen und würden sich in ihrer übergroßen Mehrheit nie mehr auf ein wie auch immer geartetes sozialistisches Experiment einlassen. Zur Wiedervereinigung gab es keine Alternative. Ich bin heute davon überzeugt, dass Helmut Kohl für seine Ankündigung, die neuen Bundesländer würden sich in „blühende Landschaften" verwandeln, völlig zu Unrecht kritisiert wird. Sicher ist manches im Zug der staatlichen Vereinigung falsch gelaufen, aber das meiste hat gut funktioniert. Jeder, der in der DDR gelebt oder sie in den letzten Jahren mit offenen Augen besucht hat, musste doch sehen, wie es um dieses Land bestellt war. Es war sowohl moralisch als auch ökonomisch zugrunde gerichtet.

Ein Beispiel aus meiner Heimatstadt Greifswald: Die Wiedereinweihung des mit westlicher Unterstützung sanierten Domes hatte am 11. Juni 1989 stattgefunden und war zugleich eine politische Großinszenierung, die vom DDR-Fernsehen und der ARD gleichzeitig übertragen wurde. Der Greifswalder Landesbischof Horst Gienke – der wegen seines Verhaltens schon in der Wendezeit zurücktreten musste, noch bevor dann auch seine Tätigkeit als Stasi-IM „Orion" aufgedeckt wurde – hatte ohne Absprache und Zustimmung der Synode und der Kirchenleitung Erich Honecker dazu eingeladen, wodurch die Veranstaltung eine Art „Staatsakt" wurde. Um die prominenten Gäste aus dem Westen zu täuschen, wurden Teile der historischen Innenstadt in ein Potemkin'sches Dorf verwandelt, ruinöse Fassaden und Dächer mit einer Art Theaterdekoration kaschiert. Doch die westlichen Ehrengäste, zu denen auch der mir gut bekannte Krupp-Generalbevollmächtigte Berthold Beitz zählte, der mir später davon berichtete, ließen sich über den erbärmlichen Zustand der Stadt wie des ganzen Landes nicht täuschen.

Und Greifswald war keine Ausnahme, sondern die Regel. Es sah doch überall so aus, auch in Leipzig, in Dresden und sogar in Ost-Berlin. Was seither als Aufbauleistung geschehen ist, was auch im gesamten Bereich der Infrastruktur getan wurde, kann man gar nicht hoch genug einschätzen. Ja, es sind blühende Landschaften entstanden, und die Menschen in Ostdeutschland leben heute sehr viel besser als jemals zuvor. Wer das nicht so sieht, sollte mal weiter Richtung Osten fahren, nach Tschechien, Polen oder Ungarn etwa, und dann seine Vergleiche ziehen.

Natürlich sind auch viele Fehler gemacht worden, sicher hat auch die Treuhand manches falsch entschieden. Und die Grundhaltung vieler Westdeutscher, der Osten müsse sich nun bis ins letzte Detail dem Westen anpassen, ohne auch nur darüber nachzudenken, ob manche hier gefundene Lösung vielleicht sinnvoll und womöglich auch für den Westen beispielhaft sein könnte, war mitunter kontraproduktiv. Ich denke zum Beispiel an das System der Polikliniken, das nach der Wiedereinigung komplett zerschlagen wurde. Jeder Poliklinik-Arzt musste sich nun mit eigener Praxis niederlassen innerhalb eines Gesundheitssystems, dessen erhebliche Mängel damals eigentlich schon bekannt waren. Es gab auch spezifische DDR-Berufsausbildungen, die im Westen unbekannt waren und die nun bedenkenlos abgeschafft wurden. Natürlich fühlten sich die davon Betroffenen ungerecht behandelt, überhaupt wurde von den

Ostdeutschen nach 1990 eine Anpassungsleistung erwartet, die sich die meisten Westdeutschen vermutlich gar nicht vorstellen konnten. Trotzdem verstehe ich das Jammern und die ewige Übellaunigkeit vieler ehemaliger DDR-Bürger nicht, die offenbar jeden Fortschritt für selbstverständlich halten, sich zugleich aber als immer zu kurz gekommen beschreiben. Sicher sind viele Ostdeutsche tatsächlich zu kurz gekommen, aber angesichts der Größe der Aufgabe, die 1990 anstand, ist die Wiedervereinigung in bewundernswerter Weise gut gelungen. Ich fahre oft von Hamburg aus über die neue Küstenautobahn A 20 in meine alte Heimatstadt und habe dabei immer den Eindruck, mich tatsächlich durch blühende Landschaften zu bewegen. Ich fahre vorbei an Häusern mit frisch gedeckten Dächern und intakten Fassaden, fahre auf Straßen ohne Schlaglöcher, sehe gepflegte Dörfer, restaurierte historische Gebäude, neue Eigenheime, und selbst die berühmt-berüchtigten DDR-Plattenbauten vom Typ WBS 70 sind inzwischen so saniert, dass die Menschen darin so komfortabel und würdevoll wohnen können, wie das bis 1989 gar nicht vorstellbar war.

Allerdings betrachtete ich im Rückblick manche Bedingungen im Gesundheitswesen der DDR durchaus differenziert, gerade im Vergleich mit der Bundesrepublik. Das betrifft nicht nur die bereits erwähnten Polikliniken, die ich für eine sinnvolle Einrichtung der Gesundheitsversorgung halte. Nein, ich meine das viel grundsätzlicher: Als Ärzte in der DDR hatten wir mit unendlich vielen Unzulänglichkeiten zu kämpfen und mussten uns von bornierten Parteifunktionären bevormunden lassen, aber im Mittelpunkt unseres beruflichen Handelns standen stets einzig der Patient und sein Wohlergehen. Es ging darum, welche Therapie für ihn möglich, zielführend und sinnvoll sein konnte, natürlich unter Voraussetzung der gegebenen Möglichkeiten, die oft genug auf beschämende Weise bescheiden waren. Aber um Geld ging es nicht. Kein Arzt stand damals in der Versuchung, eine bestimmte Behandlung anzuwenden, weil sich damit mehr Geld verdienen ließ als vielleicht mit einer anderen. Niemand hätte unnötigerweise Apparate genutzt, nur weil sich das profitabel abrechnen lässt. Heute ist der niedergelassene Arzt nicht nur Mediziner, sondern auch Unternehmer. Damit seine Praxis, die ein Wirtschaftsunternehmen ist, überhaupt funktioniert, braucht er genügend Einnahmen, mit denen er seine Mitarbeiter bezahlen und seine Kosten decken kann, abgesehen von den eigenen Einkünften. Auch die Klinikärzte müssen wirtschaftlich denken und sich auf bestimmte Indikationen konzentrieren, die sich besonders gut abrechnen lassen. Als Mediziner im Kapitalismus ist man eben nicht nur Arzt, sondern auch Unternehmer oder zumindest in einem Unternehmen auch wirtschaftlich verantwortlich. Und da wird zum Beispiel diagnostisch manches getan, nur weil man Geräte nutzt und damit Geld verdient. Nur aus diesen Gründen wird mitunter auch operiert, obwohl man den Patienten eigentlich besser konservativ therapieren sollte. In der DDR war uns ein solches Denken völlig fremd. Ich will das nicht nachträglich verklären, aber im Osten konnten wir als Ärzte allein an das Wohl unserer Patienten denken, was ich natürlich für besser halte.

Über diese Fragen habe ich viel nachgedacht, als es im Zug der Wiedervereinigung auch um die Veränderungen im Gesundheitswesen der neuen Bundesländer ging. Im Dezember 1990 fand in Hamburg die Tagung der Vereinigung Nordwestdeutscher Chirurgen statt, deren Vorsitzender ich damals war. Diese traditionsreiche Fachgesellschaft wurde schon 1908 gegründet und umfasste damals ganz Norddeutschland bis hin nach Danzig und Stettin. Als Tagungsvorsitzender hatte ich selbstverständlich vor, meinen ehemaligen Chef Richard Reding aus Rostock einzuladen. Ich habe

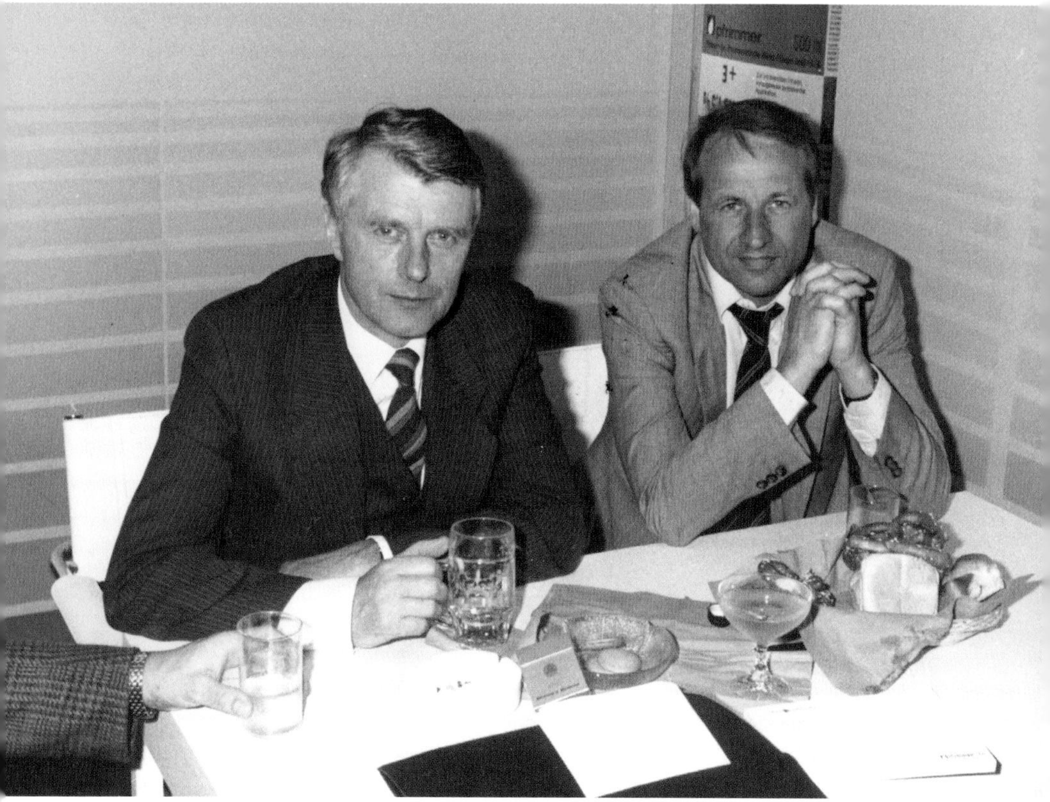

Begegnung in München: Wolfgang Teichmann mit seinem ehemaligen Chef Richard Reding.

ihm wirklich viel zu verdanken, und zwar in mehrfacher Hinsicht. Einerseits natürlich im operativen Bereich, aber auch darüber hinaus. So hat er mir eingeschärft, die Patienten und deren Befunde so genau und engmaschig wie möglich zu kontrollieren, um eventuelle Komplikationen so früh wie möglich zu erkennen. Denn je später eine Komplikation erkannt wird, desto schlechter sind die Chancen des Patienten, da sich Infektionen oft sehr schnell ausbreiten. Dieser Gedanke lag ja auch meiner Idee der Etappenlavage zugrunde.

Bei der Operation von gutartigen Magengeschwüren wurden oft zwei Drittel des Magens entfernt, dessen verbliebene Teile anschließend wieder zusammengefügt wurden, manchmal unter Verwendung eines Stücks des Dünndarms. Dieses Verfahren hat bereits der berühmte, aus Pommern stammende Chirurg Theodor Billroth im 19. Jahrhundert entwickelt. Wichtig dabei ist stets, dass die vereinigten Teile des Magens nicht unter Spannung stehen. Sobald der operierte Magen auch nur ein wenig unter Zug steht, treten unweigerlich Komplikationen auf. Das lässt sich leider oft nur schwer erkennen. Reding sagte mir damals, was ich nie vergessen werde und immer beherzigt habe: „Kollege Teichmann, wenn Sie auch nur den geringsten Verdacht haben, der Magen könnte leicht unter Zug stehen, dann machen Sie alles neu. Für Sie bedeutet das vielleicht zwei, drei oder vier Stunden zusätzliche Arbeit, wenn Sie aber darauf verzichten, ist der Patient unter Umständen verloren." Das gilt übrigens nicht nur für den Magen, sondern auch für viele andere Operationen, zum Beispiel am Dick- oder Dünndarm. Richard Reding war ein vorzüglicher Operateur, aber eben auch in jeder Hinsicht fachlich und in seiner Haltung gegenüber Patienten ein großes Vorbild, von dem ich enorm viel gelernt habe.

Für mich war völlig klar, dass ich Reding zu der Tagung ins Hamburger CCH einladen würde. Dann wurde ich aber von sechs renommierten Chirurgen angesprochen, die mir ausdrücklich nahelegten, das nicht zu tun. Als Gründe nannten sie mir Redings politische Verstrickung, die gerade von einer Ethikkommission untersucht würde. Dies ging also über mein persönliches Verhältnis zu Richard Reding hinaus, ausschlaggebend war sein Verhalten innerhalb des von der SED dominierten Gesundheitssystems. Ich habe mich dann schweren Herzens gefügt und auf eine Einladung meines alten Chefs verzichtet.

Als die Tagung dann am 6. Dezember 1990 eröffnet wurde, hielt ich die Begrüßungsansprache, bei der es naturgemäß wenige Wochen nach der Wiedervereinigung auch um das Verhältnis von Ost und West innerhalb der größer gewordenen Bundesrepublik gehen musste. Es fiel mir wirklich nicht leicht, doch ich musste etwas über das Verhalten von Ordinarien im SED-Staat sagen, zumal es ja jetzt darum gehen sollte, gemeinsam in die Zukunft zu gehen. Also trat ich ans Pult und sagte zu den mehr als 1000 Teilnehmern im Congress Centrum:

„Ich spreche an dieser Stelle von der Wende im Osten, um klarzumachen, dass wir uns alle hüten sollten, aus der Einheit von Person und Beruf auszubrechen, um Ziele anzusteuern, die auch im Osten nicht dem Ethos des Arztberufs dienten, wohl aber, um sich selbst Vorteile zu verschaffen.

Dieser Verlust unserer Identität ist ein Verfall der ärztlichen Grundhaltung und die Ableugnung der unabdingbaren Prävalenz des humanen Geistes, schlicht eine moralische Verwerfung. Mit großem Zögern gebe ich als Ostflüchtling einige meiner Gedanken preis.

Wie Sie wissen, bekleiden viele Parteiordinarien im Osten heute nach wie vor die alten Ämter. Und das, obwohl sie sich zum Teil an einer ganzen Generation ihrer Schüler versündigt haben.

Aus einem Abschlussbericht des Untersuchungsausschusses der Universitätsstadt Greifswald über die Tätigkeiten des Staatssicherheitsdienstes vom März 1990 ist zu entnehmen, dass von 13 Klinikdirektoren 12 der SED angehörten und von insgesamt 83 Hochschullehrern 63 Mitglieder dieser Partei waren.

Obwohl schon viele Aktenunterlagen zum Zeitpunkt der Untersuchung vernichtet waren, konnte festgestellt werden, dass fast ein

Drittel aller Mitarbeiter direkt oder indirekt für den Staatssicherheitsdienst arbeiteten.

Es geht uns nicht darum, über andere zu urteilen. Es geht uns um die Respektierung der ethischen Grundformel, die da heißt, der andere ist Subjekt und niemals Objekt irgendeiner Bemächtigung.

Sofern diese Maxime verletzt wurde, wurden Kollegen als Ärzte in ihrer Menschlichkeit sowie in ihrem Selbstverständnis beschädigt.

Wenn wir neu anfangen wollen, und dies ist unser historischer Auftrag, dann müssen wir unter anderem auch nach der Glaubwürdigkeit der Ausbildung der neuen Generation fragen.

Ordinarien sollten Vorbilder sein, an denen sich die Jugend eine wirklichkeitsgetreue berechenbare Zukunft erarbeiten kann und von denen sie ein Demokratieverständnis erfährt. Denn aus welcher Substanz lebt der Mensch – von der persönlichen Herkunft einmal abgesehen – aus der Epoche mit ihren geistigen Begegnungen?

Soweit gefehlt wurde und soweit Wiedergutmachung angezeigt ist, sollten die Betroffenen sich selbst besinnen und korrekte faire Entscheidungen treffen. Sonst werden dies andere tun …"

Kurz nach der Tagung traf ein Brief von Richard Reding bei mir ein, der leider dazu geführt hat, dass wir nie wieder ein Wort miteinander gesprochen haben. Er beklagte sich nicht nur darüber, dass ich ihn nicht eingeladen hatte, sondern vollzog eine Generalabrechnung mit mir, stellte mich als Karrieristen und gesinnungslosen Menschen dar, der nur nach dem eigenen Vorteil trachtet. Nach dem Motto „Angriff ist die beste Verteidigung" machte mich Richard Reding in diesem Brief als Person völlig nieder, allerdings mit sehr schwachen Argumenten, die sich eigentlich vor allem gegen ihn selbst richteten. Mir tat das leid, denn ich habe Reding, wie ich bis heute immer wieder sage, viel zu verdanken. Und mit der gemeinsamen Arbeit verbinden sich auch viele schöne und positive Erinnerungen.

Wenn es nur ein persönlicher Brief gewesen wäre, hätte man vielleicht später noch einmal das Gespräch suchen können. Aber es war ein „offener Brief", den Reding an den Generalsekretär der Deutschen Gesellschaft für Chirurgie gerichtet hatte. Ziel war es, mich bloßzustellen und beruflich zu beschädigen oder gar zu vernichten. Allerdings verfehlte der Brief dieses Ziel und beschädigte stattdessen den Verfasser. Viele Kollegen unterstützten mich und sagten mir, sie empfänden den Brief als selbstentlarvend.

Die Kommission, die in Rostock über die Ordinarien zu befinden hatte, stufte Richard Reding als „belastet" ein, sodass er seine Stelle 1993 verlor. Anschließend arbeitete er bis zum Ruhestand noch vier Jahre als Gutachter für den Medizinischen Dienst der Krankenversicherung in Niedersachsen. Heute lebt er als Pensionär in Bad Nenndorf im Landkreis Schaumburg in Niedersachsen. Vielleicht ist die zerbrochene Beziehung zwischen ihm und mir ein Kollateralschaden des Mauerfalls, aber es wäre nicht aufrichtig gewesen, die belastenden Dinge unter den Teppich zu kehren. Jede Persönlichkeit ist unterschiedlich und verfügt über ein unterschiedliches Maß an Selbsterkenntnis. Gerade in seiner Gebrochenheit und Ambivalenz, dem Nebeneinander von fachlicher Kompetenz und menschlichem Einsatz auf der einen und Systemtreue und Parteiabhängigkeit auf der anderen Seite erscheint mir Richard Reding als ein typischer Vertreter der medizinischen Ordinarien der DDR-Zeit. Trotz allem werde ich nie vergessen, dass ich ihm sehr viel zu verdanken habe.

IM SCHATTEN DER KRANKHEIT

DIE LETZTEN JAHRE MEINER BERUFSTÄTIGKEIT

Mit der Geburt unseres Sohnes Alexander waren wir nun nicht mehr nur ein Ehepaar, sondern eine richtige Familie. Allerdings muss ich einräumen, dass die privaten Aufgaben ungleich verteilt waren. Es mag dem traditionellen Rollenbild geschuldet sein, dass Marion den weitaus größten Teil der Erziehungs- und Familienarbeit geleistet hat, während ich mich beruflich ungehindert entfalten konnte. Ich ging morgens früh in die Klinik und kam oft erst am späten Abend nach Hause. Wenn Komplikationen auftraten, was keineswegs selten war, rief man mich sogar in der Nacht. Trotzdem blieb Marion nicht einfach nur Hausfrau, sondern arbeitete schon bald wieder als Gynäkologin. Zunächst war sie wieder am Altonaer Krankenhaus tätig, wo ich sie ja auch kennengelernt hatte. Später eröffnete sie dann gemeinsam mit einem Kollegen eine eigene Praxis in Harburg. Die ärztliche Tätigkeit war für sie genauso wichtig wie für mich.

Meine Scheidung von Evelyn lag nun schon Jahre zurück, trotzdem haben wir uns nie aus den Augen verloren. Sie legte Wert darauf, mich zu treffen, mit mir zu sprechen und mich oft auch um Rat zu fragen. Obwohl die Liebe vorbei und die Ehe geschieden war, fühlte ich mich Evelyn gegenüber noch verantwortlich. Sie blieb ein wichtiger Mensch in meinem Leben, auch wenn sich die Art der Beziehung völlig verändert hatte. Zeitweise haben wir uns sogar einmal in der Woche zum Mittagessen getroffen, oft im Restaurant Paolino an der Außenalster. Während ich ganz gern zum Lunch ein Glas Weißwein trank, verzichtete sie beinahe schon demonstrativ auf Alkohol, als wollte sie mir damit zeigen, dass sie ihre Sucht überwunden habe. Ob das tatsächlich der Fall war, konnte und wollte ich nicht beurteilen. Beruflich lief es bei ihr gut, ihre Praxis war beliebt und erfolgreich, als Hautärztin wurde sie sehr geschätzt. Übrigens war sie auch einmal bei uns zu Hause, um Marion und vor allem unseren Sohn Alexander kennenzulernen. Es war 1987, als sie eines Tages völlig aufgelöst zu mir kam und mir mitteilte, dass bei ihr Brustkrebs diagnostiziert worden sei. Ich müsse sie unbedingt operieren. Das habe ich zunächst spontan abgelehnt, weil ich fürchtete, nicht über die nötige Distanz zu verfügen. Doch Evelyn bat mich dringend und bestand darauf. Also habe ich mich dann doch dazu durchgerungen, die Operation aber gemeinsam mit Wolfgang Braun, meinem leitenden Oberarzt, durchgeführt. Er war auf Brustoperationen spezialisiert und hatte einen hervorragenden Ruf.

Die Operation selbst verlief völlig komplikationslos. Auch für mich spielte es während der OP keine Rolle, dass ich hier meine ehemalige Frau unter dem Messer hatte, in diesem Moment war sie tatsächlich für mich ausschließlich eine Patientin wie jede andere. Leider stellte sich aber schon bald darauf heraus, dass sie Absiedlungen in der Leber hatte, die Erkrankung also systemisch war. Da sich Metastasen ausbreiteten, war an Heilung nicht zu denken und eine Chemotherapie unausweichlich. Das alles konnte ich bei uns in der Klinik für sie organisieren. Die Behandlung war damals noch viel belastender als heute, die Nebenwirkungen der Chemotherapie waren erheblich. Aber Evelyn war wirklich hart im Nehmen, sie hat immer nur ein paar Tage ausgesetzt und anschließend gleich wieder gearbeitet. Leider blieben ihr nur noch wenige Jahre, die sie aber

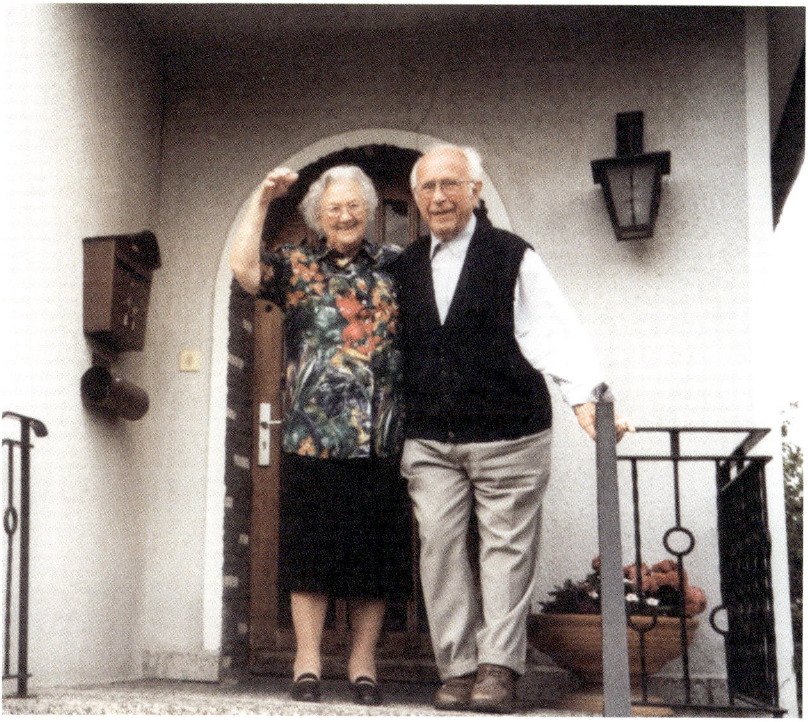

Teichmanns Eltern Kriemhilde und Günter vor dem Eingang des Hauses am Birnenweg.

auch als gute und erfüllte Zeit erleben konnte. So hat sie am 18. Mai 1990, ihrem 43. Geburtstag, noch Victor Humer, ihren langjährigen Lebensgefährten, geheiratet. Bis zum 3. September 1991 hat Evelyn noch gearbeitet und in ihrer Praxis an der Hamburger Rabenstraße Patienten behandelt. Dann fehlte ihr die Kraft dazu, am 27. September starb sie im Alter von nur 44 Jahren.

Ungefähr ein Jahr nachdem ich Evelyn operiert hatte, teilte meine Mutter mir mit, dass sie Brustkrebs habe und von mir operiert werden wolle. Meine Mutter war sehr resolut und ließ keine Einwände gelten, also habe ich auch sie gemeinsam mit Wolfgang Braun operiert. Sie hatte mehr Glück als Evelyn, es gab auch anschließend keine Komplikationen. Meine Mutter hat noch viele gute Jahre gehabt, sie ist erst im Alter von 93 Jahren gestorben.

Nach der Wiedervereinigung haben wir uns natürlich wieder viel häufiger gesehen, ich bin sehr oft und sehr gern nach Greifswald gefahren, wo ich meine Eltern und Geschwister besuchen konnte. Am Anfang, als es die Küstenautobahn A 20 noch nicht gab, war das oft mühsam, aber ich kannte mich ja gut aus und konnte manchen Stau dank meiner Ortskenntnis umfahren. Und wenn ich so über die mecklenburgischen und pommerschen Dörfer und Kleinstädte fuhr, bekam ich ganz hautnah mit, wie sich die Dinge veränderten. Gerade Anfang der 1990er-Jahre tat sich viel, Häuser wurde renoviert, Dächer gedeckt, neue Straßen gebaut. Es ging vorwärts, auch wenn viele junge Leute vor Ort oft keine Arbeit mehr fanden und deshalb nach Lübeck, Hamburg oder in andere Städte im Westen gingen.

Nun traf ich oft alte Freunde wieder, konnte Bekanntschaften und Freundschaften endlich wiederaufleben lassen. Schwieriger war es, wenn ich auf Tagungen oder Kongressen mit ehemaligen Kollegen zusammentraf. Häufig stellte ich fest, dass man mir aus dem Weg ging. Das betraf vor allem jene, die in der Partei gewesen waren. Da ich zehn Jahre lang als 1. Schriftführer für die Vereinigung Nordwestdeutscher Chirurgen verantwortlich war, musste ich jährlich zwei Tagungen organisieren, die nun immer wieder auch in den neuen Bundesländern stattfanden. Da spürte ich bei manchen ostdeutschen Chirurgen starke Berührungsängste mir gegenüber. Wahrscheinlich haben viele geglaubt, ich würde aufgrund meiner eigenen Erfahrungen schlecht über sie sprechen. Schließlich saß ich in vielen Gremien, war zum Beispiel fünf Jahre Präsidiumsmitglied in der Deutschen Gesellschaft für Chirurgie, hatte also einen gewissen Einfluss. Aber gerade deshalb war ich sehr zurückhaltend und habe besonders darauf geachtet, niemandem zu schaden. Trotzdem hat mich dieses Misstrauen sehr belastet, dabei war ich, ohne es zu wollen oder beeinflussen zu können, für manche Ost-Kollegen zwangsläufig eine Zumutung, da ich sie allein durch meine Anwesenheit mit ihrer eigenen, inzwischen lieber totgeschwiegenen Vergangenheit konfrontierte: Ich konnte so konstruktiv, sachlich und freundlich sein, wie ich wollte, ich blieb derjenige, der aufgrund von Repressalien mit jenem System gebrochen hatte, in dem sie sich gut eingerichtet und Karriere gemacht hatten. Merkwürdigerweise habe ich mich manchmal geradezu schuldig gefühlt, obwohl es dazu keinerlei Anlass gab. Schließlich war ich nicht dafür verantwortlich, dass sich nun mancher alter Genosse unangenehmen Fragen stellen musste und manchmal auch Probleme bekam, sich in der neuen Zeit einzurichten. Aber Selbsterkenntnis ist keine leichte Sache, und das Eingestehen eigener Fehler fällt niemandem leicht. Daher bemühte sich mancher Arzt, der fleißig zum Parteilehrjahr gegangen war und vielleicht sogar der Stasi zugearbeitet hatte, nun darum, sich wenn schon nicht als Opfer des SED-Systems, so doch wenigstens als Opfer der Wende zu stilisieren, in der die Westdeutschen den Ostdeutschen übel mitspielten. Was in dieser Zeit an Mythen aufkam, war schon bemerkenswert. Ich selbst habe mich mit Urteilen dennoch sehr zurückgehalten, obwohl ich oft ganz konkret nach Kollegen und deren Rolle in der DDR befragt wurde. Trotz allem überwog in den ersten Jahren nach der Wiedervereinigung die Freude über die wiedergewonnene Heimat.

Am 23. Juni 2001 konnte ich meinen 60. Geburtstag begehen. Zunächst gab es eine offizielle Feier im Hörsaal des Altonaer Krankenhauses, zu der unter anderem der Präsident des Berufsverbandes und der Präsident der Deutschen Gesellschaft für Chirurgie spra-

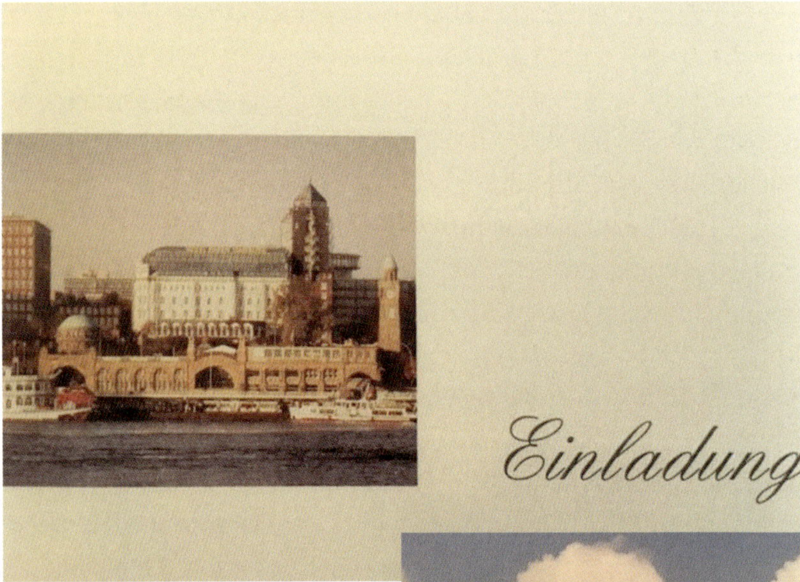

Die Einladungskarte für den 60. Geburtstag, der im Hotel Hafen Hamburg gefeiert wurde.

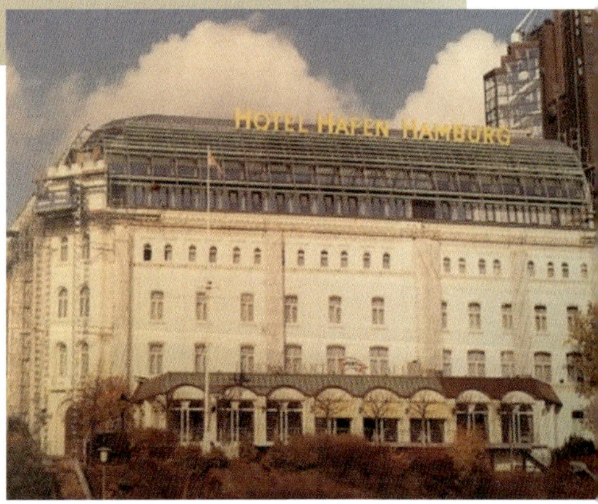

chen. Das war sehr würdig, feierlich und nett, fröhlicher war aber die private Feier, zu der ich etwa 140 Gäste in das Hotel Hafen Hamburg eingeladen hatte. Willi Bartels, der Inhaber des Hotels, der aufgrund seines umfangreichen Immobilienbesitzes auf dem Kiez scherzhaft als „König von St. Pauli" bezeichnet wurde, gehörte zu meinen Patienten, wie auch einige seiner manchmal recht skurrilen Freunde, für deren Behandlungskosten er stets aufkam. Ich habe ihn als großzügigen und liebenswerten Menschen kennengelernt.

Die Atmosphäre in dem großen Saal mit dem Panoramablick auf die Elbe und den Hafen war sehr schön und für meine, oft von weit her angereisten Gäste natürlich ein besonderes Erlebnis. Leider fühlte ich mich an diesem Tag nicht besonders gut, was an einer damals noch nicht diagnostizierten Krankheit lag, die die letzten Jahre meiner Berufstätigkeit überschattete. Deshalb bat ich meinen damals 15 Jahre alten Sohn Alexander, die Begrüßungsansprache für mich zu übernehmen. Alexander war auch sofort dazu bereit, er las die von mir vorbereitete Rede und fragte mich dann, ob er es denn nicht vielleicht besser mit eigenen Worten versuchen könnte. Und das erwies sich als ausgezeichnete Idee, denn mit Geist, Witz und Charme bezauberte der Teenager die gesamte Geburtstagsgesellschaft. Die eigentliche Festrede hielt dann mein Kollege, der Internist Friedrich Hagenmüller, der sich gleichfalls auf sehr humorvolle Weise mit meinem Leben beschäftigte. Er sei mal zu einer meiner Operationen gekommen und habe sich gewundert, dass das Blut meines Patienten eine dunkelblaue Farbe angenommen habe. Als er sich an den Anästhesisten mit der Befürchtung gewandt habe, hier läge wohl ein schwerer Fall von Sauerstoffmangel vor, habe der nur geantwortet: „Machen Sie sich mal keine Gedanken, Herr Teichmann operiert nur wieder mal ein Mitglied des Hochadels." Schmunzeln musste ich auch über Hagenmüllers mit viel Heiterkeit quittierte Äußerung: „Wenn man Teichmann als Halbgott in Weiß bezeichnet, ist er beleidigt und fragt: Wieso nur Halbgott?"

Anschließend überraschten mich meine Kollegen mit einer theatralisch aufgeführten Operation, wobei der Chirurg Michael Stachow, der auch ein begabter Entertainer und Sänger ist, meine Rolle übernahm. Stachow hat eine eigene Rolling-Stones-Coverband, die „Mick and Stones" heißt, tritt als Mick-Jagger-Double auf und ist ohnehin das, was man als Rampensau bezeichnet. Da er aber jahrelang mein Assistent war, kannte er auch Aussprüche von mir, an die ich mich selbst oft gar nicht erinnerte, die aber bei dieser „Geburtstagsoperation“ hervorragend ankamen. Für manches habe ich mich ein bisschen geschämt, musste aber dann doch schmunzeln. Ich bin zum Beispiel dafür bekannt, bei OPs ungeduldig zu werden, vor allem wenn Assistenten zu langsam sind. In seiner Rolle als Teichmann schnauzte Stachow einen Kollegen an: „Wenn wir in dem Tempo weitermachen, holt uns die Wundheilung noch ein.“ Schließlich trat noch Hermann Rauhe auf, der damalige Präsident der Hamburger Hochschule für Musik und Theater. Rauhe schaffte es schließlich sogar, alle zum Mitsingen zu bringen. Ich war an dem Tag glücklich, habe die Feier sehr genossen und konnte die Erschöpfung, die mich dummerweise gerade an diesem Tag erfasst hatte, schlicht vergessen und völlig unbewusst überspielen.

Aber danach war die Krankheit, die mich schon mehrere Jahre beeinträchtigte, leider wieder zu spüren. Sie verlief in Wellen, war mal stärker zu spüren, verschwand dann zeitweise, doch ich wusste, dass sie wiederkommen würde. Es gab Tage, an denen ich völlig fertig war, und andere, an denen ich nichts spürte. Glücklicherweise konnte ich trotzdem arbeiten, denn während der Operationen war ich so konzentriert, dass ich nichts von der Krankheit spürte. Als man mir im Jahr 2000 anbot, Präsident der Deutschen Gesellschaft für Chirurgie zu werden, habe ich das abgelehnt, weil ich mich einfach zu schwach für diesen überaus ehrenvollen, aber eben auch sehr anstrengenden Posten fühlte.

Das hat sicher auch für Irritationen gesorgt, weil ich den wahren Grund nicht nennen wollte. Ich wusste ja selbst seit Jahren nur, dass ich krank bin, hatte aber keine Diagnose. Zunächst hatte ich den Verdacht, mich bei einem Japan-Aufenthalt infiziert zu haben. Ich ging also ins Bernhard-Nocht-Institut für Tropenmedizin, unterzog

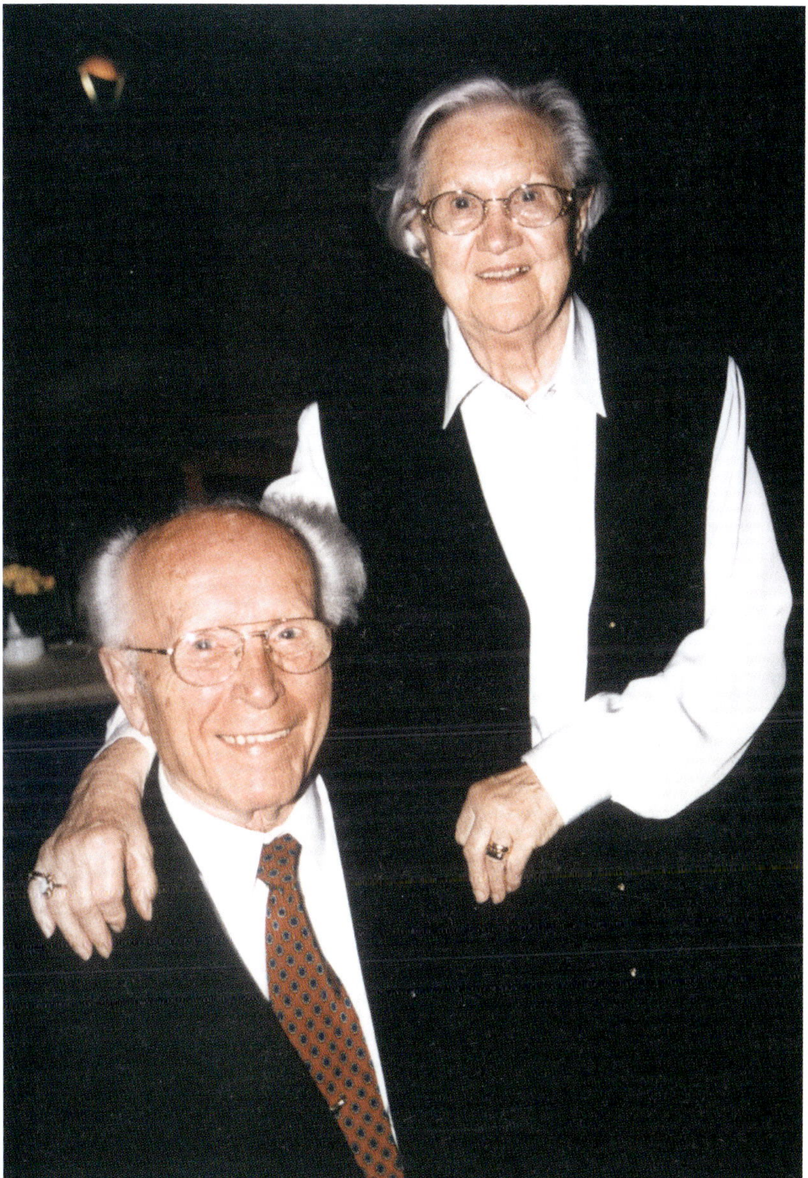

Die hochbetagten Eltern Kriemhilde und Günter in Greifswald.

mich allen möglichen Untersuchungen, doch es gab kein Resultat, außer dem Hinweis auf einen um das 20-fache erhöhten Muskelzerfallswert. Ich hatte dann aufgegeben, die Ursache zu finden, zumal ich im Alltag meistens auch einigermaßen klarkam. Allerding bekam ich eben immer wieder ganz unterschiedliche Beschwerden: Manchmal konnte ich schlecht laufen, kaum Treppen steigen, mal hatte ich einen geschwollenen Knöchel, mal ein geschwollenes Knie, ein andermal uncharakteristischen Husten. Wenn es ganz schlimm wurde, habe ich Aspirin und ein Antibiotikum genommen, was auch meistens half.

Schließlich untersuchte mich eine Rheumatologin, die mir von einer ganz seltenen Erkrankung erzählte, die man ausschließen muss, bevor man von einer Autoimmunkrankheit ausgehen kann. Dabei handelt es sich um den Morbus Whipple, eine Infektionskrankheit im oberen Dünndarmbereich. Dort sammeln sich bestimmte Bakterien an, die dann periodenweise immer wieder streuen und unterschiedliche Organe befallen. Früher konnte man diese Diagnose nur in seltenen Ausnahmefällen stellen, später gab es dann die Möglichkeit, eine PCR-Reaktion zu testen. Damit können Fragmente dieser Bakterien nachgewiesen werden. Dazu ist eine Spiegelung des Magens und des Dünndarms erforderlich. Und dann hatte ich endlich diese extrem seltene Diagnose. Nun konnte ich die Krankheit endlich auch erfolgreich bekämpfen. Ich nahm zwei Jahre lang bestimmte Antibiotika und war nachher wieder völlig beschwerdefrei. Leider kam die Diagnose erst sehr spät, sodass der Morbus Whipple die gesamten letzten Jahre meiner Berufstätigkeit überschattet hat.

WO DIE HEIMAT LIEGT

DER ÜBERGANG ZUM RUHESTAND

Qualität setzt sich durch und spricht sich herum. Spätestens seit den 1990er-Jahren gehörte ich zu den bekanntesten Chirurgen in Deutschland. Voraussetzung dafür waren meine Erfolge als Operateur, doch wesentlich für das Renommee in den Fachkreisen war zudem die Tatsache, dass ich immer wissenschaftlich gearbeitet habe. Eigentlich hätte ich mich an einem Universitätskrankenhaus am wohlsten gefühlt, doch da das AK Altona mir medizinische Forschung ermöglichte und die übrigen Rahmenbedingungen ebenfalls ideal waren, habe ich mich nie um eine Stelle an einer Uniklinik beworben und das auch rückblickend nicht bereut. Dass ich viel wissenschaftlich publiziert und darüber hinaus in unterschiedlicher Funktion Fachtagungen und Kongresse organisiert habe, trug gewiss zu meinem Ruf bei. Aber als Chef einer großen chirurgischen Klinik musste ich mich auch in gewissem Maß in die Öffentlichkeit begeben und etwas betreiben, was man als Marketing bezeichnen kann. Obwohl ich persönlich im Vordergrund stand und in der Öffentlichkeit sozusagen als das „Gesicht der Klinik" wahrgenommen wurde, habe ich nie vergessen, dass das alles nur auf der Grundlage von Teamarbeit möglich ist. Im Lauf der Zeit wurde ich immer häufiger gebeten, Vorträge zu halten und mich in der Öffentlichkeit zu äußern. So wurde ich zum Beispiel 2001 Präsident der damals noch relativ jungen Deutschen Gesellschaft für Allgemein- und Viszeralchirurgie, an deren Gründung ich ein paar Jahre zuvor maßgeblich beteiligt war. Aber neben dieser rein fachlichen Tätigkeit wurde ich auch in der nichtmedizinischen Öffentlichkeit bekannt. Da ich immer mal wieder Interviews zu geben hatte und in den Zeitungen und im Fernsehen Berichte, Porträts und Reportagen publiziert wurden.

Ich habe mich nicht danach gedrängt, da mir aber klar war, dass dieses öffentliche Auftreten für den Erfolg meines Krankenhauses wichtig war, wollte und konnte ich mich dem nicht entziehen. Dass es mir am Ende auch nicht schwergefallen ist, lag ganz sicher an der Tatsache, dass ich mit Prof. Friedrich Hagenmüller einen Kollegen an meiner Seite hatte, der mit einem großen PR-Talent gesegnet war, wodurch ich mich manchmal etwas entlastet fühlen konnte. Aber ohne persönliche Leistung wäre jede PR sinnlos, und mein wichtigstes Verdienst war die Peritonitis-Behandlung, mit der es mir tatsächlich gelungen ist, die Traditionschirurgie zu verändern. Obwohl sie manchmal unter etwas anderen Bezeichnungen läuft, hat sich meine Methode der Etappenlavage längst weltweit durchgesetzt. Gemeinsam mit Prof. Hagenmüller gehörte ich in Deutschland wie erwähnt zu den Ersten, die die Minimalinvasive Chirurgie (MIC) eingeführt und technisch weiterentwickelt haben. Mit dem jährlichen MIC-Symposium haben wir ein Forum in Hamburg etabliert, auf dem sich die weltweit besten Spezialisten regelmäßig austauschen. In Hamburg war das AK Altona die Klinik, in der die meisten bauchchirurgischen Eingriffe vorgenommen wurden. Wo viel operiert wird, wächst zwangsläufig auch die Erfahrung, was sich auf die Qualität auswirkt und natürlich Vertrauen schafft. Für die Klinik war das aus wirtschaftlichen Gründen wichtig, weshalb man sich sehr darum bemühte, mir ideale Rahmenbedingungen zu schaffen. Wenn ich zusätzliche Assistenten brauchte, mehr Operationssäle oder technische Geräte, war das in aller Regel kein Problem.

Dass ich im Lauf der Jahre viele bekannte Persönlichkeiten aus Hamburg und weit darüber hinaus operiert habe, hat ebenfalls dazu beigetragen, dass ich in der Öffentlichkeit immer stärker wahrgenommen wurde. Der Chef der Chirurgischen Klinik in Altona ist ohnehin qua Amt in gewisser Weise Teil der Öffentlichkeit, dennoch habe ich mich nie darum bemüht, ein Mitglied dessen zu werden, was man als „Hamburger Gesellschaft" bezeichnet. Ich bin nur selten zu Empfängen gegangen, habe viele Einladungen nicht wahrgenommen und Theaterpremieren und Ausstellungsvernissagen meistens gemieden. Das war oft schlicht der Tatsache geschuldet, dass ich am folgenden Tag wieder voll einsatzfähig operieren musste.

Wenn es denn unbedingt gewollt wurde, habe ich auch mal Vorträge im Rotary- oder Lions-Club gehalten, eine eigene Mitgliedschaft aber immer bewusst vermieden. Das dürfte wohl auch eine Typfrage sein. Vielleicht hat diese Entscheidung sogar etwas mit meiner DDR-Vergangenheit zu tun. Mein Vater, der ja selbst Funktionär der Blockpartei NDPD war, hat mir immer wieder gesagt: „Wolfgang, wenn du es vermeiden kannst, dann werde möglichst niemals Mitglied in einer Partei, einer Organisation oder in einem Verein." Und daran halte ich mich bis heute.

Dass es im medizinischen Bereich nicht nur freundliche Zusammenarbeit, sondern durchaus harte Konkurrenz gibt, hatte ich schon in meiner DDR-Zeit kennengelernt. Und im Westen war das natürlich nicht anders, vielleicht sogar noch etwas ausgeprägter. Da wir in Altona auch international recht erfolgreich waren, hielten uns manche ausländischen Kollegen für ein Universitätskrankenhaus, was man natürlich am UKE nicht besonders witzig fand. Überhaupt gab es auch in der Chirurgie eine gewisse „Hackordnung", an deren Spitze die Ordinarien der Universitätskrankenhäuser standen, die auf Fachtagungen ebenfalls den Ton angaben und alles dominierten. Das gefiel mir und einigen anderen Chefs von nichtuniversitären Krankenhäusern der Maximalversorgung, die auf dem gleichen Niveau wie die Unikliniken arbeiteten, natürlich nicht. Deshalb trafen wir uns, stellten unsere eigenen Ansprüche und gründeten 1998 in Düsseldorf den Konvent der leitenden Krankenhauschirurgen in Deutschland. Auf meine Initiative hin fanden und finden dessen Jahrestagungen stets in Hamburg statt. Die ersten zehn Jahre war ich für die gesamte Organisation und Programmgestaltung zuständig. Zwei Jahre hatte ich auch den Vorsitz dieses Konvents inne, den ich sozusagen als mein Baby betrachtete. Jeweils im Januar trafen sich nun 300 bis 400 leitende Chirurgen zu dieser Tagung, die in den stilvollen Räumen der Hamburger Handelskammer stattfand. Dabei ging es nicht mehr nur um rein medizinische Fachthemen, sondern auch um die zunehmenden Herausforderungen, vor denen Klinikärzte in einer Zeit standen, in der die medizinische Versorgung immer größeren wirtschaftlichen Zwängen unterworfen wurde. Für uns war der Konvent eine wichtige Informationsbörse, aber auch ein Forum, auf dem wir mit Politikern, Verbandsvertretern und den Verantwortlichen von Krankenkassen ins Gespräch kommen konnten.

Da mich aber die lange Zeit nicht diagnostizierte Whipple-Krankheit immer wieder stark belastete, war ich doch gezwungen, mich mit dem Eintritt in den Ruhestand zu beschäftigen. An sich gestattete mir mein Vertrag, quasi unbegrenzt weiterzuarbeiten. Die Krankenhausleitung hätte es gern gesehen, wenn ich mindestens bis zum 70. Lebensjahr weitergemacht hätte. Doch dafür fehlten mir einfach die Kräfte, deshalb entschloss ich mich, Ende 2008 aufzuhören.

Da ich nicht sang- und klanglos gehen, sondern mich quasi auch wissenschaftlich verabschieden wollte, organisierte ich eine große wissenschaftliche Tagung, die am 20. und 21. Juni 2008 im Empire Riverside Hotel in Hamburg stattfand. Sie widmete sich dem Thema „Abdominelle Sepsis, Komplikationsmanagement, Chirurgie im Detail". Die Leitung hatten außer mir meine engen Kollegen und Freunde Prof. Markus W. Büchler und Prof. Jörg Rüdiger Siewert, beide aus Heidelberg, übernommen. Dabei wollte ich quasi mein Lebenswerk noch einmal Revue passieren lassen. Dafür hatte ich bundesweit fast alle Spezialisten und Ordinarien als Referenten eingeladen, die allermeisten hatten zugesagt. Am Ende gab es sogar mehr Interessenten als Kapazität. Da es aber nicht nur um das Fachliche im engeren Sinne gehen sollte, hatte ich auch Vitali

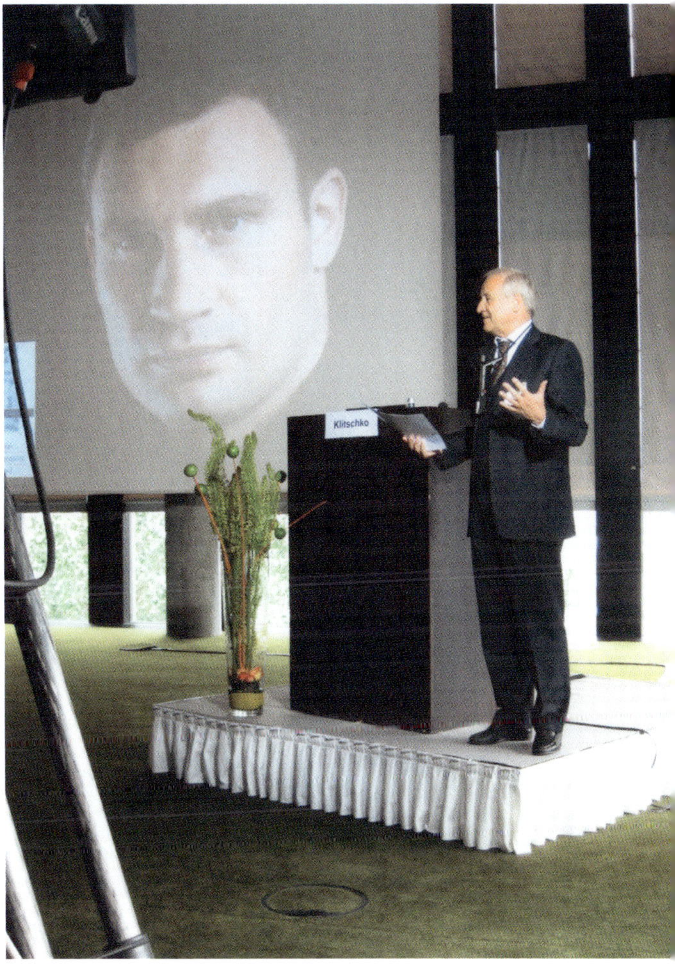

Wolfgang Teichmann kündigt den Vortrag von Vitali Klitschko an, den dieser unter dem Titel „Sport und Politik" am 20. Juni 2008 im Empire Riverside Hotel in Hamburg hielt.

Klitschko um einen Festvortrag gebeten. Ich kannte Vitali gut, zumal ich seinen Vater operiert hatte. So sagte er bereitwillig zu. Er sprach über „Sport und Politik", ein ideales Thema, zumal der Profiboxer damals gerade im Begriff war, seine politische Karriere zu starten. Zweimal hatte er bereits bei der Wahl des Kiewer Oberbürgermeisters kandidiert und war zweimal gescheitert, erst 2014 wurde er erstmals Bürgermeister der ukrainischen Hauptstadt.

Am zweiten Kongresstag ergriff ich noch einmal das Wort, diesmal aber nicht mit einem Fachvortrag, sondern mit einem persönlichen Statement. Unter dem Titel „Ein Schnitt von Ost nach West – Operation Checkpoint Charly" sprach ich zum ersten Mal öffentlich über meine Flucht von Ost- nach Westdeutschland.

Das letzte Wort hatte aber Joachim Gauck, der damals nicht mehr Chef der Stasi-Unterlagen-Behörde und noch nicht Bundespräsident war. Er sprach über „18 Jahre deutsche Einheit – Ist zusammengewachsen, was zusammengehört?" Gauck war ich schon zur DDR-Zeit begegnet, als er in den 1970er-Jahren in der Rostocker Plattenbausiedlung Evershagen als Pastor gewesen war.

Für den festlichen Abend, den wir in 100 Meter Höhe in der 20. Etage des Atlantic-Hauses mit Panoramablick über Elbe, Hafen und Stadt begingen, hatte ich den Schriftsteller Siegfried Lenz angefragt, der liebenswürdigerweise sofort zugesagte. „Aber was soll ich denn lesen?", fragte er mich einige Wochen vor der Veranstaltung. Das sei ganz egal, antwortete ich ihm, wir seien mit allem zufrieden. Da 2008 gerade seine Novelle „Schweigeminute" erschienen war, bot er an, für alle 200 Teilnehmer signierte Exemplare zur Verfügung zu stellen. Was er lesen wolle, würde er sich noch überlegen. Schließlich rief er mich an und sagte: „Herr Professor, ich habe lange nachgedacht, was ich vor Chirurgen lesen könnte. Schließlich habe ich eine Geschichte gefunden, in der ich über ein gebrochenes Stuhl-

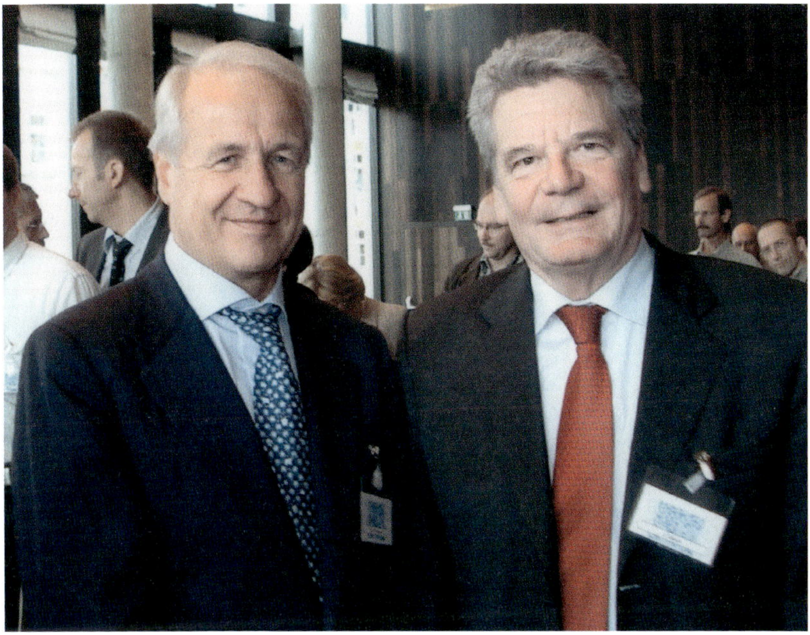

Auch der spätere Bundespräsident Joachim Gauck hielt auf diesem Kongress einen Festvortrag.

bein schreibe. Die werde ich lesen, denn das ist doch im Prinzip ein chirurgisches Thema." Der Abend war ein riesiger Erfolg, und Siegfried Lenz, der in seiner feinen, freundlichen und humorvollen Art über ein gebrochenes Stuhlbein las, kam beim Publikum hervorragend an.

Da ich mein berufliches Ausscheiden rechtzeitig angekündigt hatte, blieb der Klinik ausreichend Zeit, sich um einen Nachfolger zu kümmern. Man einigte sich schließlich auf Prof. Wolfgang Schwenk. Der offizielle Abschied fand bereits im Dezember 2008 statt. Um eine möglichst reibungslose Übergabe an meinen Nachfolger gewährleisten zu können, legte ich das endgültige Ausscheiden erst auf März 2009 fest. Was danach kam, fühlte sich am Anfang ein bisschen wie Urlaub an. Ich hatte auf einmal Zeit, konnte nach Gutdünken reisen und mich mit Dingen beschäftigen, die sonst immer liegengeblieben waren. Aber irgendwann, als der Urlaub gar nicht mehr aufhörte, stellte sich ein merkwürdiges Gefühl ein. Ich fragte mich, was mein Leben denn jenseits der Berufstätigkeit überhaupt für einen Sinn habe. Diesen Sinn musste ich erst einmal finden, musste neue Routinen entwickeln und Aufgaben finden. Wir waren 1990 in unser heutiges Haus am Borchlingweg gezogen, das auch über einen schönen Garten verfügt. Statt zu operieren, fing ich nun an, mich um den Garten zu kümmern und im Haus alle möglichen Arbeiten zu erledigen. Früher hätte ich das nie für möglich gehalten, aber nun wurde ich häuslich. Der Ruhestand verschaffte mir auch den notwendigen Freiraum, mich ohne beruflichen Zeitdruck um meine Erkrankung zu kümmern. Nachdem ich endlich die Diagnose hatte, konnte ich mich um die Therapie bemühen und diese jahrelange Last schließlich abwerfen, was ich wie eine Befreiung empfand.

In dieser Situation spielte der Blick zurück eine zunehmende Rolle. Ich erinnerte mich an die Gespräche mit Siegfried Lenz, dem ich über meinen Werdegang erzählt hatte und der mich ausdrücklich dazu ermunterte, meine Geschichte aufzuschreiben. Ich wusste zwar zunächst nicht, wie ich das konkret machen sollte, setzte mich aber oft spontan ins Auto und fuhr zurück in meine Heimatstadt. Mancher, der mir jetzt freundlich die Hand gab, tauchte später in meiner Stasi-Akte auf. Einer von ihnen ist Reinhard Braune, ein beliebter Oberarzt an der Uniklinik. In meiner Akte heißt er IM Dr. Klinger und wird als mein „Hauptbetreuer“ geführt. Er lebt noch heute in Greifswald.

Häufig habe ich alte Freunde besucht – in Wismar, in Rostock oder auf Usedom –, die ich jahrelang nicht mehr gesehen hatte. Das Gefühl für Heimat, das ich im beruflichen Stress oft kaum noch gespürt hatte, wurde nun wieder sehr viel stärker. Wenn ich die A 20 verlasse und mich auf der Landstraße meiner Heimatstadt nähere, genieße ich jedes Mal den Blick auf die Silhouette der Stadt, der sich hinter den Wiesen eröffnet. Dieser Blick sieht noch fast genauso aus wie ihn Caspar David Friedrich 1821 gemalt hat. Unter dem weiten Himmel ragen die Türme von St. Marien, St. Nikolai und St. Jacobi auf, dazwischen erkennt man den Dachreiter des Rathauses. Diese schönste aller Greifswald-Ansichten hängt heute in der Hamburger Kunsthalle. Für mich ist dieses Bild die Verbindung von alter und neuer Heimat.

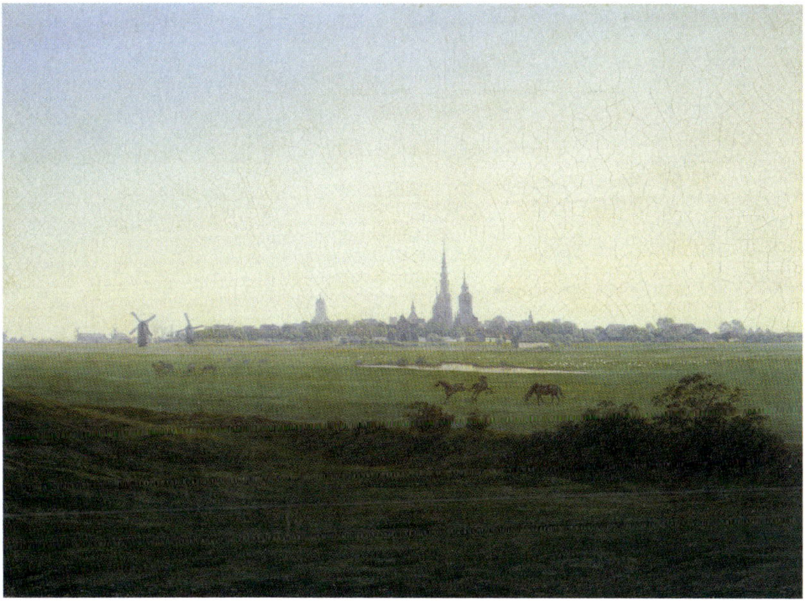

Caspar David Friedrichs berühmte Greifswald-Ansicht hängt in der Hamburger Kunsthalle.

Zu dieser Zeit waren meine Eltern nicht mehr am Leben. Mein Vater starb 95-jährig 2003, meine Mutter im Alter von 93 Jahren

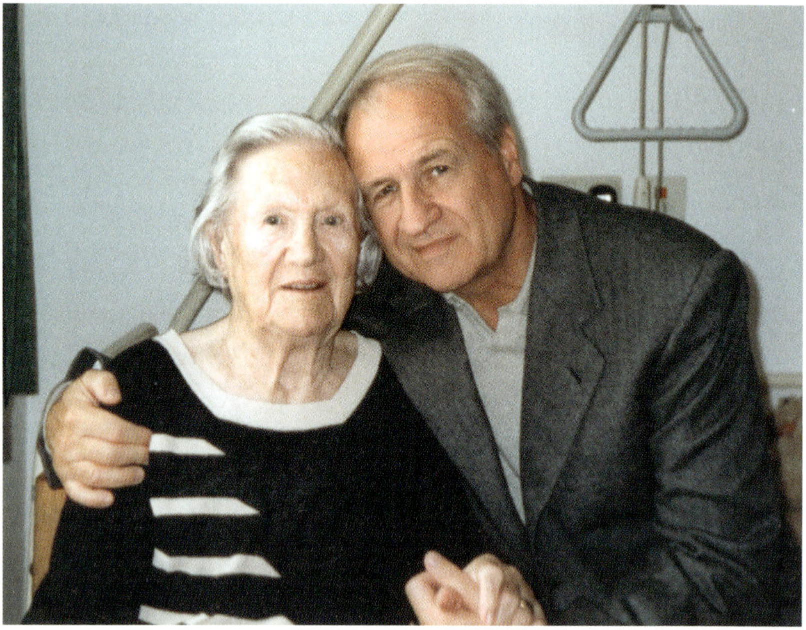

Wolfgang Teichmann mit seiner Mutter Kriemhilde zwei Tage vor ihrem Tod.

2005. Zu beiden hatte ich bis zuletzt ein sehr gutes Verhältnis. Die Eltern waren stolz auf mich, schließlich war ich der Erste in der Familie, der Abitur gemacht und studiert hatte. Sehr amüsiert hat mich, dass meine Mutter mir erzählte, Kunden hätten sie im Laden um medizinischen Rat gefragt, wozu sie nach bestem Wissen und Gewissen auch bereit war. Anschließend bekam sie Zweifel, rief mich an und fragte: „Wolfgang, war das richtig, was ich da gesagt habe?“ Beide haben ihre letzte Lebensphase in einer betreuten Wohnung in der Nähe des Greifswalder Doms St. Nikolai verbracht und sind friedlich eingeschlafen.

Meine Schwester, die früh verwitwet ist, hat als Zahnärztin in einer Poliklinik gearbeitet und nach deren Abwicklung eine eigene Praxis gegründet. Heute lebt sie in unserem Elternhaus am Birnenweg in Greifswald. Mein Bruder hat es von uns am schwersten gehabt. Schon zu DDR-Zeiten hatte er das elterliche Geschäft am Markt übernommen, musste aber nach der Wende mit dem Laden umziehen, nachdem das Haus an den Altbesitzer restituiert worden war. Er hat das Geschäft dann zwar an der Langen Reihe direkt neben der Jacobikirche neu eröffnen können, doch die Lage war bei Weitem nicht mehr so gut. Gegenüber den großen Märkten, die bald in Einkaufszentren außerhalb der Städte auf die grüne Wiese gestellt wurden, hatte er nur geringe Chancen. Oft kamen die Kunden zu ihm, ließen sich ausführlich beraten, kauften dann aber bei der billigeren Konkurrenz. Überleben konnte er nur, weil er sein Angebot erweiterte und mit seiner Werkstatt und einigen Angestellten die komplette Renovierung und den Umbau von Plattenbauwohnungen anbot, wofür es in den 1990er-Jahren eine große Nachfrage gab.

WER WAR IM JAEDICKE?

WENN UNFASSBARES WAHR WIRD

„Das Vergangene ist nicht tot; es ist nicht einmal vergangen. Wir trennen es von uns ab und stellen uns fremd", heißt der erste Satz in Christa Wolfs 1976 erschienenen Roman „Kindheitsmuster". Dieser Satz, der sich auf ein Zitat des amerikanischen Schriftstellers William Faulkner bezieht, erhielt im Januar 1993 einen merkwürdigen Beigeschmack, als die hoch geschätzte DDR-Autorin einräumte, von 1959 bis 1962 als IM „Margarete" selbst für die Stasi gearbeitet, das aber jahrelang verdrängt zu haben. Nur wer die Atmosphäre der 1990er-Jahre kennt, kann ermessen, was eine solche Aussage damals bedeutete. Fast täglich wurden Stasi-IMs enttarnt, die fast immer behaupteten, „niemandem geschadet" zu haben. Was diese IMs im Einzelnen getan oder nicht getan hatten, interessierte in der Öffentlichkeit oft nur am Rande, denn für eine gesellschaftliche Ächtung reichte es aus, als IM, also als Zuträger des Geheimdienstes, überführt worden zu sein.

Aber was bedeutet das für die Opfer? Viele Menschen, die die Stasi oft jahrelang bespitzelt hatte, erhielten seit 1992 die Gelegenheit, die über sie gesammelten Akten einzusehen. Grundlage dafür war das Gesetz über die Unterlagen des Staatssicherheitsdienstes der ehemaligen Deutschen Demokratischen Republik, kurz Stasi-Unterlagen-Gesetz (StUG) genannt, das der Deutsche Bundestag am 14. November 1991 verabschiedet hatte.

Wolfgang Teichmann hatte seine Akte bereits 1996 eingesehen. Als er die mehr als 1500 Seiten durchblätterte, stieß er auf etwa 50 IMs, die mit ihren Decknamen genannt wurden.

Bei einigen war die Sache klar, ihre Identität ergab sich bereits aus dem inhaltlichen Kontext. Bei einigen anderen war es schwieriger. Für die Klarnamenermittlung gibt es bei der Stasi-Unterlagen-Behörde ein spezielles Verfahren, bei dem ein Formular ausgefüllt werden muss. Dann beginnt die Recherche, die gründlich sein und Irrtümer ausschließen muss. Weil jeder IM seinen Decknamen frei wählen konnte, existieren diese konspirativen Namen oft mehrfach. Teichmann beantragte die Klarnamenermittlung nur für wenige IMs, die eine besonders wichtige Rolle gespielt haben. Mehr wollte er damals nicht wissen. Darüber hinaus sollte das Vergangene vergangen sein, im Vordergrund stand der berufliche Alltag.

Erst als er sich im Ruhestand intensiver mit seiner eigenen Lebensgeschichte zu beschäftigen begann, stellte sich für Wolfgang Teichmann heraus, dass das Vergangene nicht tot war und ihn auf eine Art und Weise einholte, die er sich nicht hätte ausmalen können.

Es begann mit dem Vorsatz, die Geheimdienstakten doch noch einmal intensiv zu lesen. Gegen eine geringe Gebühr ist die Stasi-Unterlagen-Behörde bereit, Opferakten komplett zu kopieren und sie den Betroffenen per Post zuzuschicken. Eines Tages klingelte der Postbote und überreichte Wolfgang Teichmann ein Paket, das seine gesamte Stasi-Akte enthielt. Tagelang saß er nun am Schreibtisch in seinem Haus am Borchlingweg und las all die Berichte, die die etwa 50 Inoffiziellen Mitarbeiter manchmal diensteifrig, manchmal aber auch eher widerwillig über ihn zu Protokoll gegeben hatten. Er stieß auf viele Belanglosigkeiten, auf bösartige Unterstellungen und negative Beurteilungen, die oft von Neid und Missgunst zeugten. Er fand Klatsch und üble Nachrede, manchmal aber auch Bemerkungen, die ihn eher positiv darstellten. Diesmal ging Teichmann systematisch vor und notierte sich jeden Decknamen, um ihn anschließend in das Formular für die Klarnamenermittlung einzutragen. Irgendwann schrieb er auch den Namen des IM Jaedicke auf.

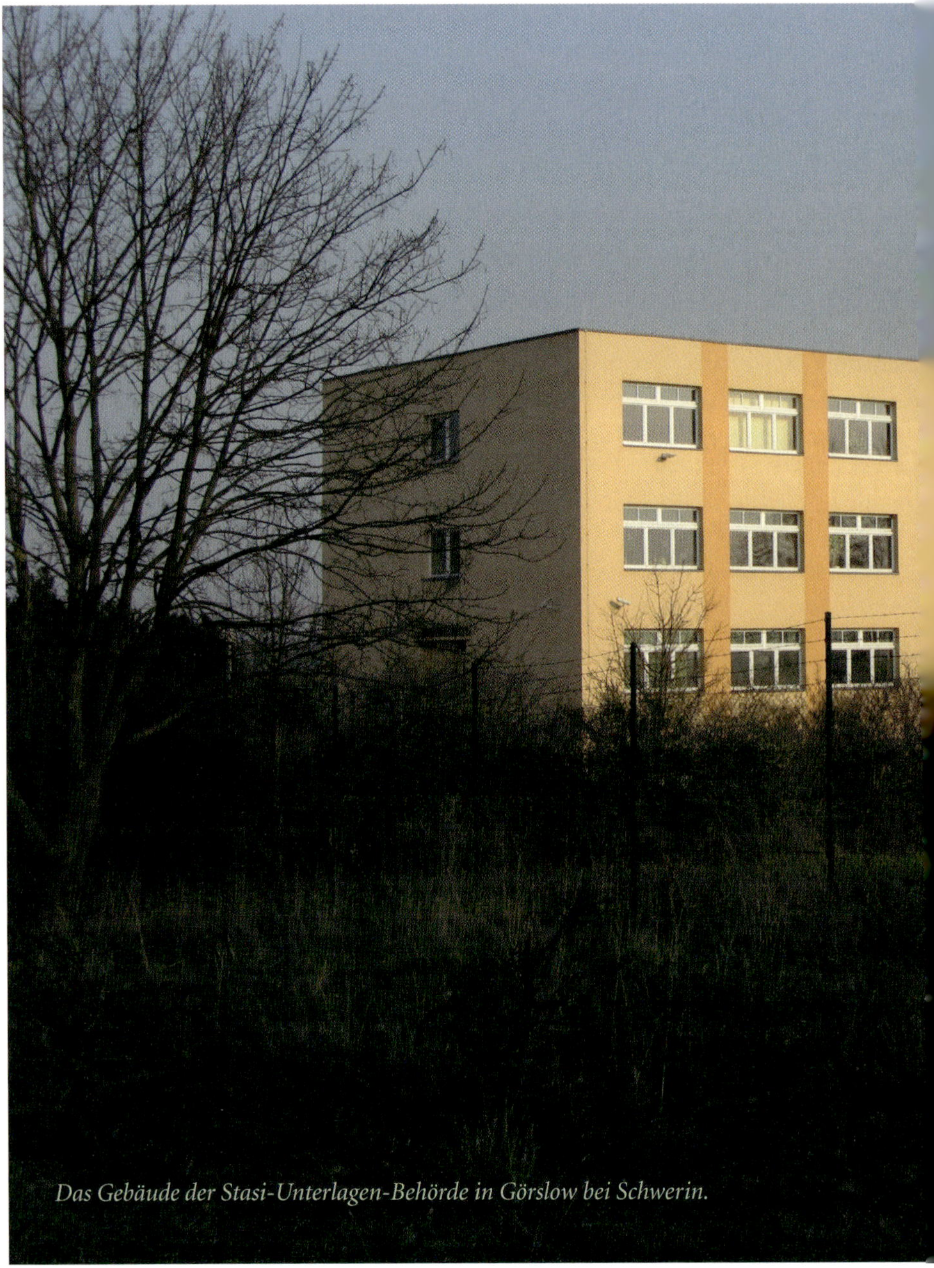

Das Gebäude der Stasi-Unterlagen-Behörde in Görslow bei Schwerin.

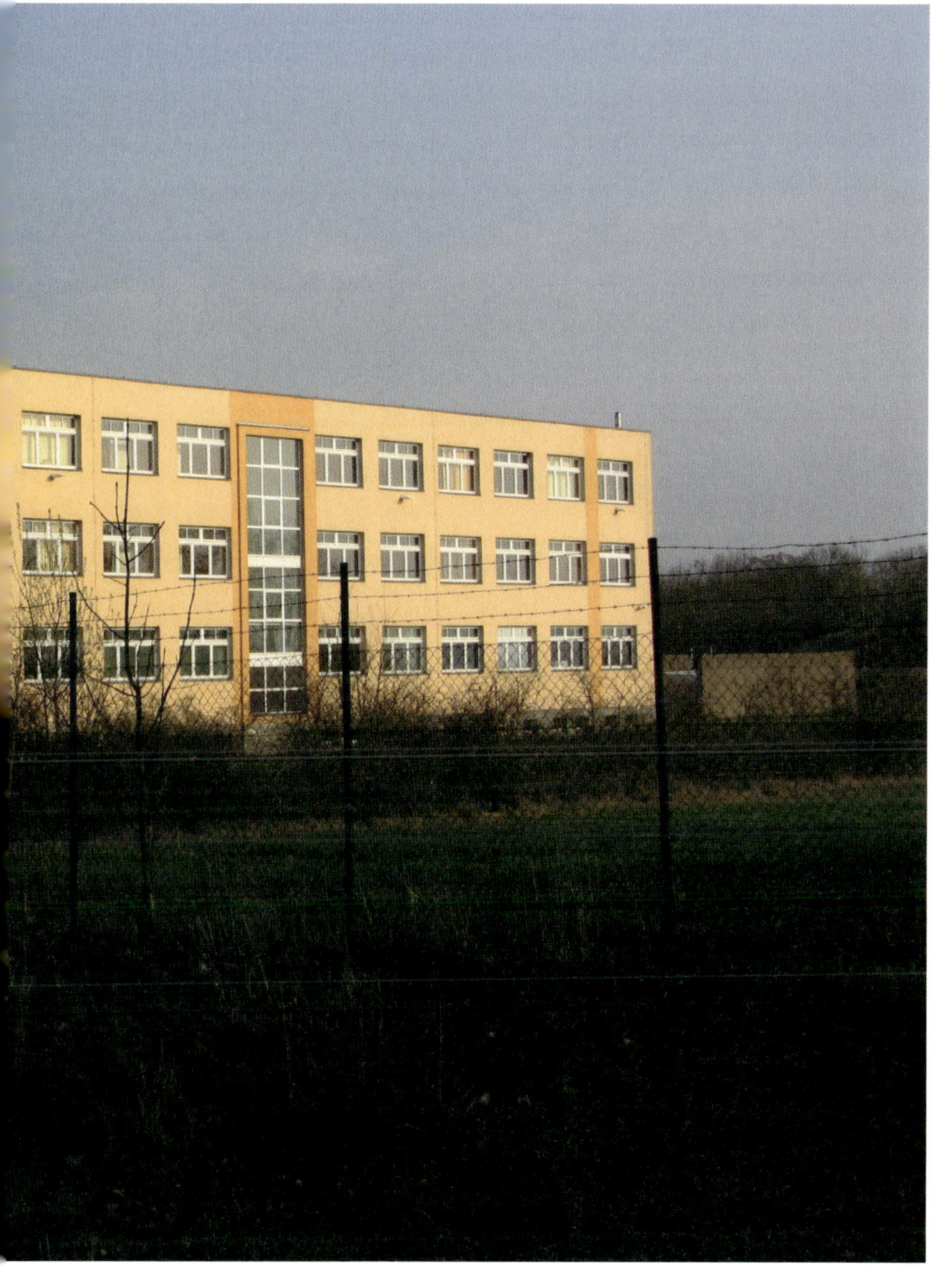

Monate später fand er ein amtliches Schreiben im Briefkasten. Absender war wie in den vergangenen Wochen so oft die BStU-Außenstelle Görslow ersetzen. Darin hieß es:

„Sie beantragten die Ermittlung des Namens der Person, die in den von Ihnen eingesehenen Akten lediglich mit einem Decknamen genannt ist. Dies ist gem. § 13 Abs. 5 Stasi-Unterlagen-Gesetz (StUG) zulässig, soweit sich die Identität der Person aus den Unterlagen des Staatssicherheitsdienstes ergibt und die weiteren Voraussetzungen des § 13 Abs. 5 vorliegen:

Die Recherchen in den Unterlagen des ehemaligen Staatssicherheitsdienstes haben folgendes ergeben:

Zu dem nachfolgend aufgeführten IM (Inoffizieller Mitarbeiter des Staatssicherheitsdienstes) konnte der Klarname ermittelt werden.

Der Deckname ‚Jaedicke' wurde in den Unterlagen des Staatssicherheitsdienstes geführt für:

Günter Teichmann
Geburtsdatum: 16.10.1908
Geburtsort: Leipzig"

Günter Teichmann, das war sein Vater. Mehrfach haben Stasi-Opfer die schlimme Erfahrung machen müssen, dass sie von ihnen nahestehenden Menschen bespitzelt wurden. Der prominenteste Fall ist die ehemalige DDR-Bürgerrechtlerin und spätere Politikerin Vera Lengsfeld, die von ihrem Ehemann Knud Wollenberger (IM Donald) an die Stasi verraten wurde. Was es bedeutet, den Namen eines Ehepartners, von Vater oder Mutter, Sohn oder Tochter oder von einem engen Freund in den Stasi-Akten zu entdecken, kann sich ein Außenstehender kaum vorstellen.

Wolfgang Teichmann war fassungslos und wollte die Tatsache, dass ihn der eigene Vater bespitzelt hatte, kaum glauben. Aber dann nahm er den Brief wieder in die Hand, der in bürokratischem Deutsch glasklar formuliert war und keinen Zweifel daran ließ.

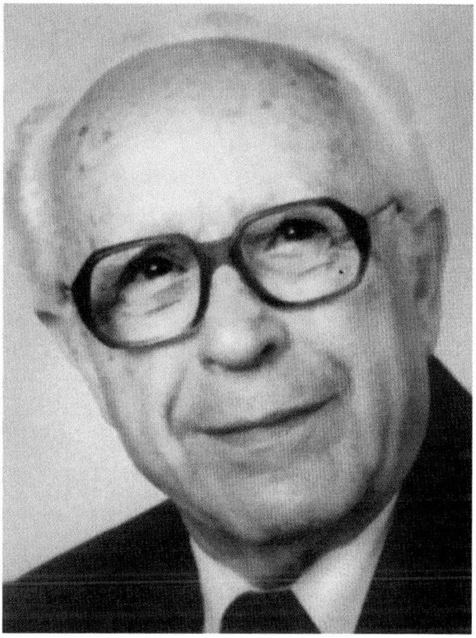

Günter Teichmann.

Günter Teichmann war offenbar 1971 angeworben worden, zu jener Zeit also, als sein Sohn vage mit dem Gedanken gespielt hatte, irgendwann einmal das Land Richtung Westen zu verlassen. Über die Umstände der Anwerbung sagten die Akten nichts. Sicher war er nicht freiwillig zu Stasi gegangen, sondern zur Mitarbeit aufgefordert worden. Sehr wahrscheinlich hatte man den NDPD-Funktionär, der als privater Gewerbetreibender auf das Goodwill des SED-Staates angewiesen war, unter Druck gesetzt. Hatte man ihn gar erpressen können? Wolfgang Teichmann dachte an die frühen 1970er-Jahre zurück, fand aber keinen Anhaltspunkt.

Jetzt, wo er wusste, dass sich hinter dem IM Jaedicke der eigene Vater verbarg, las er die Berichte noch einmal und mit völlig anderem Blick. „Jaedicke" schrieb wahrheitsgemäß, dass sich Wolfgang Teichmann in Greifswald ungerecht behandelt und von der Partei gegängelt gefühlt hatte. Er schilderte ihn immer wieder als fleißigen, fähigen und begeisterten Mediziner. Aber dann stieß Wolfgang Teichmann auf einen Bericht, der ein anderes Licht auf „Jaedicke" warf: Im August 1975 wollte Teichmann mit seiner Frau Evelyn im Haus der Schwiegereltern in Lubmin Urlaub machen. Da er das in der Klinik erzählt hatte, wusste die Stasi davon und beabsichtigte, das gesamte Haus zu verwanzen. Dafür wurde der bereits erwähnte „Operativplan für die Absicherung von B-Maßnahmen zur VAO Karzinom" erarbeitet. Das hatte Wolfgang Teichmann schon 1995 in seiner Akte gelesen. Doch jetzt erfuhr er, dass an der Verwanzungsaktion auch der IM Jaedicke beteiligt war. Günter Teichmann hatte der Stasi also dazu verholfen, den eigenen Sohn abzuhören.

Man fühlt sich an Szenen des Films „Das Leben der Anderen" von Florian Henckel von Donnersmarck erinnert, wo die Stasi den gesamten Alltag eines Schriftstellers abhört und ausforscht. Alles, was Wolfgang und Evelyn Teichmann in den nur scheinbar unbeschwerten Urlaubstagen des Jahres 1975 gesagt und getan hatten, wurde von der Stasi abgehört – auch im Nachhinein eine unerträgliche Vorstellung. Jetzt wo er wusste, dass sein Vater daran beteiligt war, bekam die Stasi-Aktion einen noch bittereren Nachgeschmack. Hätte er ihn nicht warnen können, ja warnen müssen? Hatte er es vielleicht sogar versucht? Wolfgang Teichmann dachte nach, versuchte sich immer wieder zu erinnern, fand aber keinen Anhaltspunkt dafür. Nein, IM Jaedicke hatte sich der Stasi gegenüber loyal verhalten und in Kauf genommen, dass der eigene Sohn ins offene Messer lief.

Wie geht man als Sohn damit um? Darüber zu reden, war unmöglich, denn Günter Teichmann war 2003 gestorben. Zunächst meinte der Sohn, nun auf die Publikation seiner Lebenserinnerungen verzichten zu müssen. Er wollte es nicht sein, der den Vater postum als Stasi-Spitzel enttarnte. Dann erfuhr Wolfgang Teichmann, dass der IM Jaedicke auch in anderen Akten aufgetaucht war, seine Stasi-

Tätigkeit also ohnehin nicht verborgen bleiben würde. Trotzdem dauerte es noch Jahre, bis er sich dazu überwinden konnte, mit Rosalinde und Jürgen, der Schwester und dem Bruder, darüber zu reden. Sie waren genauso erschüttert, verletzt und fassungslos wie er selbst.

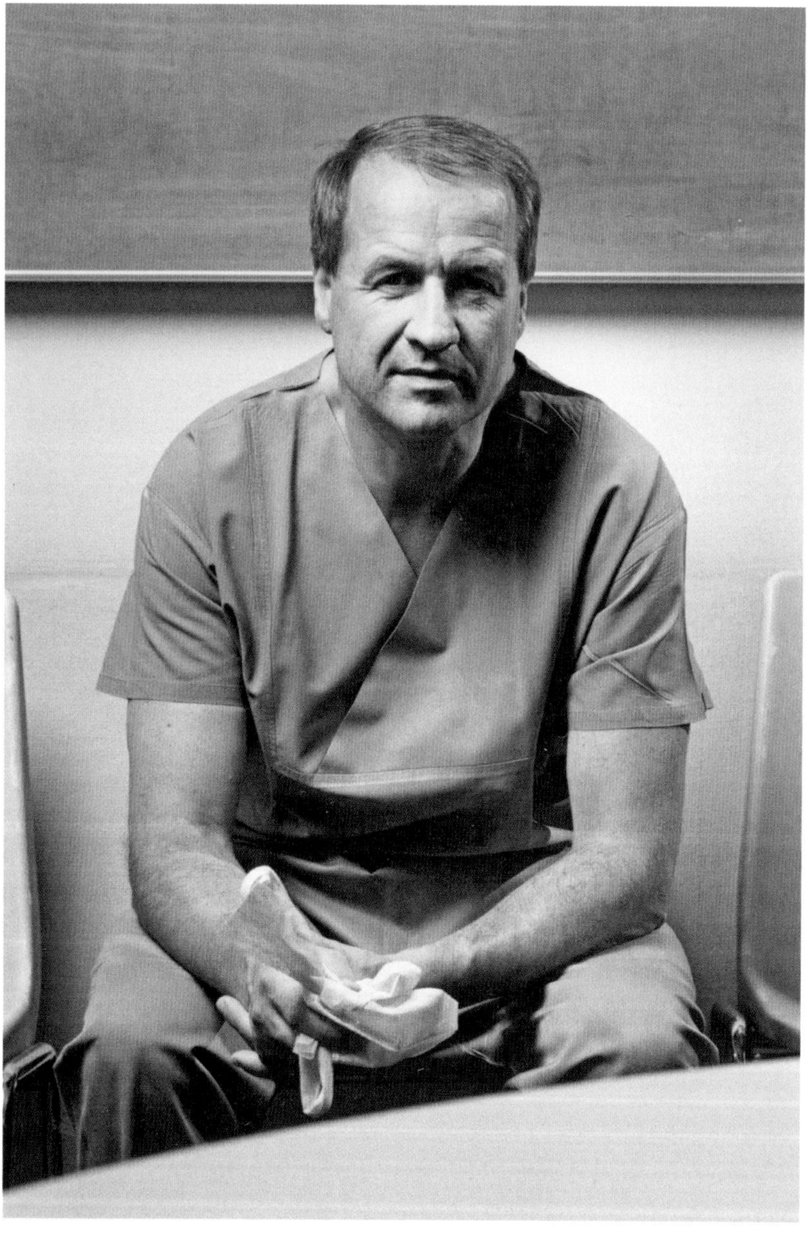

Nach einer Operation.

WENN ES UM LEBEN UND TOD GEHT

GEDANKEN EINES CHIRURGEN

Chirurg zu sein war für mich der schönste Beruf der Welt. Wenn ich mich gefragt habe, was ich im Leben sonst noch hätte machen können, war ich immer ziemlich ratlos. Ich kann sagen, die Arbeit als Chirurg hat mir immer Freude bereitet und mich erfüllt. Es ist eine körperlich und mental anstrengende Tätigkeit, bei der immer wieder schwerwiegende Entscheidungen getroffen werden müssen, was aber dank der immer größer werdenden Erfahrung meistens keine besondere Schwierigkeit darstellt. Als Chirurg ist man auch Handwerker, und die Arbeit mit den Händen, die ein hohes Maß an Geschicklichkeit erfordert, habe ich immer besonders gemocht.

Normalerweise geht alles gut. Die allermeisten Operationen verlaufen nach Plan, anschließend sind die Patienten erleichtert und die Angehörigen dankbar. Das ist der Alltag in der Klinik, aber das ist nicht alles. Was den Chirurgen fordert, sind die Komplikationen, die sich oft beherrschen lassen, aber eben nicht immer. Manche Patienten messen uns Chirurgen eine Macht über Leben und Tod bei, die wir in Wirklichkeit nicht haben.

Je schwieriger die Operationen sind, desto höher ist das Risiko für den Patienten. Oft scheint das schon vorher klar zu sein, aber manchmal ergibt es sich erst während der Operation, trotz der heute so vielfältigen Möglichkeiten, die die Computermedizin bietet.

Der Vergleich mag vielleicht ein wenig kurios klingen und natürlich hinkt er, aber im Prinzip ist es so wie bei der Restaurierung eines Oldtimers, zum Beispiel eines Mercedes Benz SL 280 Pagode, von dem ich ein Exemplar besitze: Eigentlich will der Techniker nur ein bestimmtes Teil erneuern, wenn er es aber entfernt, bricht auf einmal das gesamte Umfeld zusammen. Wenn zum Beispiel bei älteren Patienten die Gefäße recht brüchig sind, muss man während der Operation manchmal seine gesamte Taktik umstellen, denn der ursprüngliche Plan lässt sich dann plötzlich nicht mehr umsetzen.

Auch scheinbar einfache Operationen können postoperativ plötzlich große Probleme verursachen. So können zum Beispiel Darmanteile, die man vereinigt hat, auf einmal ganz schlecht oder gar nicht verheilen, was zuvor nicht absehbar war. Deshalb muss man als Chirurg auch nach der Operation sehr gewissenhaft sein, den Patienten genau im Auge behalten, immer wieder abtasten, immer wieder untersuchen, um möglichst schnell zu erkennen, ob sich eine Komplikation entwickelt. Je später eine Komplikation erkannt wird, desto schlechter ist die Prognose für den Patienten.

Leider ist es heute so, dass oft der Hauptverantwortliche nur den schwierigsten Teil einer Operation übernimmt und den Rest seinen Mitarbeitern überlässt. Meine Philosophie war immer anders: Ich habe vom Anfang bis zum Schluss alles selbst gemacht. Der Operateur ist der Hauptverantwortliche für alles, was am und mit dem Patienten geschieht. Deshalb sollte er ihn nach der Operation weiterhin genau beobachten. Das kann man unterschiedlich sehen und handhaben, und es gibt Bereiche wie die Herzchirurgie, in der ein höheres Maß an Spezialisierung notwendig ist: Dort erledigen Assistenten die gesamte Vorbereitung, das Öffnen des Brustkorbs, das Anschließen der Herz-Lungen-Maschine etc., während der Chef nur den eigentlichen Eingriff vornimmt. Damit hat er vielleicht etwa eine Stunde Arbeit, während die gesamte Operation sechs oder sieben Stunden dauern kann. Das ist dort bestimmt gerechtfertigt, für den Bereich der Bauchchirurgie sehe ich es aber anders.

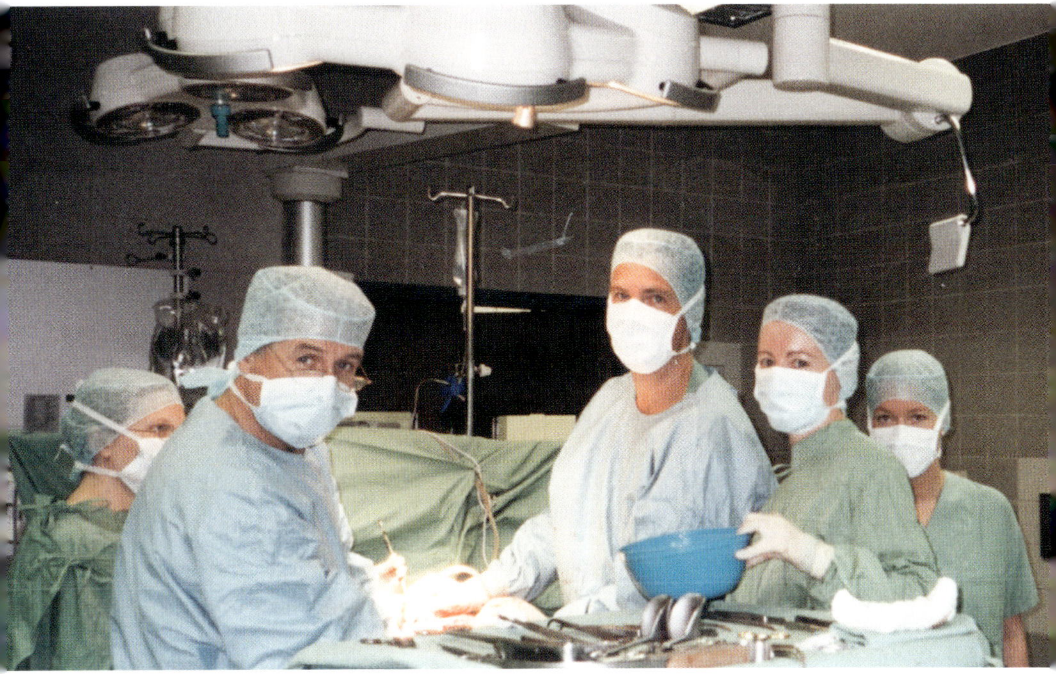

Das Operationsteam mit Wolfgang Teichmann in Altona.

Solche Auffassungen hängen auch mit der Schule zusammen, aus der man gekommen ist. Bei mir ist es sicher eine Prägung, die auf meinen früheren Chef Richard Reding zurückgeht. Ich habe gelernt, möglichst viel selbst zu machen und möglichst wenig zu delegieren. Denn der Operateur ist verantwortlich, weil er in der Regel die möglichen Schwachstellen und Risiken am besten kennt.

Auch die fortschreitende Spezialisierung, bei der sich Kollegen nur noch mit einem einzigen Organ beschäftigen und nur noch eine oder zwei Operationen richtig beherrschen, sehe ich skeptisch. Ich halte ein größeres Spektrum für sinnvoll und notwendig. Denn jemand, der superspezialisiert ist, kann andere Probleme gar nicht mehr erkennen. Überhaupt lege ich Wert darauf, den Patienten ganzheitlich zu betrachten und nicht nur als Spezialfall. Eigentlich müssten Ärzte nach der Ausbildung erst einmal zwei Jahre auf der internistischen Notaufnahme arbeiten, um – schlicht gesagt – zu erkennen, wie kranke Menschen überhaupt aussehen.

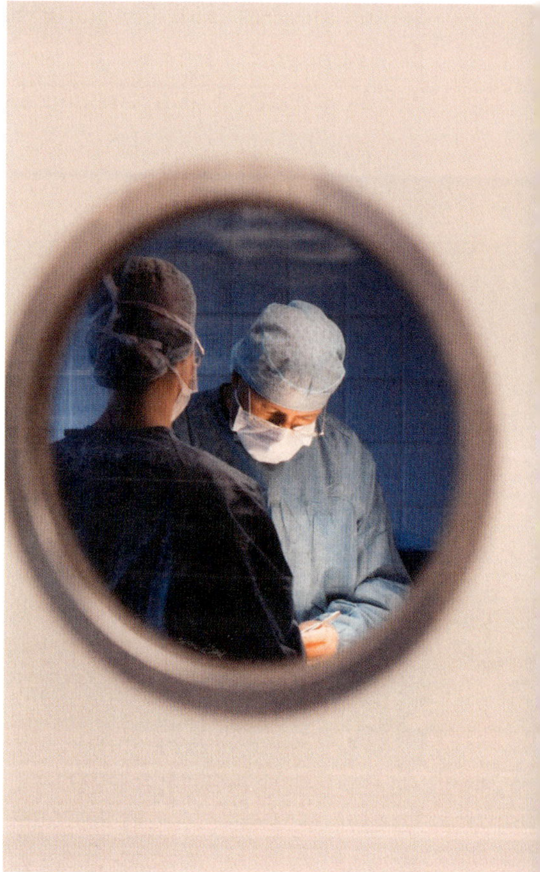

Hinter der Tür des Operationssaals.

Dass der Patient, den ich zu operieren habe, ein Mensch ist, mit Ängsten und Hoffnungen und mit Angehörigen, die mit ihm bangen und hoffen, das habe ich mir immer bewusst zu machen versucht, aber manchmal war es nicht leicht zu ertragen. Ich erinnere mich an einen Fall, der schon viele Jahre zurückliegt, in einer Zeit, als es die minimalinvasive Chirurgie noch nicht gab. Es war eine junge Frau, die eine große Leberzyste hatte, die so dick war, dass man sie durch die Bauchdecke schon wahrnehmen konnte. Nachdem ich den Bauch mit einem großen Schnitt eröffnet hatte, sprang die Zyste plötzlich nach oben und riss dabei die hinter der Leber gelegene untere Hohlvene auf einer Länge von vier bis sechs Zentimeter auf. Danach blutete die Vene innerhalb allerkürzester Zeit aus. Bei verletzten Arterien spritzt das Blut heraus, sodass man das Loch schnell erkennen und wieder verschließen kann. Die Venen haben dagegen ein Niederdrucksystem, weshalb das Blut einfach herausläuft und man kaum erkennen kann, woher genau es kommt. Meine Assistentin wurde in diesem Moment ohnmächtig, sodass sie aus dem OP getragen werden und ersetzt werden musste. Der Anästhesist, der ein total ausgebuffter Profi war, sah in die Bauchhöhle und sagte: „Teichmann, bring das aber zügig in Ordnung." Ich wusste, dass es hier um Leben und Tod ging, musste also eiskalt sein und einfach nur noch funktionieren. So schnell wie möglich haben wir das Blut abgesaugt, sodass wir die Wunde erkennen und sie schnell vernähen konnten. Erst dann konnte die Patientin neues Blut bekommen, sodass sie wieder stabil war und ich die Zyste entfernen konnte. Wir wussten aber nicht, ob sie durch den Blutverlust und die Sauerstoffunterversorgung einen Gehirnschaden davongetragen hatte. Deshalb haben wir sie vorsichtshalber noch eine Nacht in Narkose gelassen. Und draußen saß ihr Mann, dem ich mitteilen musste, dass es zu einer Komplikation gekommen war. Am nächsten Tag kam der spannende Augenblick des Aufwachens. Ich weiß noch, wie bang mir gewesen ist und wie fröhlich wir alle waren, als sie zu sich kam und fragte, wo sie denn überhaupt sei.

Einige Jahre später hatten wir einen etwa 48 Jahre alten Patienten, der ein Nebennierenkarzinom auf der rechten Seite hatte, wo die meisten zentralen Gefäße sind. Es war schon das zweite Rezidiv, war also schon zum zweiten Mal nachgewachsen. Die OP hatte ein sehr versierter und gewissenhafter Oberarzt übernommen, ich war schon zu Hause im Feierabend. Gegen 21 Uhr rief er mich an und sagte, er habe schon fünf Stunden operiert und den Tumor nicht entfernen können. Er halte ihn für inoperabel. Als Chef glaubte ich trotzdem, dass ich es besser könnte. Deshalb fuhr ich sofort in die Klinik, wo ich feststellte, dass mein Oberarzt das schon richtig beurteilt hatte. Andererseits stand ich als Chef unter Erfolgsdruck und war auch risikobereiter als mein Oberarzt. Also versuchte ich, den Tumor doch zu entfernen, was dazu führte, dass große Gefäße heftig zu bluten begannen. Leider ist mir dieser Patient auf dem Tisch verblutet, was für einen Chirurgen die ‚Höchststrafe' ist. Ich war total geschockt, musste aber der Ehefrau die Todesnachricht überbringen. Ich holte tief Luft, ging hinaus und traf dort nicht nur die Frau an, sondern auch die beiden Kinder, fünf und sieben Jahre alt. Wie sagt man etwas, was das Leben anderer zerstört? Es ist unmöglich, für den Tod die richtigen Worte zu finden. Aus purer Hilflosigkeit habe ich in diesen Situationen das Wort Tod immer vermieden. Ich erklärte der Frau die Schwierigkeit der Operation und sagte dann: „Ihr Mann hat es leider nicht geschafft." Sie saß still da, schüttelte den Kopf und sagte dann: „Herr Professor, das macht alles nichts. Hauptsache, mein Mann kommt wieder gesund nach Hause." Sie hatte die Nachricht gar nicht an sich herankommen lassen. Ich habe alles wiederholt, wieder alles genau erklärt und dann gesagt, dass er es nicht geschafft habe. Und wieder hat sie es nicht begriffen, wollte es nicht begreifen. Erst als ich ihr sagte: „Ihr Mann ist während der Operation leider gestorben", brach sie zusammen und begann zu weinen. Das Bild von dieser Frau mit ihren beiden Kindern hat mich nie wieder losgelassen. Wäre ich nicht gekommen, hätte mein Oberarzt die OP beendet, der Mann wäre aus der Narkose erwacht und mit seiner Familie nach Hause gekommen. Er hätte vielleicht noch ein halbes Jahr zu leben gehabt. Wenn meine OP geglückt wäre, hätte er geheilt sein und vielleicht noch viele Jahre leben können.

Hinterher wusste ich, dass ich falsch entschieden hatte. Wie schwer wiegt eine solche Schuld?

Ich erinnere mich an eine 32 Jahre alte Frau, die einen Dickdarmkrebs hatte, der schon in die Leber streute. Wir haben operiert, weil die Gefahr bestand, dass sie einen Darmverschluss bekam. Am Abend vorher habe ich mit ihr alles besprochen und erklärt, dass sie anschließend wahrscheinlich eine Chemotherapie bekommen würde. Wenn das erfolgreich wäre, könnte man vielleicht auch die Leber operieren. Am Ende des Gesprächs holte sie ein Foto aus der Tasche, auf dem eine Skihütte in den Alpen zu sehen war, aus deren Fenster ein ganz niedliches drei Jahre altes Mädchen herausschaute. Dann sagte sie zu mir: „Herr Professor, sehen Sie sich mein kleines Mädchen an. Ich kann jetzt nicht sterben, ich muss einfach weiterleben, denn sie braucht mich doch. Das müssen Sie doch verstehen." Die Operation ist gelungen, aber da die Leber schon stark befallen war, ist die Frau etwa ein Jahr später gestorben. Nach ihrem Tod kam der Ehemann zu mir und hat mir berichtet, wie die letzte Zeit gewesen ist. Dafür war ich ihm dankbar.

Ich erinnere mich auch an einen türkischen Geschäftsmann, der um die 50 Jahre alt war und einen bösartigen Dünndarmtumor hatte, der immer wieder nachwuchs. Da es eine seltene Diagnose und eine schwierige Operation war, habe ich ihn als Chefarzt mehrfach selbst operiert. Einmal hat er mir nach einer OP einen Koran geschenkt. Nach dem sechsten Eingriff war er eigentlich nicht mehr operabel. Als ich ihm das mitteilte, bat er mich noch einmal um einen Gesprächstermin. Dazu erschien er mit seinen sieben Kindern, die wie die Orgelpfeifen aufgereiht waren. „Herr Professor, jetzt sehen Sie, warum Sie mich noch mal operieren müssen. Die Kinder brauchen mich doch", sagte er zu mir. Ich habe ihn operiert, weiß aber nicht, wie lange er danach noch überlebt hat, da ich kurze Zeit später in den Ruhestand trat.

Oft überschätzen Patienten und Angehörige wie gesagt die Möglichkeiten der Ärzte. Und wenn ein Mensch stirbt, machen sie manchmal den Operateur verantwortlich, einfach weil sie den Tod nicht akzeptieren können und eine Schuld dafür suchen. Das habe ich bei einem Patienten erlebt, der ein Speiseröhrenkarzinom hatte und während der OP eine Lungenembolie bekam. Wir hatten keine Chance, ihn zu retten. Ich habe seiner Witwe alles so genau wie möglich erklärt. Trotzdem kam sie immer wieder, anfangs sogar täglich, und wollte jedes Mal die Gründe erläutert haben. Sie kam fast drei Jahre lang in regelmäßigen Abständen zu mir und versuchte verzweifelt zu verstehen, warum ihr Mann gestorben war. Und immer wieder fragte sie, ob ich nicht doch schuld gewesen sei. Ich sagte ihr, dass ihr Mann sogar obduziert und dabei eine Schuld unsererseits völlig ausgeschlossen worden war. Obwohl das für mich belastend war, habe ich mir immer wieder Zeit für sie genommen, wie auch für viele andere Hinterbliebenen, die das Bedürfnis hatten, mit mir zu sprechen.

Jeder Mensch macht Fehler, auch jeder Arzt. Problematisch ist, dass ärztliche Fehler über Leben und Tod entscheiden können. Und weil das so ist, bemüht man sich, die Fehleranfälligkeit nach Kräften zu reduzieren. So gibt es zum Beispiel das Team-Time-Out-Verfahren, das das OP-Team als letzte Sicherheitsstufe vor einem Eingriff unbedingt einhalten muss. Dabei wird der Patient klar identifiziert, der Eingriff benannt und besprochen und alles wiederholt und bestätigt. Erst danach darf die Narkose beginnen. Während der Operation ist der Chirurg auf sich allein gestellt. In kritischen Phasen könnte er aus mangelnder Erfahrung falsche Entscheidungen treffen. Deshalb habe ich das Intraoperative Controlling entwickelt: Für jede OP haben wir festgelegt, dass an bestimmten, entscheidenden Punkten ein nichtbeteiligter Arzt kurz hinzugezogen werden muss. Der Operateur erklärt die Situation und den Schritt, den er jetzt plant, und fragt den Kollegen, ob er Probleme dabei sieht. Wir haben eine Studie mit 2000 Fällen beschrieben und in mehreren Fachzeitschriften veröffentlicht In sieben Prozent der Fälle hatte die Rücksprache mit einem anderen Kollegen den weiteren Verlauf der OP beeinflusst, das waren immerhin 140 dadurch veränderte Operationsverläufe – eine sehr hohe Zahl. Allerdings lässt sich dieses Verfahren nur in großen Häusern realisieren, in denen es mehrere Operationssäle gibt, in denen parallel gearbeitet wird. Denn nur so lässt sich gewährleisten, dass ein unbeteiligter Kollege schnell hinzugezogen werden kann.

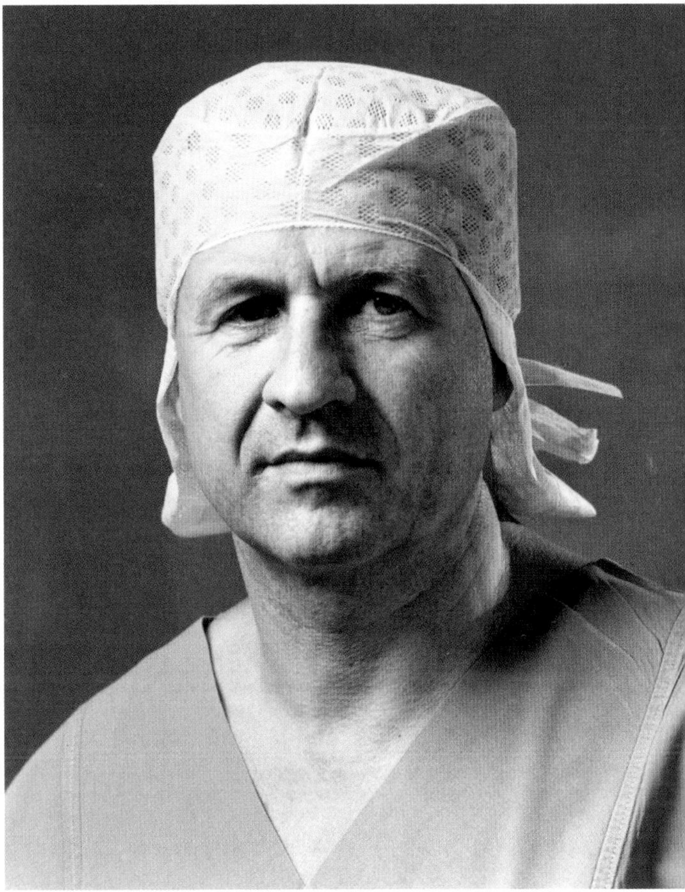

In der Berufskleidung des Operateurs.

WEGGEFÄHRTEN

MENSCHEN, DIE MICH GEPRÄGT HABEN

Zu den schönen Seiten meines Berufs gehört die Begegnung mit besonderen Menschen. Oft ergab sich die Gelegenheit, Persönlichkeiten zu treffen, zu denen ich sonst kaum Zugang gefunden hätte. Meistens, aber keineswegs immer waren es Patienten. Und manchmal entwickelte sich auch nach einer Operation oder einer längeren Behandlungsphase eine Beziehung, die weit über das übliche Arzt-Patienten-Verhältnis hinausreichte. An einige dieser Weggefährten möchte ich hier erinnern.

Rüdiger Kowalke

Ich war zwar schon das eine oder andere Mal mit meiner Frau im Fischereihafenrestaurant gewesen und hatte die vorzügliche Küche genossen. Doch dessen berühmten Inhaber, den Koch und Gastronomen Rüdiger Kowalke, lernte ich erst persönlich kennen, als er als Patient zu mir kam. Kurz vor der Jahrtausendwende hatte er sich zu einer Operation angemeldet, die ich problemlos ausführen konnte, sodass er das Krankenhaus geheilt verließ. Er war zweifellos kommunikationsfähiger als ich und verwickelte mich oft in Gespräche, auf die ich mich aber gern einließ. Schon bald stellte sich heraus, dass wir uns mochten. Er lud mich und Marion mehrfach in sein Restaurant ein, und bald entwickelte sich daraus eine enge Freundschaft. Rüdiger Kowalke war es auch, der mich zum Golfspielen animierte. Bis dahin hatte ich nicht viel von Golf gehalten und es keineswegs als eine Sportart eingeschätzt, die für mich geeignet sein könnte. Aber Kowalke redete auf mich ein, nahm mich auf den Golfplatz mit und machte mir diesen Sport schmackhaft. Am Anfang war ich für ihn natürlich kein ernsthafter Partner, weil ich noch viel zu schlecht spielte. Er urteilte streng und sagte: „Du musst an dir arbeiten, musst mehr Stunden nehmen, sonst wird das nichts.“ Das war am Anfang nicht so einfach, weil mir die Zeit dafür fehlte. Aber mit dem Ruhestand eröffneten sich mir neue Freiräume, sodass ich das Golfspielen ernsthafter und mit immer größerer Freude betreiben konnte.

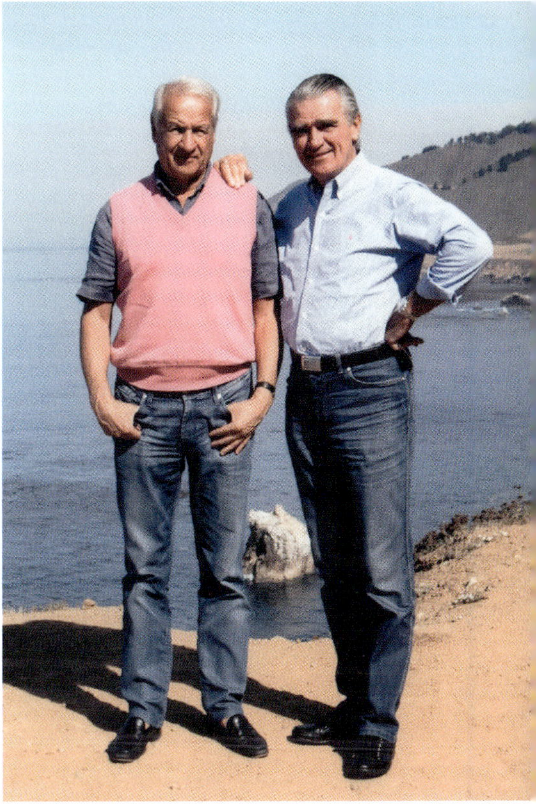

Mit Rüdiger Kowalke auf Sizilien.

Leider bekam Rüdiger Kowalke nach einigen Jahren neue gesundheitliche Probleme. So wurde ein seltener Lebertumor diagnostiziert, der von den Gallengängen ausging und schwer zu operieren war. Der beste Spezialist dafür war Peter Neuhaus, der an der Berliner Charité arbeitete und ihn auch operiert hat. Der Eingriff verlief gut, und entgegen allen statistischen Prognosen hatte Kowalke anschließend noch sieben sehr gute Jahre.

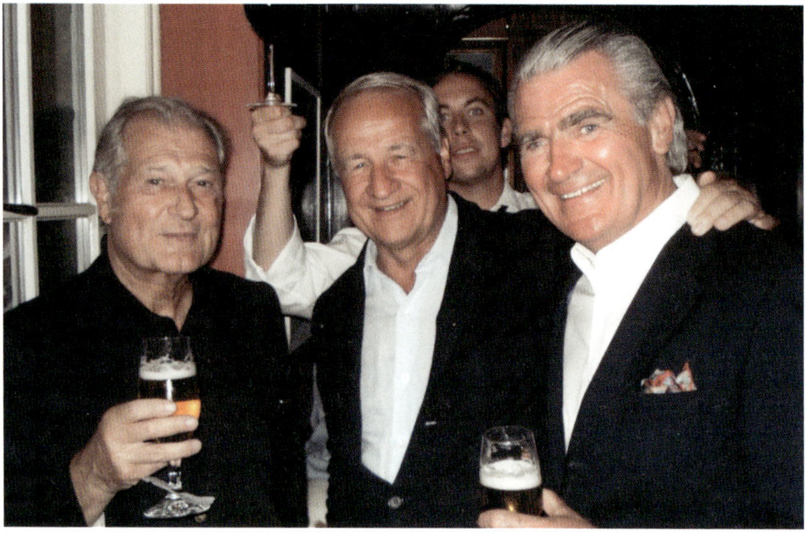

Freunde auf Sylt: Rüdiger Siewert, Wolfgang Teichmann und Rüdiger Kowalke (v.l.).

Später entwickelten sich allerdings weitere Tumorerkrankungen, die ihn immer wieder stark belasteten. Als Arzt, Freund und Ratgeber war ich immer eng an seiner Seite. Ich erinnere mich noch an eine besonders dramatische Situation, als er unmittelbar nach einer Harnblasenentfernung mitten in der Nacht stark nachzubluten begann. Als ich das entdeckte, schlug ich sofort Alarm und organisierte einen Urologen, der ihn dann sogleich operierte. Das hat ihm damals noch einmal das Leben gerettet.

„Bitte pass auf mich auf", sagte er immer wieder, wenn er gesundheitliche Probleme bekam, die wir gemeinsam besprachen. Wenn ich ihn nicht selbst operieren konnte, vermittelte ich ihm die Ärzte, die ihm am besten zu helfen in der Lage waren. Er hat mir auf ganz andere Weise geholfen und mein Leben bereichert. Bis dahin war mein Alltag so berufsbezogen, dass ich am gesellschaftlichen Austausch kaum teilnahm. Durch ihn änderte sich das, nun wurde ich zu Abendgesellschaften eingeladen, fuhr mit ihm und weiteren Freunden zum Golfspielen und Segeln nach Portugal oder Spanien. Gerade im beginnenden Ruhestand war das für mich sehr wichtig, zumal ich dabei viele angenehme und interessante Menschen kennenlernte. Rüdiger Kowalke konnte auch gut zuhören und war an meinem Leben und meinen Erfahrungen interessiert. Schon früh sagte er zu mir: „Wolfgang, du musst dein Leben mal aufschreiben." Seine eigenen Erinnerungen sind 2013 unter dem Titel „Fisch & Kult" erschienen.

Eines Tages hat Kowalke mir das Versprechen abgerungen, dass ich ihn bis zu seinem Tod begleiten solle. Ich habe das sehr ernst

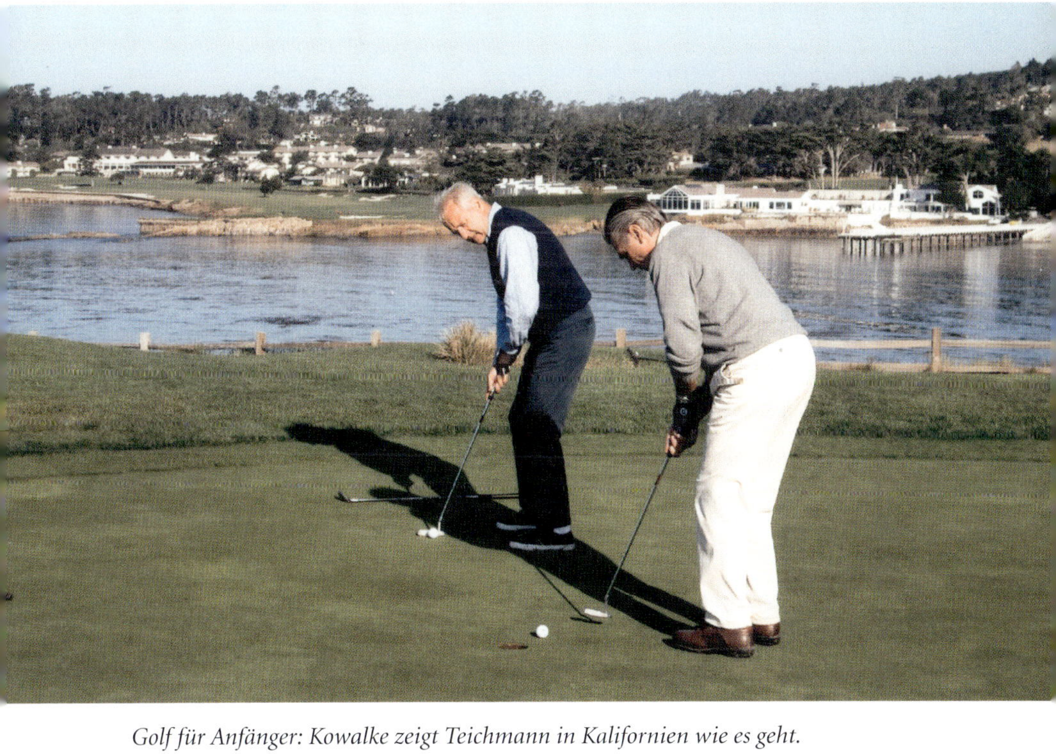

Golf für Anfänger: Kowalke zeigt Teichmann in Kalifornien wie es geht.

genommen und ihn in seiner letzten Lebensphase medikamentös so betreut, dass er möglichst wenig Schmerzen erleiden musste. Das war schwierig, zumal sich viele Knochenmetastasen gebildet hatten, gegen die nur immer größere Morphindosen helfen konnten. Da ich selbst nicht mehr berufstätig war, habe ich die Betreuung gemeinsam mit einem niedergelassenen Arzt vorgenommen. Gerade in den letzten Monaten, die er in seiner schönen Wohnung in Blankenese verbrachte, gab es viele, auch sehr intime Gespräche. „Wolfgang, wie ist es, wenn man stirbt?", fragte er mich einmal, aber darauf konnte ich nicht antworten. Ich sagte ihm nur: „Rüdiger, ich werde versuchen, es dir so leicht wie möglich zu machen." Und an dieses Versprechen habe ich mich auch gehalten, gerade am Ende seines Lebens verbrachte ich täglich bis zu zehn Stunden an seinem Bett.

Leider war ich in der Stunde seines Todes nicht bei ihm. Ich hatte ihn am 15. Februar 2019 gegen 23 Uhr verlassen, etwa zwei oder drei Stunden später ist er im Schlaf gestorben. Noch in der Nacht rief mich seine liebe Frau Susanne an und sagte: „Jetzt hat er es geschafft."

Schon etwa ein halbes Jahr zuvor hatte er alles genau geregelt, auch den Ablauf der Trauerfeier, die dann der ehemalige Michel-Hauptpastor Helge Adolphsen hielt. Mich hatte er gebeten, auf der Feier als Freund zu sprechen. Er hatte sich gewünscht, dass ich das berühmte Gedicht von Theodor Storm vortragen sollte, das er durch mich kennengelernt hatte:

BEGINN DES ENDES

Ein Punkt nur ist es, kaum ein Schmerz,
Nur ein Gefühl, empfunden eben;
Und dennoch spricht es stets darein,
Und dennoch stört es dich zu leben.

Wenn du es andern klagen willst,
So kannst du's nicht in Worte fassen.
Du sagst dir selber: „Es ist nichts!"
Und dennoch will es dich nicht lassen.

So seltsam fremd wird dir die Welt,
Und leis verläßt dich alles Hoffen,
Bis du es endlich, endlich weißt,
Daß dich des Todes Pfeil getroffen.

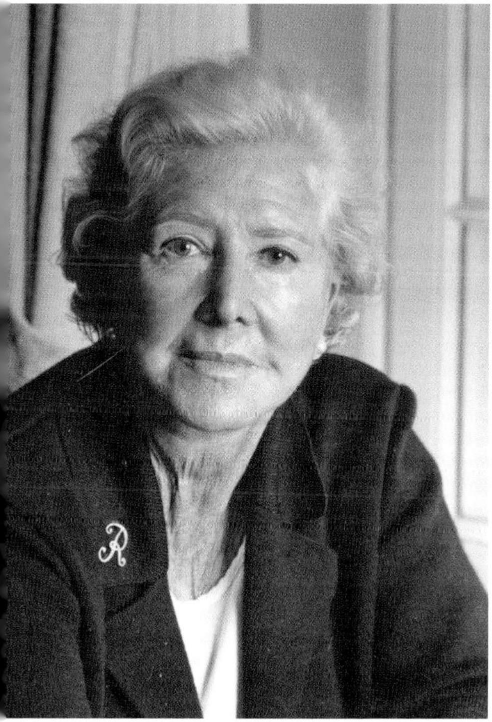

Ruht Pinnau war Patientin und wurde Freundin der Familie.

Ruth Pinnau

Es war wohl 1989, als der Architekt Cäsar Pinnau als Patient zu mir kam. Er hatte eine schwere Darmerkrankung, die zunächst gut operabel war. Der weitere Verlauf entwickelte sich aber negativ. Er war sich dessen bewusst und trug die Krankheit mit großer Fassung. Auf eine Chemotherapie verzichtete er.

Als er auf meiner Station lag, suchte ich gerade ein Haus. Ich hatte eine Immobilie ins Auge gefasst und zeigte ihm die Unterlagen, die er sich auch bereitwillig ansah. Cäsar Pinnau war nicht nur ein berühmter Architekt, er war auch eine eindrucksvolle

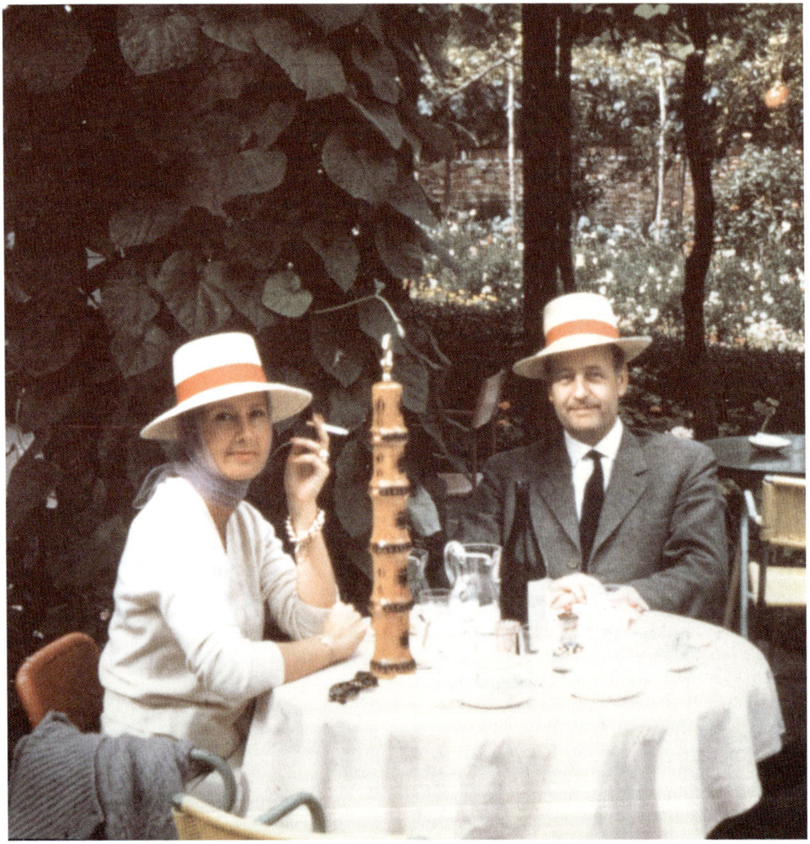

Ruth Pinnau mit Rudolf-August Oetker.

Erscheinung: Hoch gewachsen, hielt er sich gerade wie ein Mensch, der sich seiner Bedeutung durchaus bewusst ist. Zu mir war er ausgesprochen nett und lud uns als Familie auch zu sich nach Hause ein. Als ich sein Haus im Baurs Park zum ersten Mal sah, war ich schon enorm beeindruckt. Es stand auf einem riesigen Grundstück von vielleicht 14 000 Quadratmetern. Das Haus öffnete sich zu einer großen Halle, an die sich die Bibliothek und die Terrasse anschlossen, sodass sich ein wunderbarer Durchblick bis zur Elbe eröffnete. An den Wänden

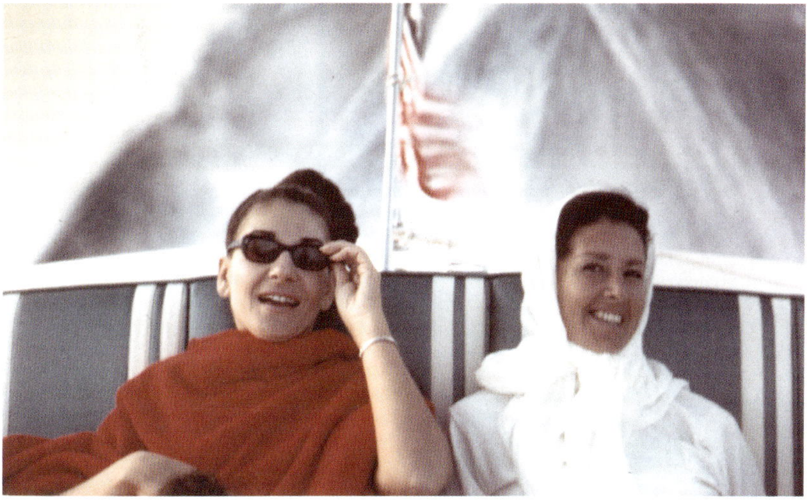

Maria Callas und Ruth Pinnau waren befreundet.

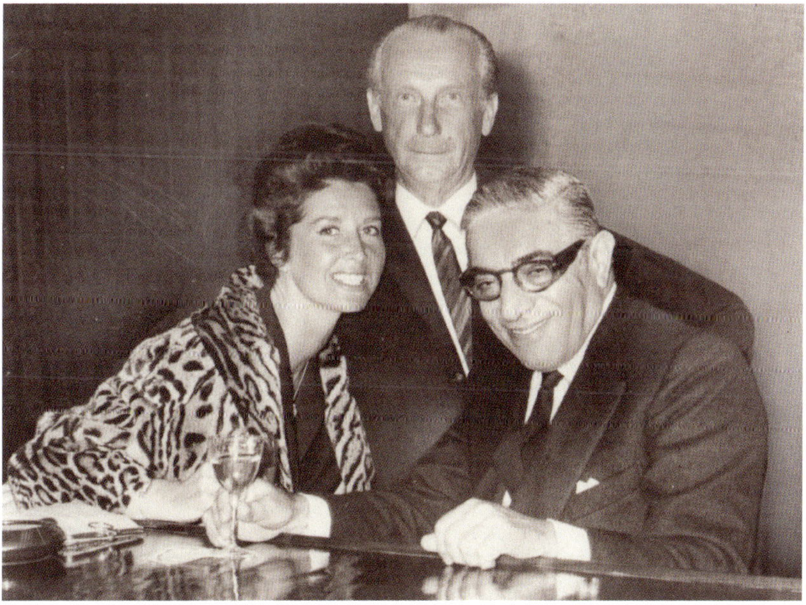

Ruth Pinnau mit ihrem Mann Cäsar und dessen engen Freund und Geschäftspartner Aristoteles Onassis.

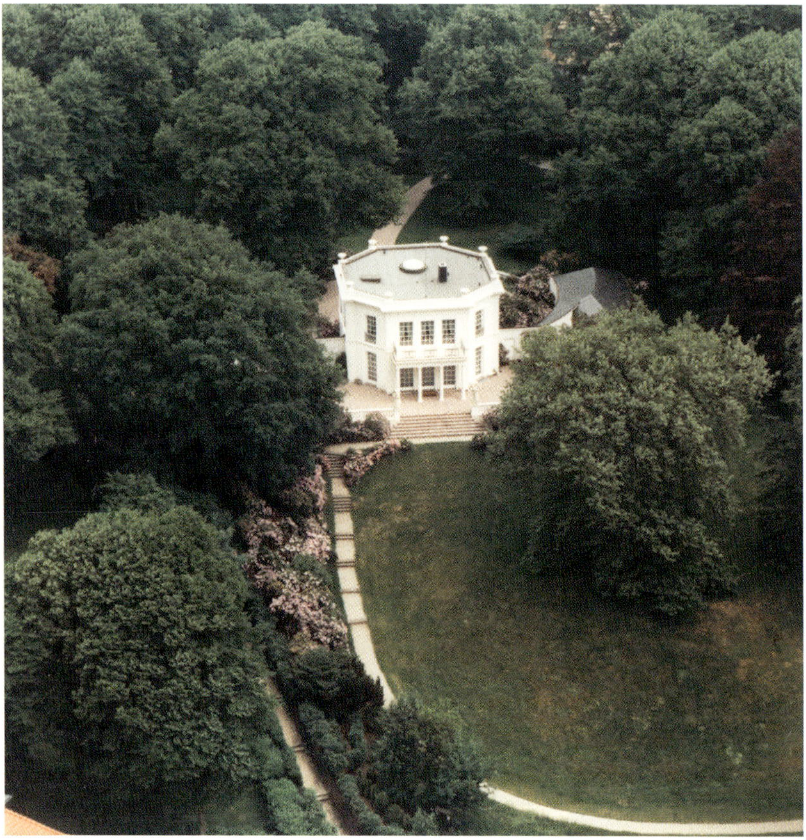

Das Anwesen des Ehepaars Pinnau in Baurs Park in Hamburg-Blankenese.

hingen überall großartige Bilder, fast schien es, als habe er das Haus als Galerie für seine Kunstsammlung gebaut.

Ich wusste natürlich, dass Pinnau mit Aristoteles Onassis bekannt gewesen und viel für ihn tätig gewesen war. So hatte er zum Beispiel den Umbau eines Kriegsschiffs in die Luxusyacht „Christina O." geleitet. Dieser kultivierte Reichtum war typisch für Pinnau, der mit der Kunsthistorikerin und Autorin Ruth geb. Petersen verheiratet war. In meinen Augen war Ruth Pinnau eine noch inspirierendere

Persönlichkeit als ihr Gatte. Auch nach dem Tod ihres Mannes hielt sie Kontakt zu uns, besuchte uns häufig und half auch bei der innenarchitektonischen Gestaltung unseres Hauses am Borchlingweg. Sie hat mehrere Bücher geschrieben, war enorm gebildet und sagte mir ziemlich unverblümt, dass sie diesbezüglich Defizite bei mir sah. Ich habe erst einmal geschluckt, war aber später gern bereit, von ihr zu lernen. Ich erinnere mich an Autofahrten, bei denen sie mir viel über Geschichte und Literatur erzählt hat. Sie fand auch mein Englisch ziemlich banal, zumal ich ja den etwas hemdsärmlichen amerikanischen Slang sprach, sie aber gepflegtes britisches Englisch. Also sprachen wir oft Englisch miteinander, wobei sie mich ständig korrigierte. Das was manchmal nervig, aber letztlich habe ich viel von ihr profitiert. Allein durch die Gespräche hat sie mein Leben bereichert, indem sie neue Interessen in mir weckte. Das betrifft etwa die bildende Kunst, vor allem die englische Malerei des 17. und 18. Jahrhunderts.

Irgendwann wurde sie auch meine Patientin. Ich habe sie mehrfach operiert und sie bis zu ihrem Tod begleitet. Da sie keine nahen Angehörigen hatte, wurde ich in der letzten Lebensphase auch ihr amtlicher Betreuer. Sie starb 2010 im Alter von 85 Jahren. Ruth Pinnau habe ich zu verdanken, dass ich mich heute viel stärker für Kunst interessiere und auch öfter zu entsprechenden Veranstaltungen gehe, etwa zu Vernissagen.

Claus von Amsberg

Eines Tages sprach mich eine Dame an, die nicht weit von uns in Othmarschen wohnte. Ob ich ihren Bruder operieren könnte, fragte sie mich. Ich ließ mir die Diagnose nennen und wusste sofort, dass das in meinen Spezialbereich fallen würde. Ja, sagte ich ihr:

„Sie können ihn gern bei mir vorbeischicken.“ Das sei aber nicht so einfach, gab sie zu bedenken, denn es handle sich immerhin um Prinz Claus. Es mag meiner DDR-Herkunft geschuldet sein und auch der Tatsache, dass ich mich nie für den Hochadel interessiert hatte, aber mit Prinz Claus konnte ich einfach nichts anfangen. Vor allem begriff ich nicht, wo denn das Problem liegen könnte, zumal ich mich ja zu der Behandlung bereiterklärt hatte. Schließlich klärte mich die Dame auf, dass es sich bei Prinz Claus um den deutschen Ehemann der niederländischen Königin Beatrix handelte. Ich schämte mich ein bisschen für meine Ahnungslosigkeit, willigte aber gern ein, den niederländischen Prinzgemahl mit der gebotenen Diskretion zu behandeln.

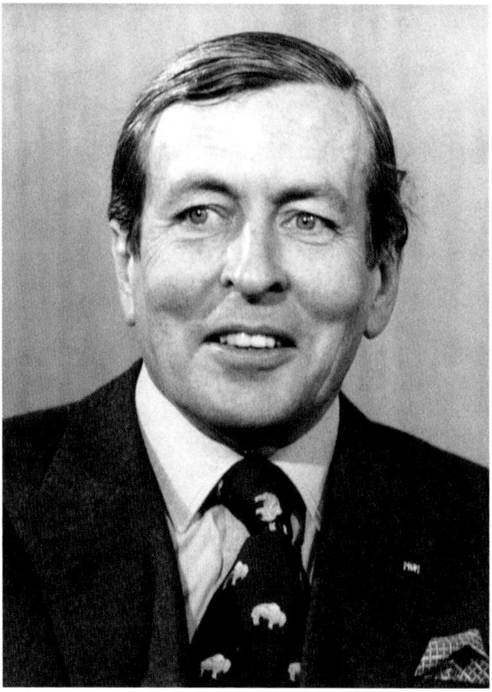

Patient Claus von Amsberg.

Prinz Claus schätzte die deutschen Ärzte mehr als die seiner niederländischen Wahlheimat. Dabei war der Stand der niederländischen Medizin keineswegs schlechter als der der deutschen. Jedenfalls hatte er sich schon im Jahr 1998 im AK Barmbek von dem Urologen Roland Tauber an der Prostata operieren lassen. Er wurde nun in Altona unter einem Pseudonym aufgenommen, ungewöhnlich war nur, dass ihn zwei Bodyguards ständig bewachten. Zunächst musste er stationär aufgenommen werden. Die Operation, die ich gemeinsam mit meinem Kollegen Hagenmüller vornahm, verlief gut, sodass wir ihn später ambulant betreuen konnten. Er flog also morgens mit dem königlichen Jet nach Hamburg-Fuhlsbüttel, kam zu uns in die Klinik und ließ sich am Abend wieder nach Den Haag fliegen. Oft war ich stundenlang mit ihm allein, vor allem wenn er für einen Eingriff vorbereitet werden musste. In langen Gesprächen erzählte er mir viel aus seinem Leben, vor allem von seiner Zeit in Afrika. Als Kind hatte er mit seiner Familie zehn Jahre in Tanganjika, einem Teil des heutigen Tansanias, verbracht. Solange er stationär bei uns betreut wurde, rief mich seine Frau jeden Abend an, um sich über sein Befinden zu erkundigen. Es ist schon merkwürdig, wenn das tägliche Telefonat mit einer Königin zum Alltag gehört. Beatrix war völlig unprätentiös, sehr natürlich und angenehm im Umgang. Mir fiel auch auf, mit welcher liebevollen Freundlichkeit das Ehepaar miteinander sprach.

Als wir Prinz Claus' Behandlung abgeschlossen hatten, wollte sich die Königin in Hamburg bei Hagenmüller und mir bedanken. Möglich sei ein Staatsbesuch mit Empfang im Rathaus durch den Ersten Bürgermeister Ole von Beust und anschließendem Besuch im AK Altona oder aber ein rein privates Treffen im Haus ihrer Schwägerin in Othmarschen. Auf meine Frage, was ihr denn lieber sei, antwortete sie: „Ich hätte es eigentlich gern privat." Also trafen wir uns im privaten Rahmen zum Tee, wobei ich die Königin zum ersten Mal nicht nur am Telefon, sondern auch direkt sprechen konnte. Es war ein sehr angenehmes und anregendes Treffen, an das ich gern zurückdenke. Mit meinem Kollegen Hagenmüller hatte ich besprochen, dass jeder von uns eine Kamera mitbringt. Am Ende haben sich aber weder er noch ich getraut, ein Foto von dieser königlichen Gesellschaft zu machen. Darüber ärgere ich mich noch heute, aber wahrscheinlich stand uns damals auch unser Stolz im Wege, die Königin um ein Foto zu bitten – wozu sie garantiert bereit gewesen wäre.

Siegfried Lenz

Natürlich hatte ich Bücher von ihm gelesen, vor allem die „Deutschstunde", war ihm aber nie persönlich begegnet. Eines Tages wurde der berühmte Autor mit akuten Bauchschmerzen bei uns eingeliefert. Er hatte eine vereiterte Gallenblase, die schon in die Leber eingebrochen war. Wir haben die Operation minimalinvasiv hinbekommen, konnten ihm also schnell helfen. Daher durfte er die Klinik schon nach einer Woche wieder verlassen, worüber er natürlich sehr froh war. Ich habe ihn als einen ausgesprochen freundlichen, bescheidenen und liebenswerten Menschen kennengelernt. Meine Frau und mich hat er mehrfach zu sich eingeladen, was wir immer sehr genossen haben. Allein die Art, wie er formulierte und sprach, hat mich immer stark beeindruckt. Ich hätte ihm stundenlang zuhören können. An eine Formulierung kann ich mich erinnern: Als ich über einen recht unangenehmen Zeitgenossen sprach und ihn mit einer deftigen, vielleicht nicht ganz angebrachten Formulierung bedachte, sagte Lenz nach einigem Nachdenken: „Ich kenne diesen Herrn auch und muss sagen, das Konto seiner Sünden ist kaum zu beschreiben."

Dann wurde er ein weiteres Mal mit einem „akuten Bauch" eingeliefert, diesmal war es problematischer, weil es zu einer Bauchfellvereiterung gekommen war. Zum Glück verlief diese durchaus komplizierte Operation ohne Probleme. Als Lenz schließlich aus der Narkose aufwachte und ich neben seinem Bett stand, nahm er meine Hand und sagte: „Mit dieser Operation sind Sie direkt in mein Herz

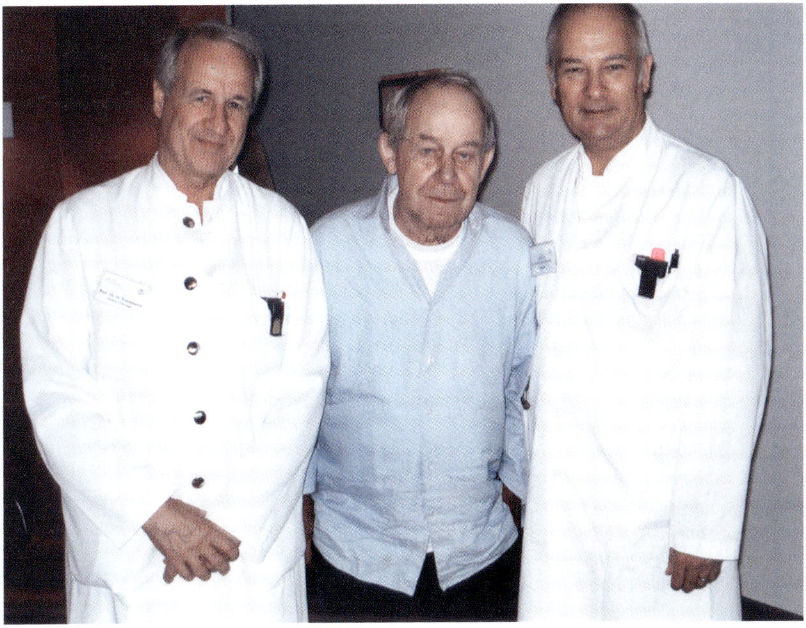

Siegfried Lenz mit seinen Leibärzten Wolfgang Teichmann und Fritz Hagenmüller (r.).

gerutscht. Darf ich Sie künftig duzen? Ich heiße Siegfried, aber meine Freunde nennen mich Siggi." Für mich war das eine große Ehre.

Weil seine Frau Liselotte kurz vor seinem 80. Geburtstag gestorben war, hatte er diesen nicht begangen. Als das Jubiläum allerdings später mit einem Empfang beim Bundespräsidenten Horst Köhler im Schloss Bellevue nachgefeiert wurde, lud Lenz mich und Marion dazu mit ein. Zuerst sprach Köhler, der die Gäste aufforderte, doch später selbst ans Mikrofon zu treten, um ein paar Worte über den Jubilar zu sagen. Zu meinem Entsetzen sagte Lenz, der direkt neben mir saß: „Wolfgang, wenn auch du ein paar Worte sagst, würde mich das riesig freuen."

Aber was sollte ich in Gesellschaft der eloquenten Literaten, Geistesgrößen und Politiker wie Helmut Schmidt sagen, ohne mich zu blamieren? Vor allem, das war mir gleich klar, musste ich der erste Sprecher sein, dann hatte ich es schnell hinter mir und ersparte mir den direkten Vergleich mit den vorangegangenen höchst geistvollen Redebeiträgen der Profis. Also trat ich kurz entschlossen ans Mikrofon, wobei ich den entgeisterten Blick meiner Frau nie vergessen werde, die an einem anderen Tisch saß. Sie nahm an, ich würde freiwillig sprechen und hätte offenbar den Verstand verloren. Ich sprach als Arzt, berichtete launig von der letzten Operation, lobte Lenz über den grünen Klee als wunderbaren Patienten – was ja keineswegs übertrieben war. Aller-

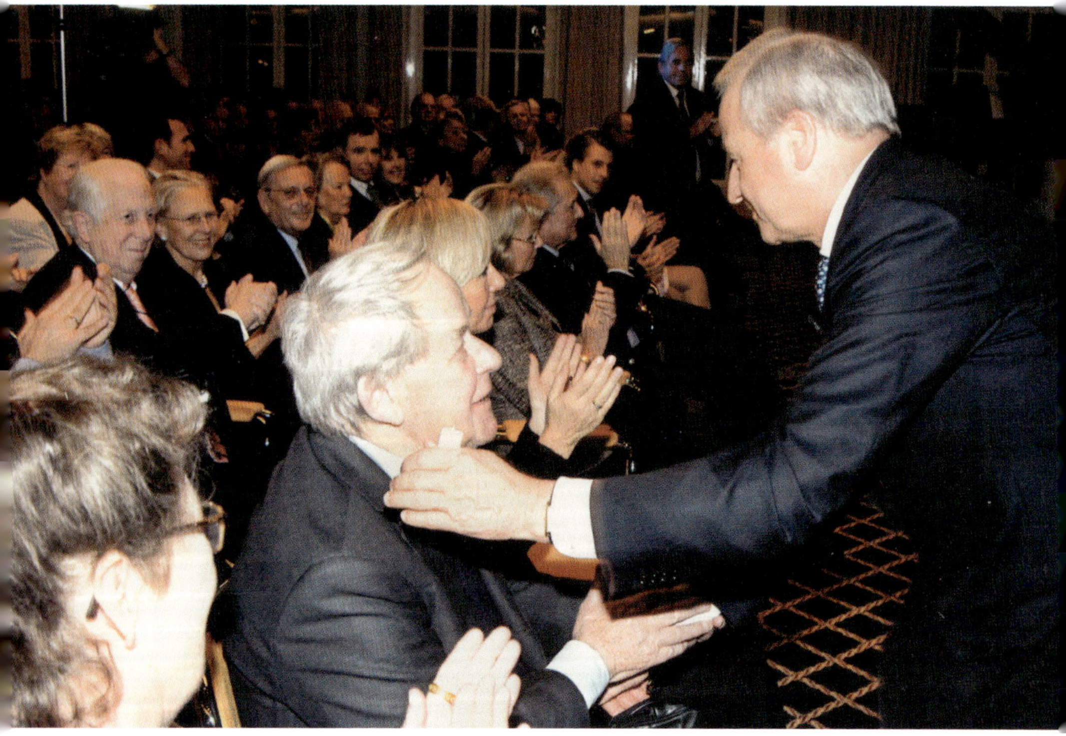

Siegfried Lenz bei Teichmanns feierlicher Verabschiedung 2008.

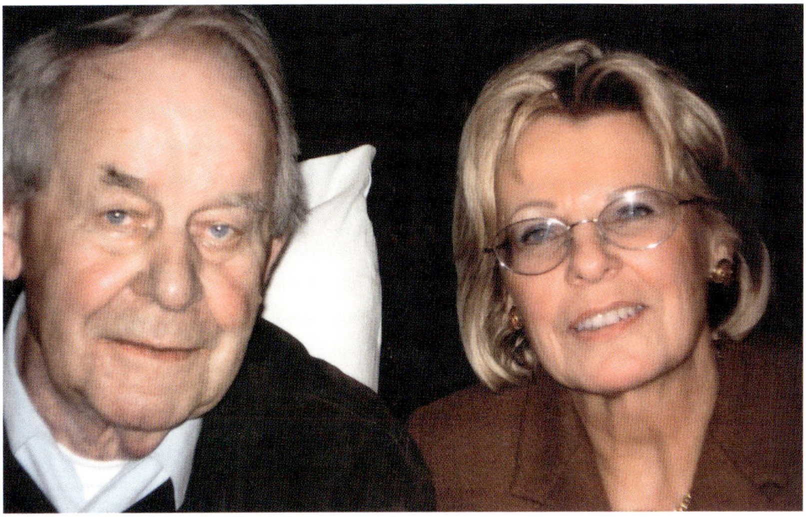

Siegfried Lenz und Marion Teichmann.

dings habe er mich schon bald nach der OP ins Vertrauen gezogen und gefragt, ob er nicht vielleicht eine Pfeife rauchen dürfte, obwohl das ja im Krankenzimmer normalerweise nicht genehmigt sei. Daraufhin erteilte ich ihm eine Sondererlaubnis, was ihn allerdings dazu ermutigte, auch um die Erlaubnis für mindestens ein Glas Rotwein zu bitten. Ich schloss mit den Worten: „Herr Bundespräsident, meine Damen und Herren, Sie werden es vielleicht nicht glauben, aber ich kann Ihnen versichern, dass der Tabak und der Rotwein Siegried Lenz' Genesung auf eine Weise beschleunigt haben, die mich als Mediziner total verblüfft hat." Das ging dann schon im tosenden Beifall unter.

Siegfried Lenz ist am 7. Oktober 2014 in Hamburg gestorben. Noch kurze Zeit davor habe ich ihn und seine zweite Frau Ulla getroffen, mit ihr stehen wir bis heute in Kontakt. Wie ich bereits erwähnte, verdanke ich Lenz wie auch Rüdiger Kowalke die Anregung, mich in einem Buch mit meinem Leben zu beschäftigen.

Vitali und Wladimir Klitschko

Ich war gerade auf einer Tagung in München, als ich einen Anruf des Profiboxers Vitali Klitschko bekam. Er teilte mir mit, dass bei seinem Vater Wladimir Rodionowitsch Klitschko eine schwere Erkrankung diagnostiziert worden sei, und fragte, ob ich ihn behandeln würde. Als ich ihn noch am selben Wochenende untersuchte, stellte ich fest, dass er dringend operiert werden müsste. Wahrscheinlich handelte es sich um eine Spätfolge der Strahlung durch den havarierten Reaktor in Tschernobyl, der er 1986 ausgesetzt worden war. Klitschko hatte die Hubschraubereinsätze zur Sicherung des Reaktors koordiniert, war Offizier und später General der sowjetischen und danach der ukrainischen Luftwaffe gewesen, bevor er in den diplomatischen Dienst wechselte und zeitweise als ukrainischer Militärattaché in Berlin arbeitete. Es wurde eine große und komplizierte Operation, die glücklicherweise problemlos verlief. Durch die Behandlung des Vaters lernte ich nach und nach die ganze Familie kennen. Nun wurden Marion und ich auch immer mal wieder zu Boxkämpfen sowohl von Vitali als auch von seinem Bruder Wladimir eingeladen. Manchmal besuchten wir auch die anschließenden Partys, hier begegneten uns auch Menschen, die uns sonst ganz gewiss nicht über den Weg gelaufen wären. Auf einer dieser After-Partys traf ich auch den kanadisch-britischen Schwergewichts-Boxweltmeister Lennox Lewis, der mich zusammen mit Vitali Klitschko begrüßte – ich fühlte mich wie ein Zwerg.

Als ich 2011 mit Marion zufällig in Florida war, rief mich Wladimir Klitschko an und sagte, dass es dem Vater wieder schlecht ginge. Ob ich zu ihm kommen könnte, er sei in Fort Lauderdale. Dort besaß die Familie eine Wohnung, die nicht weit von unserem Urlaubsort entfernt lag. Als ich Wladimir Rodionowitsch

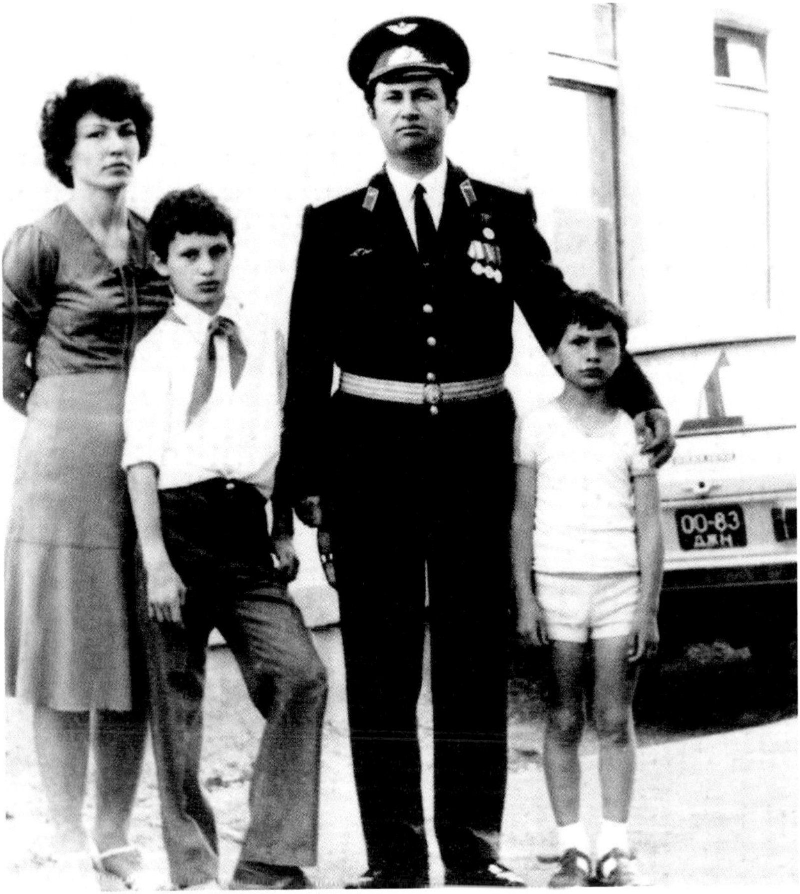

Die Familie Klitschko zur Zeit der Sowjetunion.

Klitschko dort traf, war er todkrank. Er starb wenig später im Alter von 64 Jahren in Kiew, wo Vitali bereits seine politische Karriere begonnen hatte. Wie erwähnt, hielt Vitali auf dem von mir 2008 organisierten Kongress in Hamburg einen Vortrag zum Thema Sport und Politik. Ich finde die ganze Familie sehr sympathisch und stehe mit Vitali und vor allem mit Wladimir bis heute in Kontakt.

Berthold Beitz und Helmut Schmidt

Den berühmten Krupp-Manager lernte ich nicht als Patienten kennen, ebenso wenig wie den Altkanzler. Die Begegnungen mit diesen eindrucksvollen Persönlichkeiten ereigneten sich in einem anderen Zusammenhang. Zwischen Berthold Beitz und mir gab es durch unsere gemeinsame Herkunft aus Vorpommern eine Art landsmannschaftliche Verbundenheit. Auch nachdem er kurz nach meiner Flucht in den Westen so freundlich gewesen war, seine exzellenten Beziehungen zur DDR-Führung spielen zu lassen und dadurch die Ausreise meiner damaligen Frau zu ermöglichen, hielt er weiter zu mir Kontakt und bat mich von Zeit zu Zeit, mich um einige Hamburger Freunde und Bekannte medizinisch zu kümmern, was ich natürlich gern getan habe. Wenn Beitz zur Kieler Woche mit der berühmten Yacht „Germania VI" segelte, lud er mich oft dazu ein.

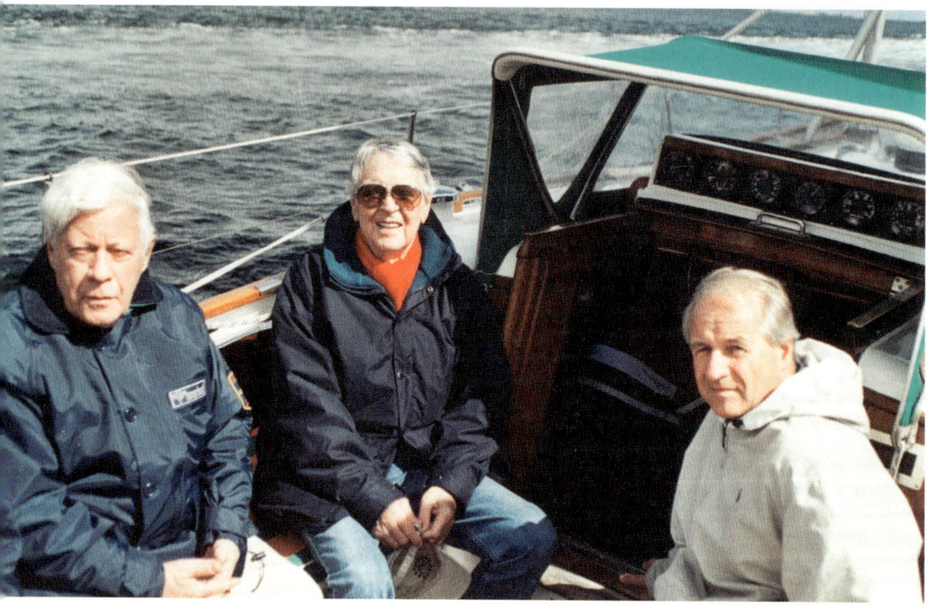

Auf der Kieler Woche: Helmut Schmidt, Berthold Beitz und Wolfgang Teichmann.

Außer mir war meistens auch Helmut Schmidt als Gast dabei. Man merkte, dass sich Beitz und Schmidt respektierten, Achtung voreinander hatten und sich auch mochten. Sie sprachen sich mit Vornamen an, blieben aber beim Sie, was gerade in Hamburg üblich ist und auch als „Hamburger Sie" bezeichnet wird. Für mich war es interessant zu verfolgen, wie Beitz und Schmidt über Politik sprachen, aber auch über bekannte Persönlichkeiten, die sie manchmal höchst unterschiedlich einschätzten und bewerteten. Wenn sich Beitz dann mittags wie stets eine Stunde schlafen legte, war ich mit Helmut Schmidt allein.

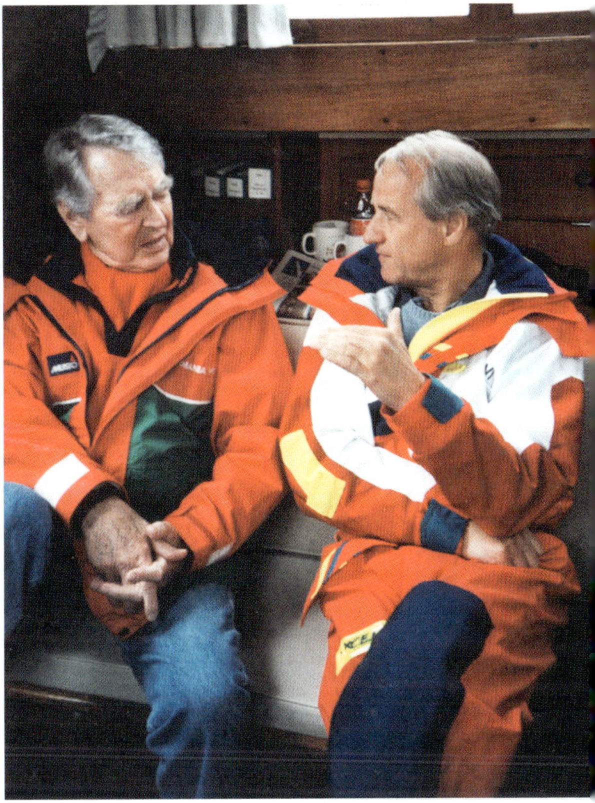

Berthold Beitz und Wolfgang Teichmann im vertrauten Gespräch an Bord der „Germania VI"

An eines dieser Gespräche kann ich mich noch gut erinnern. Zunächst schwieg der Altkanzler, der mich offenbar nicht als ebenbürtigen Gesprächspartner ansah. Als er irgendwann dann doch das Gespräch eröffnete, tat er das ziemlich von oben herab. Ich sei ja wohl Arzt, sagte er, doch wisse er selbst über Herzschrittmacher ganz sicher besser Bescheid als ich. Ich zuckte die Schultern und

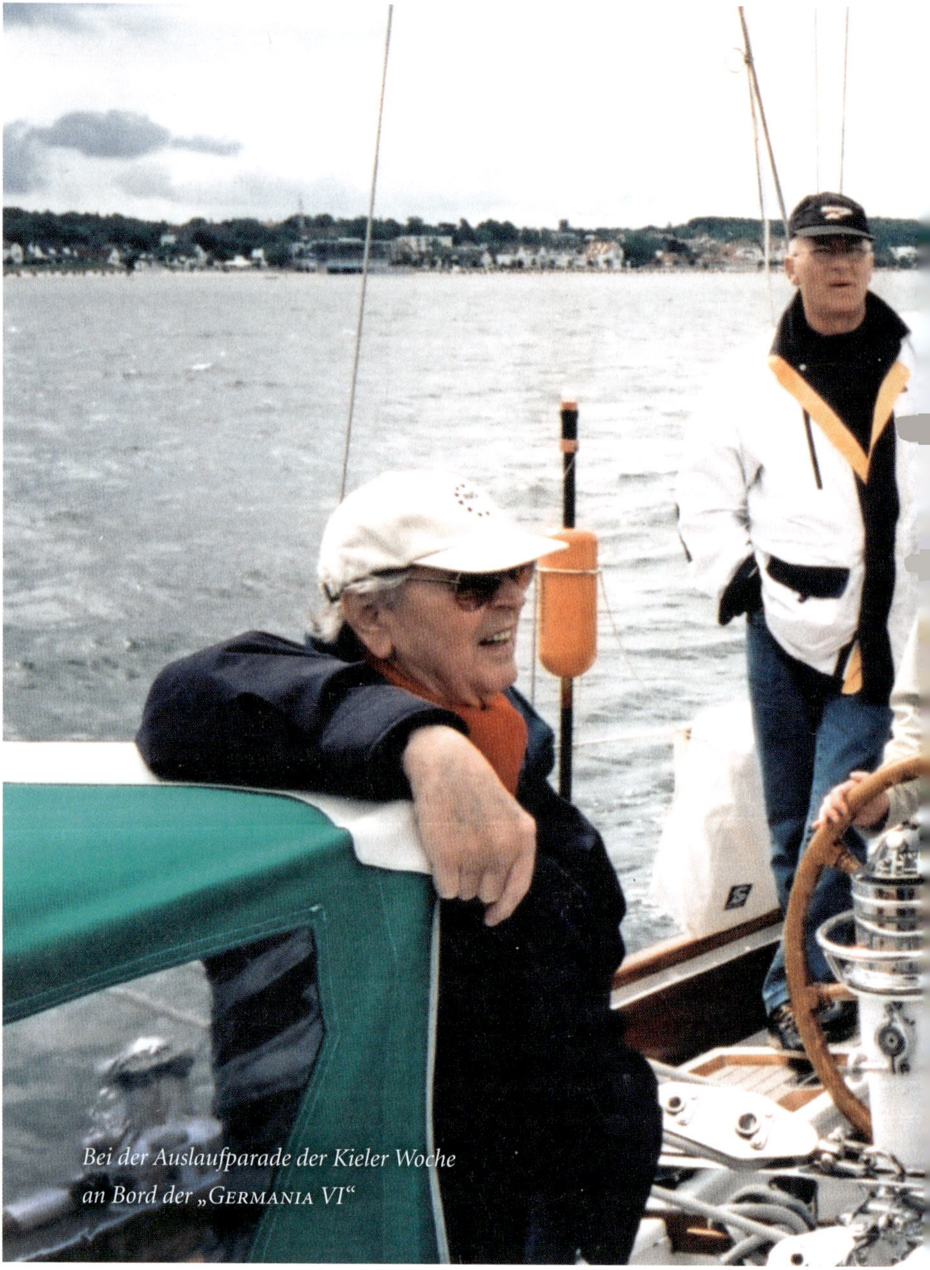

Bei der Auslaufparade der Kieler Woche an Bord der „Germania VI“

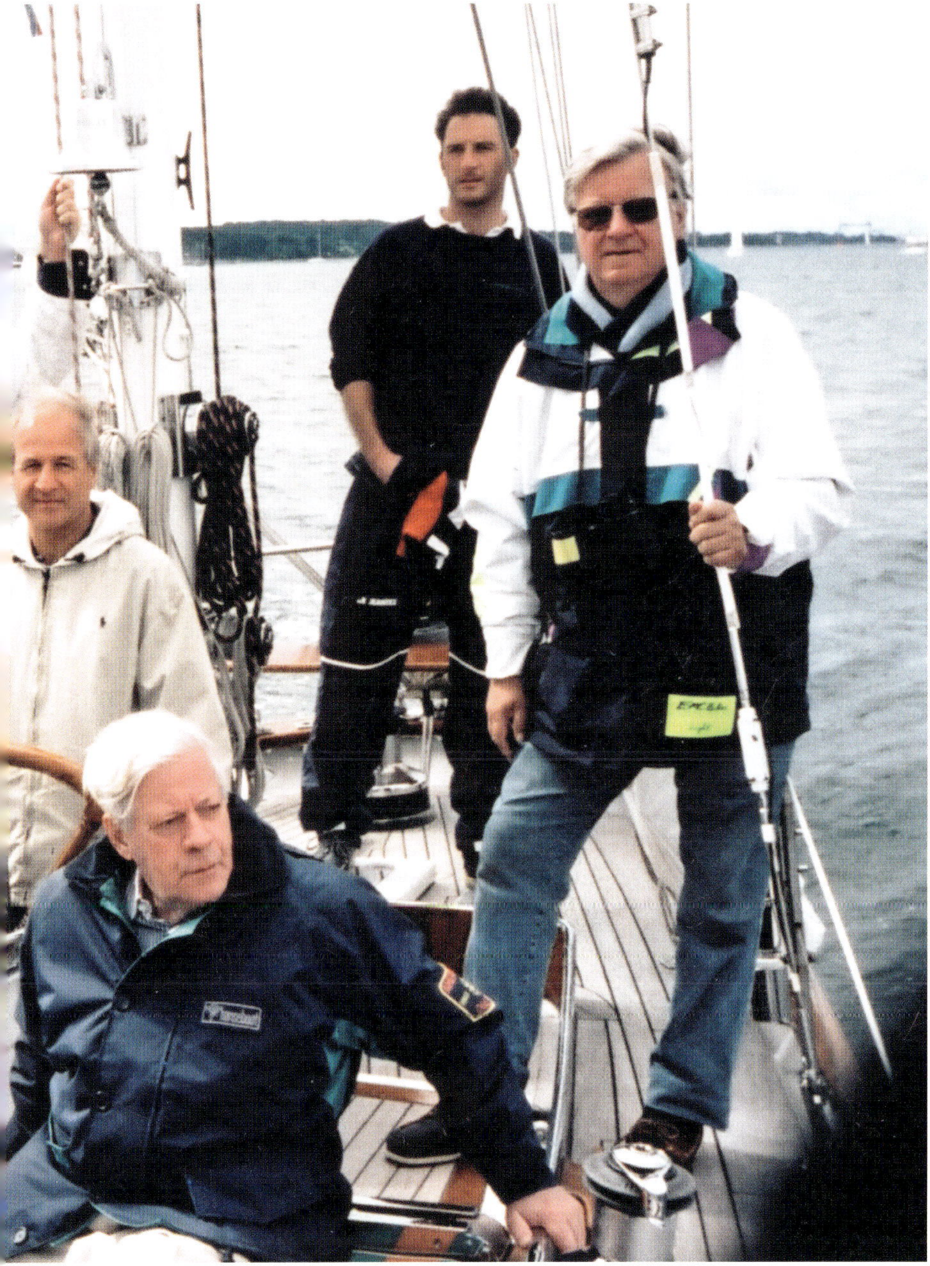

sagte: „Das kann schon sein, Herr Schmidt." Daraufhin klärte er mich über verschiedene medizinische Sachverhalte auf. Obwohl er sich mit einigen Dingen ganz offensichtlich intensiv beschäftigt hatte, war es mitunter kurios, wie er meinte, mich medizinisch belehren zu können. Er schrieb mir später in Erinnerung an dieses Gespräch einen ganz netten kurzen Brief, doch wirklich wohlgefühlt habe ich mich in seiner Gesellschaft nie, weil es – ganz anders als etwa bei Siegfried Lenz – nie Begegnungen auf Augenhöhe waren.

Mit Berthold Beitz war das ganz anders, denn er war durchaus an mir interessiert und legte auch Wert auf meine Meinung. Als es nach der Wende um die Zukunft der Greifswalder Uni und speziell der medizinischen Fakultät ging, hat er mich mehrfach um Rat gebeten. Damals gab es den schon weit fortgeschrittenen Plan, die medizinische Fakultät von Greifswald nach Rostock zu verlagern. Als das bekannt wurde, lud Beitz mich zu einem Gespräch in die Villa Hügel nach Essen ein. Zu dieser Zeit hatte er gerade angekündigt, den Bau einer Klinik für Hämatologie und Onkologie mit einem namhaften Millionenbetrag der von ihm geleiteten Alfried Krupp von Bohlen und Halbach-Stiftung zu fördern. Ich sagte ihm: „Wenn die Medizin nach Rostock verlagert wird, wäre das der Anfang vom Ende der Greifswalder Uni. Sie besteht seit 1456, hat die Nazi-Zeit und die DDR überlebt. Und ausgerechnet jetzt soll sie ausbluten? Das will ich mir gar nicht vorstellen." Da Beitz derselben Ansicht war, riet ich ihm, seine Finanzierungszusage von einer Bestandsgarantie für Greifswald abhängig zu machen. Also fuhr er ins Ministerium nach Schwerin, wo es ihm auch gelang, den Beschluss zu Verlagerung der Medizin nach Rostock zu kippen. Auch andere, wie der Pathologe Gerd Lorenz, haben sehr für die Medizin in Greifswald gekämpft, aber den Ausschlag dürfte Berthold Beitz gegeben haben.

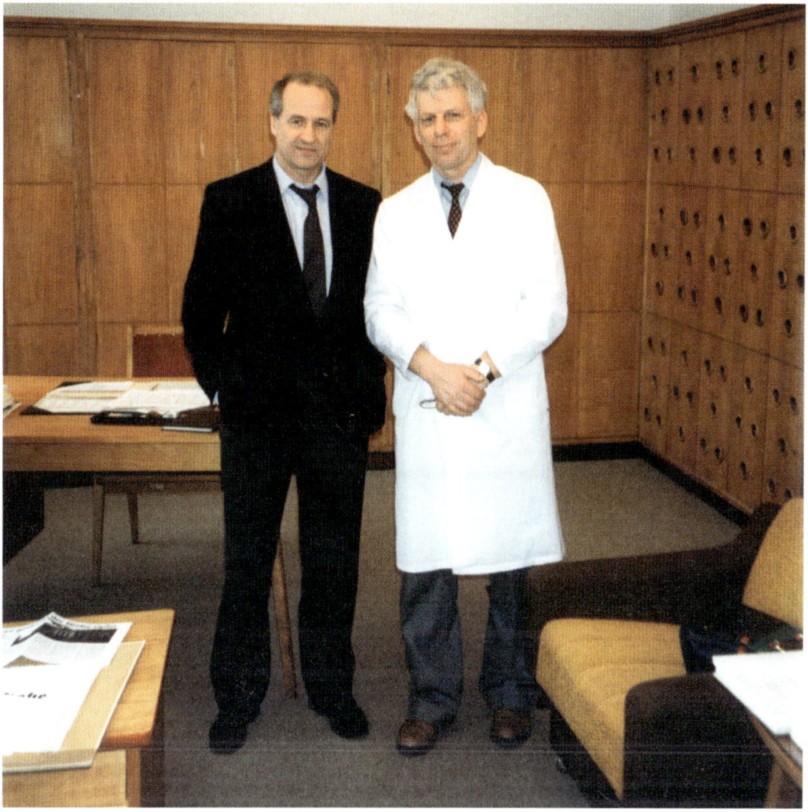

Teichmann mit seinem ältesten Freund Gerd Lorenz im Pathologischen Institut Greifswald.

Er war ein Herr, manchmal auch herrisch, dabei sicher ein bisschen eitel, aber andererseits ausgesprochen liebenswürdig und immer gastfreundlich. Ich habe ihn oft in seinem Haus in Kampen auf Sylt besucht. Zum letzten Mal sah ich ihn vielleicht vier oder fünf Monate vor seinem Tod. Damals war er schon schwer erkrankt, hoffte aber, seinen 100. Geburtstag noch zu erleben. Für die Feier am 26. September 2013 war bereits alles geplant, doch am Ende hat er es nicht mehr geschafft. Er starb am 30. Juli 2013 in Kampen.

Jörg Rüdiger Siewert

Schon bald nach meiner Flucht und dem beruflichen Neubeginn im Westen erlebte ich Jörg Rüdiger Siewert auf Tagungen. Er war damals Professor und leitender Oberarzt in Göttingen und genoss einen vorzüglichen Ruf. Sein Spezialgebiet waren Speiseröhrenerkrankungen. Wenn er auf Kongressen sprach, hingen alle an seinen Lippen, denn einerseits formulierte er elegant und mitreißend, andererseits waren seine Beiträge aber auch inhaltlich auf allerhöchstem Niveau. Persönlich näher gekommen sind wir uns im Frühjahr

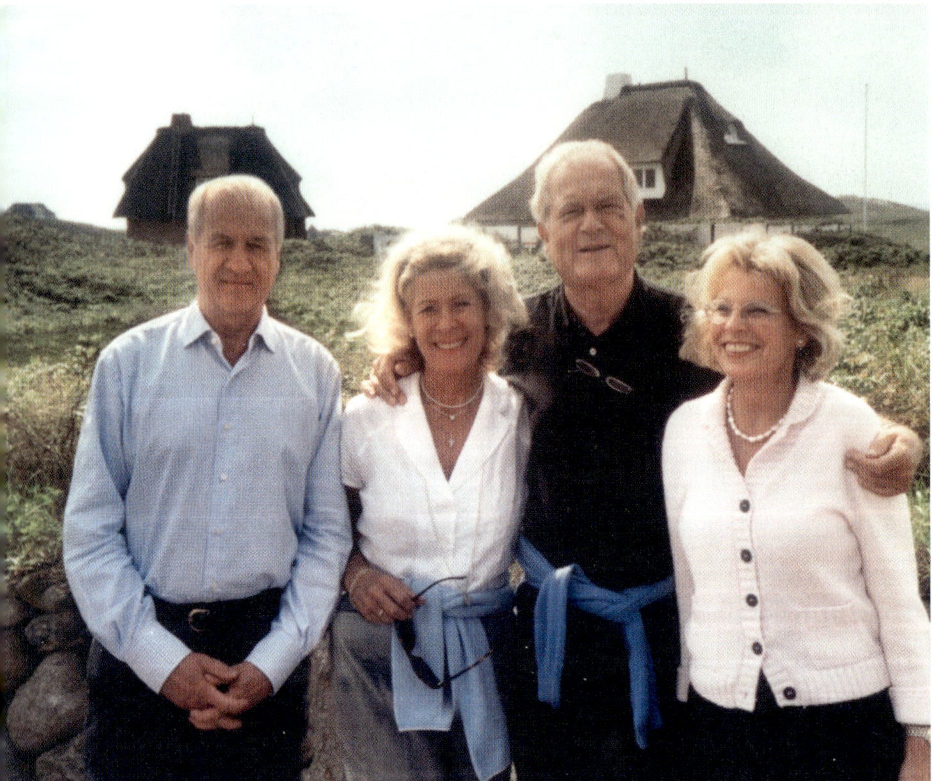

Die Ehepaare Teichmann und Siewert in Hörnum auf Sylt.

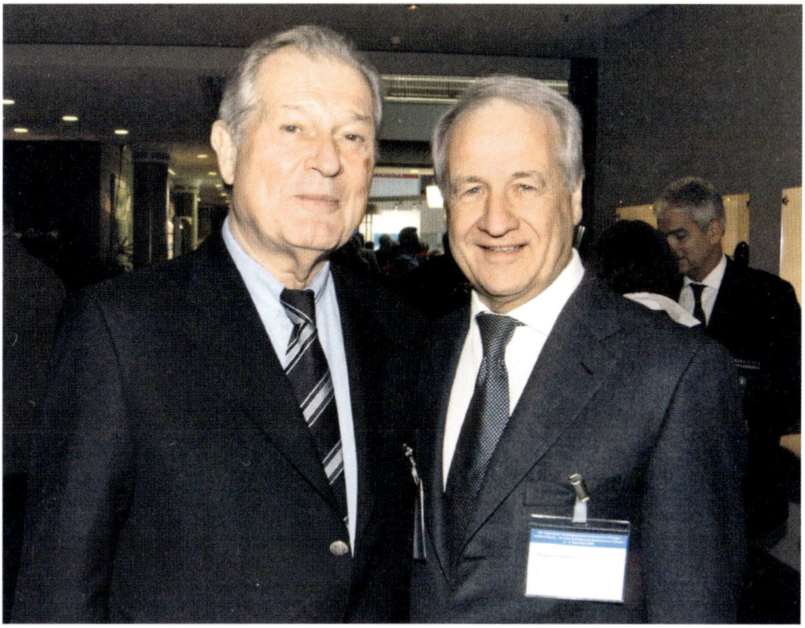

Mit seinem Freund Rüdiger Siewert.

1999 in München, wohin ich zur Trauerfeier für Georg Heberer gekommen war, den legendären früheren Direktor der Chirurgischen Universitätsklinik in München-Großhadern. Bei dieser Gelegenheit sprach Siewert mich an und lud mich am Abend zu einem Essen in ein Restaurant in Bogenhausen ein. Das empfand ich schon als Ehre, zumal Siewert damals bereits als einer der bedeutendsten Chirurgen in Deutschland galt. Er war nicht nur ein vorzüglicher Operateur, der auch Großkliniken hervorragend zu leiten verstand, herausragend waren auch seine Intuition und sein enormer Ideenreichtum. Immer wieder habe ich bei Kongressen erlebt, dass seine Vorschläge am fundiertesten, seine Ideen am besten waren. Er war und ist ein analytischer Geist und intellektuell den meisten seiner Kollegen weit überlegen.

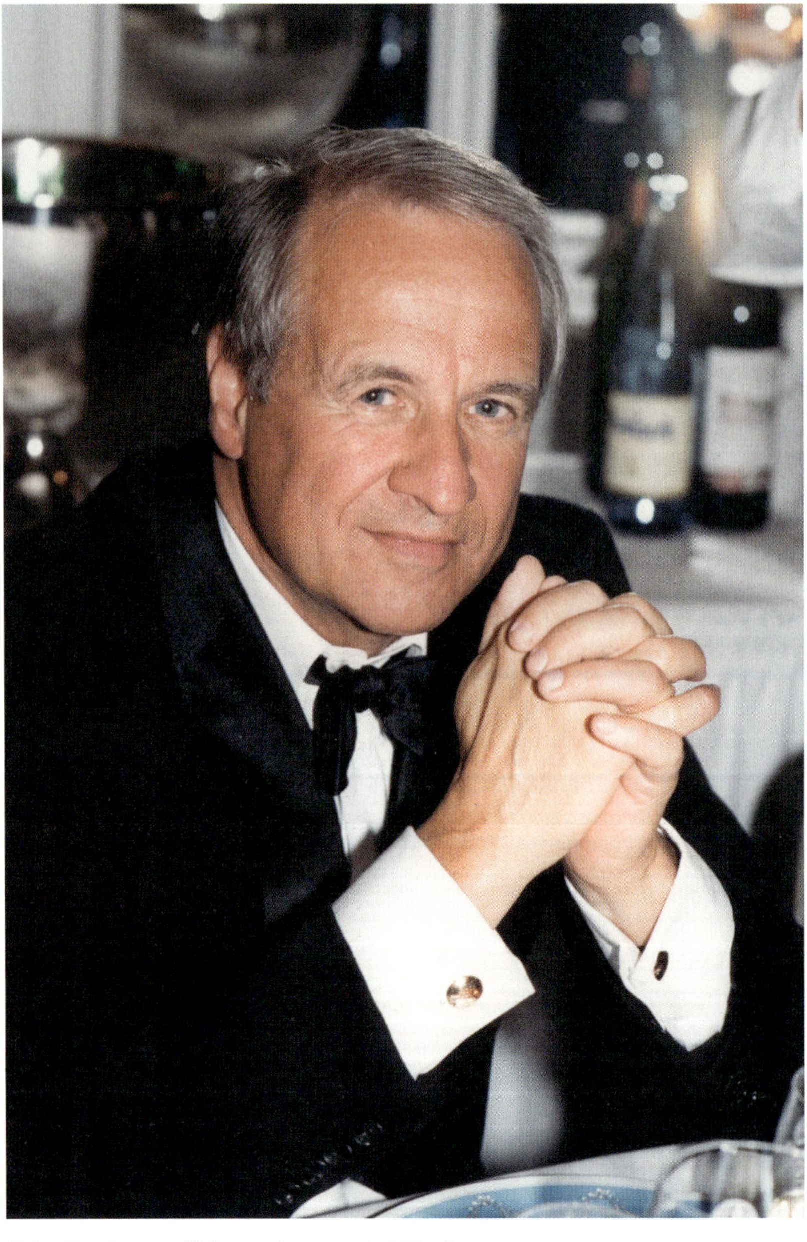

Beim Festakt zum Chirurgenkongress in München.

Siewert wirkte damals noch in Göttingen. Auf mich aufmerksam geworden war er durch einen Vortrag, den ich auf einer Tagung der Vereinigung Nordwestdeutscher Chirurgen in Göttingen gehalten hatte. Er wusste auch, dass ich aus der DDR geflüchtet war, und interessierte sich nicht nur für meine fachlichen Ansichten, sondern auch für mein persönliches Schicksal. Bei dem Essen in Bogenhausen begründeten wir unsere Freundschaft, die bis heute besteht. Er hat mich fortan immer gefördert und empfohlen, und sein Wort hatte Gewicht. So war es mir durchaus eine Ehre, dass wir uns zwischen München und Hamburg jahrelang sozusagen die Bälle zuspielen konnten.

Von Göttingen wechselte Siewert nach München als Ärztlicher Direktor des Klinikums rechts der Isar, wo er 2007, also fast gleichzeitig mit mir, emeritiert wurde. Doch er setzte sich nicht zur Ruhe, sondern folgte einem Ruf nach Heidelberg als Ärztlicher Direktor des Universitätsklinikums. Das ist in Deutschland die angesehenste Stelle, denn Heidelberg hat den größten Forschungscampus und den besten Ruf weit und breit. 2010/2011 ging er dann noch an die damals ziemlich darniederliegende Uni in Freiburg, deren Klinik er innerhalb kürzester Zeit reorganisierte und zu einer Eliteuniversität machte. Als er dieses Amt am 31. Oktober 2018 schließlich aufgab, war er schon 78 Jahre alt.

Für mich ist Siewert nicht nur ein berufliches Vorbild gewesen, sondern immer auch ein enger persönlicher Freund. Wir haben uns oft gegenseitig besucht, sind sogar mehrfach mit unseren Frauen gemeinsam in Urlaub gefahren und haben immer wieder lange Gespräche geführt. Das ist bis heute so geblieben.

WAS WURDE AUS DEM REISSVERSCHLUSS?

EIN ARTIKEL AUS DER KURZWARENABTEILUNG BLEIBT IN ERINNERUNG

Es gibt Menschen, deren Leben in recht geordneten Bahnen verläuft. Mitunter scheint es fast, als sei von Anfang an alles vorgegeben und der Einzelne habe weder das Bedürfnis noch die Möglichkeit, sein Schicksal durch eigene Entscheidungen zu beeinflussen. Andere hingegen richten ihr ganzes Leben von Anfang an auf ein bestimmtes Ziel aus, dem sie alles unterordnen. Bei mir trifft weder das eine noch das andere zu. Ich gehöre nicht zu denen, die schon als Kind wussten, dass sie Arzt werden wollten, sondern hätte mir auch einen ganz anderen Weg vorstellen können. Was wäre gewesen, wenn mich meine Eltern für geeignet befunden hätten, die Familienfirma weiterzuführen? Hätte ich als Inhaber und Geschäftsführer eines privaten Einrichtungshauses unter den schwierigen Bedingungen und permanenten Gefährdungen der DDR-Diktatur glücklich werden können? Oder als Leichtathlet in dem vom Staatsdoping bestimmten System des Leistungssports der DDR? Wie wäre mein Weg verlaufen, wenn ich in Rostock geblieben wäre, mich politisch bedenkenlos angepasst und Karriere gemacht hätte? Nicht vorzustellen wage ich mir mein Schicksal, wenn meine Flucht verraten und vereitelt worden wäre.

Dass mein Leben ganz anders verlaufen ist, hat nicht nur mit meinen Begabungen, meinem Charakter und den Chancen zu tun, die

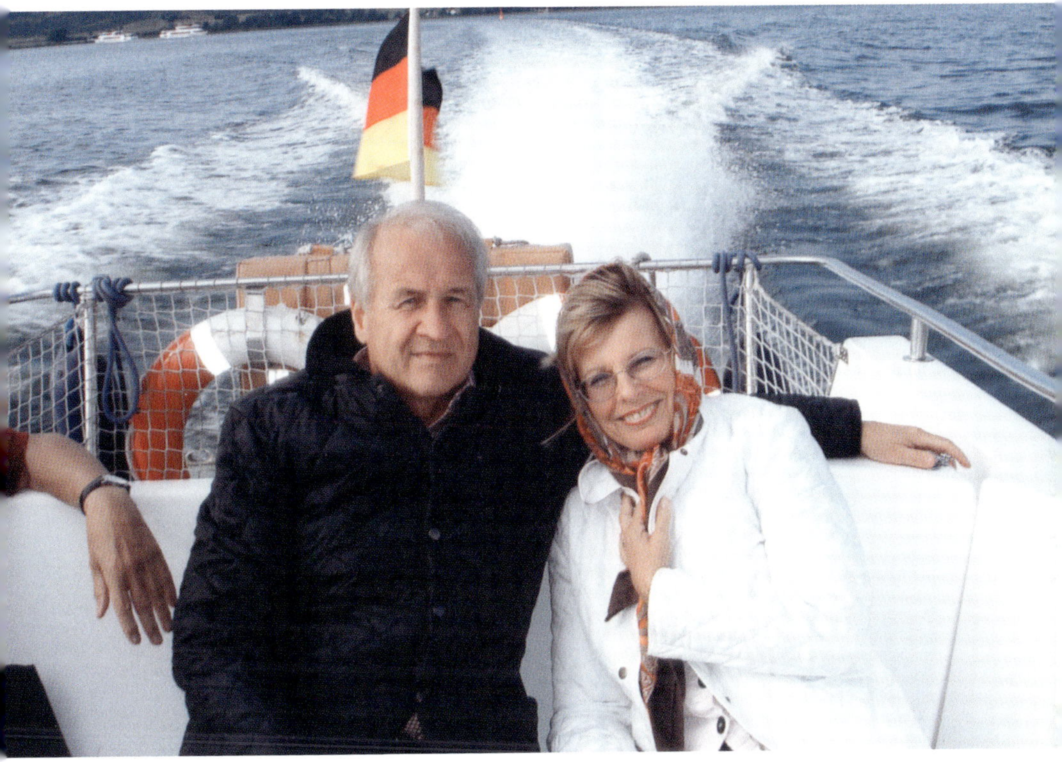

Das Ehepaar Teichmann auf einer Schiffsfahrt von der Insel Hiddensee nach Schaprode auf Rügen.

man mir bot, sondern auch mit der Zeit und dem politischen System, in das ich hineingeboren wurde. Es waren nur wenige Entscheidungen, die schließlich den Ausschlag geben. Nichts davon bereue ich. Ich bin froh, dass ich 1977 in den Westen flüchtete und hier die Chance bekam, ein zweites Leben zu führen, das nicht nur in materieller Hinsicht reich gewesen ist. In Hamburg habe ich mich beruflich neu behaupten und bewähren können, hier habe ich auch mein persönliches Glück gefunden, meine heutige Frau Marion geheiratet und eine Familie gegründet. Heute bin ich Vater meines beruflich

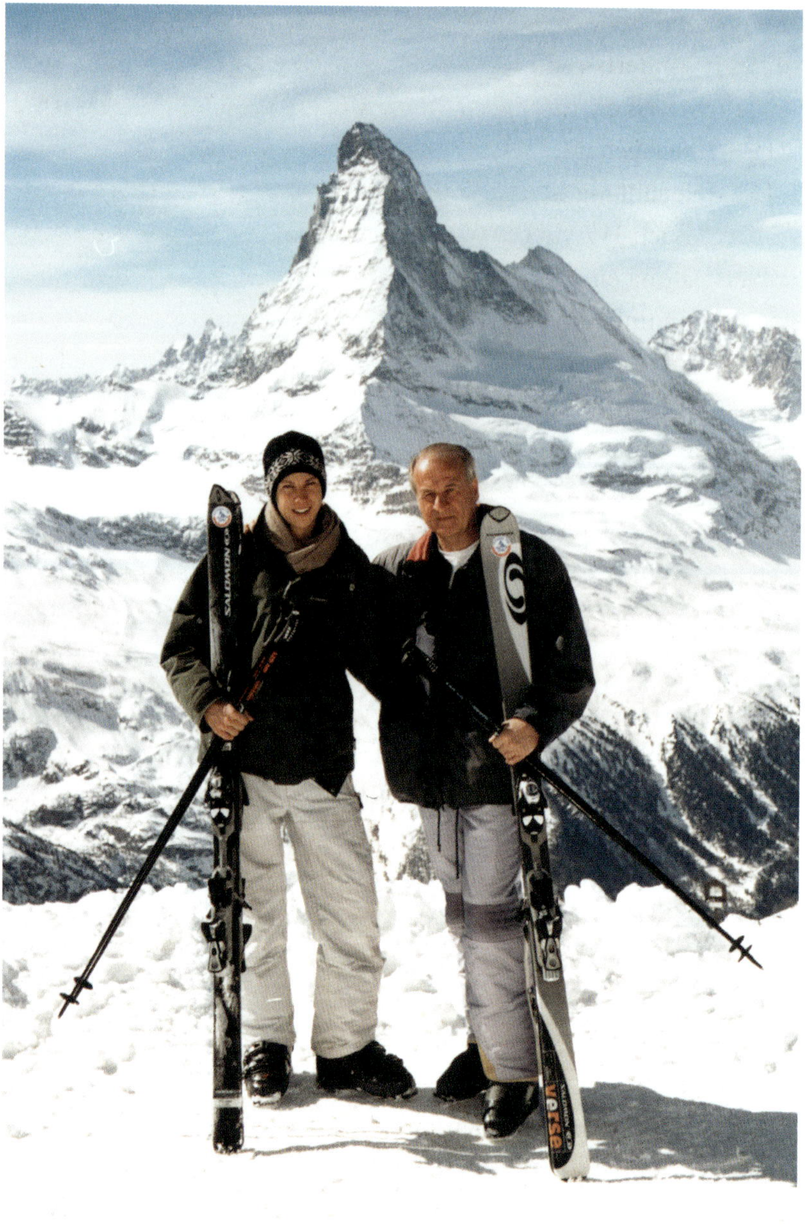

Alexander Teichmann mit seinem Vater in Zermatt.

erfolgreichen Sohnes Alexander und inzwischen sogar Großvater von drei wunderbaren Enkelkindern. Wenn ich heute zurückblicke, glaube ich, dass es mir nicht besser hätte ergehen können. Ich habe einfach Glück gehabt.

Jeder Neuanfang ist eine Herausforderung, aber eben auch eine Chance. Als ich 1977 in den Westen kam und im Allgemeinen Krankenhaus Altona eine Anstellung erhielt, hatte ich 50 000 DM Schulden und den unbedingten Glauben an meine Zukunft. Optimismus brauchte ich, denn der Wechsel von Ost nach West hatte auch zu Brüchen in meiner beruflichen Biografie geführt. In der DDR war ich ein bekannter und anerkannter Mediziner, in der Bundesrepublik zunächst ein Nobody. Mit dem Serotoninstoffwechsel, meinem fachlichen Schwerpunkt in Greifswald und Rostock, konnte ich mich in Hamburg nicht mehr beschäftigen. Als ich nach einem Thema suchte, zu dem ich etwas ganz Eigenes beitragen und mit dem ich auf mich aufmerksam machen könnte, stieß ich auf die hohe Todesrate bei Bauchfellvereiterungen.

Wie ich auf die Idee kam, den Patienten einen Reißverschluss einzunähen, habe ich bereits geschildert. Den Reißverschluss bin ich bis heute nicht losgeworden, denn weit über die medizinischen Fachkreise hinaus werde ich damit in Verbindung gebracht. Dabei war der Reißverschluss für mich nur Teil einer Problemlosung. Oft sind es eben scheinbar verrückte Ideen, die dabei helfen, ernste Probleme zu lösen. In diesem Fall konnte unzähligen Menschen damit das Leben gerettet werden.

Oft werde ich gefragt, was nach so vielen Jahren aus dem Reißverschluss wurde und ob man ihn heute noch im Klinikalltag verwendet. Dazu muss ich sagen, dass das Verfahren heute nicht mehr genau so eingesetzt wird, wie ich es in den frühen 1980er-Jahren entwickelt habe. Inzwischen gab es viele Verbesserungen, es werden auch andere Materialien verwendet, die sich besser in die Bauchdecke einnähen lassen. Das sind zum Beispiel Vicrylnetze, die sich als besonders gewebeverträglich erwiesen haben. Heute kommen auch Schwämme zum Einsatz, die mit einer Polyethylenfolie beschichtet sind. Diese sind in der Lage, gleichzeitig Wundwasser abzusaugen, was auch für die Pflege vorteilhaft ist. So muss man weniger Verbandswechsel vornehmen.

Bei allen Weiterentwicklungen und Veränderungen ist aber eines geblieben, nämlich die Etappenlavage, die sich inzwischen weltweit durchgesetzt hat. Dieses Verfahren, bei dem in unterschiedlichen zeitlichen Abständen die für den Patienten gefährlichen Entzündungen des Bauchraums wirksam behandelt werden können, hat die klassische Chirurgie tatsächlich verändert und unendlich vielen Menschen das Leben gerettet. Der Reißverschluss war für mich nur ein unkonventionelles, aber höchst wirksames Mittel zum Zweck. Dass man mich wahrscheinlich für immer mit diesem Artikel aus der Kurzwarenabteilung in Verbindung bringen wird, ist vielleicht ein bisschen kurios. Aber in Anbetracht des Erfolgs kann ich damit gut leben.

PERSONENREGISTER

BILDNACHWEISE

Titelfoto – © Stefan Malzkorn

Seite: 2, 15, 17, 18, 22/23, 26, 28, 38, 39, 43, 44, 48, 53, 62, 63, 64, 79, 86, 110, 114, 116, 117, 121, 127, 134/135, 144, 146, 148, 157, 158, 159, 160, 161, 165, 182, 189, 192, 195, 201, 203, 206, 213, 219, 220, 227, 228, 229, 232, 233, 234, 239, 240, 241, 249, 250, 251, 252, 255, 256 – © *Privatarchiv Teichmann*

Seite 12: Strausberger Platz – © *By Gryffindor – Own work, Public Domain*

Seite 13: Lincoln Town Car – © *That Hartford Guy – Flickr: 1972 Lincoln Continental*

Seite 19: Rudolf Petershagen – © *„Stadtarchiv Greifswald"*

Seite 34: Chirurgische Uniklinik – © *Prof. Dr. Peter Hinz, Greifswald*

Seite 41: Mauerbau – © *ap/dpa/picture alliance/Süddeutsche Zeitung Photo*

Seite 50: Aula der Uni Greifswald – © *Universität Greifswald*

Seite 71: Altstadt Vilnius – © *United Archives / De Agostini/Süddeutsche Zeitung Photo*

Seite 77: Chirurgie Rostock – © *Foto: „Universitätsmedizin Rostock"*

Seite 82: Hotel Neptun Warnemünde – © *Bundesarchiv, Bild 183-1987-0901-009 / Sindermann, Jürgen, CC-BY-SA 3.0*

Seite 85: Café Moskau Berlin – © *Bild 183-C0422-0005-002 / Brüggmann, Eva / CC-BY-SA 3.0*

Seite 90: Rostock Ratskeller – © *Teutopress/Süddeutsche Zeitung Photo*

Seite 92: „Kino International"– © *Bundesarchiv, Bild 183-C0909-0005-002 / Spremberg, Joachim / CC-BY-SA 3.0*

Seite 95: Flucht im Kofferraum eines Autos – © *dpa/Süddeutsche Zeitung Photo*

Seite 98: Feliks Dzierżyński – © *RIA Novosti archive, image #6464 / RIA Novosti*

Seite 99: Ehemalige Stasi Dienststelle Greifswald Domstraße 7 – © *Moritz Cordes*

Seite 112: Notaufnahmelager Berlin Marienfelde – © *Bundesarchiv, B 145 Bild-F005835-0004 / Müller, Simon / CC-BY-SA 3.0*

Seite 120: Berthold Beitz mit Erich Honecker – © *Karl-Bernd Karwasz/ Süddeutsche Zeitung Photo*

Seite 126: Alsterhaus – © *Oxfordian Kissuth*

Seite 139: Michael DeBakey – © *United Archives/TopFoto/Süddeutsche Zeitung Photo*

Seite 141: San Francisco 1984 – © *Raigro/Timeline Images/Süddeutsche Zeitung Photo*

Seite 145: Mayo Clinic in Rochester – © *wolterke / AdobeStock*

Seite 149: Schloss Tremsbüttel – © *Holger Ellgaard*

Seite 150: Michail Gorbatschow – © *Eduard Fiegel/Süddeutsche Zeitung Photo*

Seite 154: Honecker in Bonn – © *Lothar Kucharz/Süddeutsche Zeitung Photo*

Seite 171: Greifswalder Dom– © *Bundesarchiv, Bild 183-1989-0611-011 / Settnik, Bernd*

Seite 174: Artikel aus „Neues Deutschland", 1989

Seite 176: Gyula Horn und Alois Mock durchschneiden den Eisernen Vorhang – © *ap/dpa/picture alliance/Süddeutsche Zeitung Photo*

Seite 177: Trabbis – © *Teutopress/Süddeutsche Zeitung Photo*

Seite 205: Wiesen bei Greifswald – © *Hamburger Kunsthalle / bpk Foto: Elke Walford*

Seite 210/211: Stasi-Unterlagen – Außenstelle Schwerin – © *Niteshift*

Seite 216, 225: Wolfgang Teichmann – © *Bernt Federau*

Seite 231: Ruth Pinnau – © *Ute Karen Seggelke*

Seite 236: Claus von Amsberg – © *Süddeutsche Zeitung Photo*

Seite 243: Familie Klitschko – © *Privatarchiv Klitschko*

Seite 244, 245, 246/247 – © *H.-J. Odrowski, Hamburg*

Nicht bei allen Abbildungen konnten die Inhaber der Bildrechte ermittelt werden. Der Verlag bittet freundlich um Kontaktaufnahme: Maximilian Verlag GmbH & Co. KG, Stadthausbrücke 4, 20355 Hamburg

Ein Gesamtverzeichnis der lieferbaren Titel schicken wir Ihnen gerne zu.
Bitte senden Sie eine E-Mail mit Ihrer Adresse an:
vertrieb@koehler-books.de

Sie finden uns auch im Internet unter: www.koehler-books.de

Bibliografische Information der Deutschen Nationalbibliothek
Die Deutsche Nationalbibliothek verzeichnet diese Publikation in der Deutschen Nationalbibliografie; detaillierte bibliografische Daten sind im Internet über http://dnb.d-nb.de abrufbar.

ISBN: 978-3-7822-1325-7

Texte: Matthias Gretzschel
Gestaltung: Fred Münzmaier
Printed in Europe